结构性出生缺陷早期干预和防治多学科丛书

实用新生儿超声心动图学

Practical Neonatal Echocardiography

[美] 比詹·西亚西
Bijan Siassi

[美] 谢哈布·努里
Shahab Noori

[美] 鲁本·J.阿彻曼
Ruben J.Acherman

[美] 皮埃尔·C.翁
Pierre C.Wong

主编

张玉奇　马　宁　主译

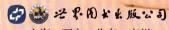

主译介绍

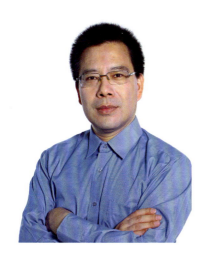

张玉奇　教授

国家儿童医学中心、上海交通大学医学院附属上海儿童医学中心心内科主任医师，心内科副主任，兼心脏超声诊断中心主任，胎儿心脏病学研究室主任，智慧心超实验室PI，博士生导师。

上海市新生儿先天性心脏病筛查中心主任，中国超声医学工程学会儿科超声专委会副主任委员，中国医师协会新生儿科医师分会超声专业委员会副主任委员，上海市社会医疗机构协会超声医学专业委员会儿科专委会主任委员，上海医学会超声诊断专业委员会儿科学组组长，亚太基层卫生协会超声医学分会心脏超声专业委员会副主任委员，海峡两岸医药卫生交流协会第二届超声专业委员会小儿超声专科委员会副主任委员，中华医学会儿科学分会胎儿心脏病协作组副组长。《中华实用诊断与治疗杂志》《医学影像学杂志》编委。

主要从事小儿心血管疾病的诊断及治疗，擅长复杂型先天性心脏病的超声诊断，尤其是产前超声心动图诊断。承担国家及省部级课题十余项，曾获教育部科技进步奖二等奖、上海市科技进步一等奖、上海市优秀发明选拔赛一等奖等十余项奖励与上海市卫生局"医苑新星"称号。

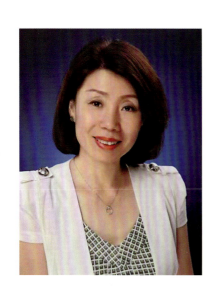

马宁 教授

首都医科大学附属北京儿童医院心脏学科党支部书记，心脏超声科主任，出生队列研究室主任；兼任北京儿童医院妇儿中心（顺义妇幼）超声科主任。

福棠儿童医学发展研究中心儿科超声专业委员会主任委员，中国超声医学工程学会儿科超声专委会副主任委员，海峡两岸医药卫生交流协会超声专业委员会胎儿学组常委，中国医师协会超声医师分会儿科专委会常委，中国超声医学工程学会生殖健康与优生优育超声专委会常委，中国超声医学工程学会超声心动图专委会常委，北京医学会超声医学委员会委员，北京医师协会超声医师分会理事，北京市超声医学质量控制和改进中心专家委员会委员，首都医科大学超声医学系委员。

主要从事儿童心血管疾病的超声诊断和心血管功能评估，包括先天性心脏病的产前产后一体化管理等。在全国率先开展儿童冠状动脉超声检查项目，并牵头进行20家成员单位参加关于冠脉正常值的多中心研究。

译者名单

主　译
张玉奇　上海交通大学医学院附属上海儿童医学中心
马　宁　首都医科大学附属北京儿童医院

副主译
计晓娟　重庆市人民医院/重庆市医学科学院
陈丽君　上海交通大学医学院附属上海儿童医学中心
张红菊　首都医科大学附属北京儿童医院

参译人员（按姓氏笔画排序）
尹书月　重庆医科大学附属儿童医院
邓　丹　长沙医学院
冉婷婷　重庆医科大学附属儿童医院
冯凌昕　重庆医科大学附属儿童医院
吉丽敏　山西省儿童医院（山西省妇幼保健院）
朱　旭　重庆医科大学附属儿童医院
闫慧娜　重庆医科大学附属儿童医院
孙　妍　首都医科大学附属北京儿童医院
杨　娇　首都医科大学附属北京儿童医院
杨　静　嘉兴市妇幼保健院

肖　欢　重庆医科大学附属儿童医院
吴力军　上海交通大学医学院附属新华医院
张雪华　福建省儿童医院
赵雷生　上海交通大学医学院附属上海儿童医学中心
祝慧如　重庆医科大学附属儿童医院
徐丽媛　首都医科大学附属北京儿童医院
薛　丽　首都医科大学附属北京儿童医院

译者序

超声心动图具有无创伤、无放射、简便、易重复的特点，广泛用于心脏结构和功能的评估，是诊断心血管疾病的首选工具。随着科学技术的发展，超声仪器逐步小型化，图像质量更加清晰，心脏病专家最初用来诊断疾病的工具，被越来越多地应用于不同种类急重症疾病的治疗中，快速评估临床急需了解的问题，即移动重点超声心动图（point-of-care echocardiography, POCE）。心血管疾病是最常见的出生缺陷，是导致新生儿死亡的主要原因，新生儿期血液循环由胎儿向婴幼儿过渡，有其明显的生理学及病理学特性。近年来，新生儿科医师逐渐把移动重点超声心动图应用到重症监护病房中。培养超声心动图检查医师非常复杂，不仅需要专业理论知识的学习，还需要扫查手法技巧的培训。虽然超声心动图的专著或译著很多，但迄今未见关于新生儿超声心动图的专业书籍出版。

比詹·西亚西（Bijan Siassi）、谢哈布·努里（Shahab Noori）、鲁本·J.阿彻曼（Ruben J. Acherman）和皮埃尔·C.翁（Pierre C. Wong）等都是著名的儿科专家，并擅长超声心动图检查，长期致力对新生儿科医师进行功能超声心动图的培训，积累了丰富的经验和大量的超声图像，为这本书的出版打下了坚实的基础。作者对超声心动图的基本概念、操作技巧、正常切面及测量方法等进行了介绍，有助于初学者入门学习；对心脏功能、肺动脉高压的评估进行了讲解，有助于掌握新生儿血流动力学知识；对低氧血症、发绀、心力衰竭、休克等进行了分析，使临床医师能够更便捷地应用移动重点超声心动图解决临床问题；最后作者对胎儿超声心动图进行了概述，对卵圆孔和动脉导管这两个胎儿时期的生理通道在新生儿期的转归也进行了分析，使读者能够透彻地理解新生儿血流动力学异常的前因后果。这本书内容翔实，深入浅出，是新生儿科医师进行移动重点超声心动图检查的必备工具书；也可供医学生、超声初学者及其他非超声专业的临床医师参考，阅读对象范围广。

本书的译者均是长期从事心血管疾病超声诊断工作的临床医师，都是心血管专业的博士或硕士，具有优良的英语基础和文字组织能力，相信能为大家提供质量上乘的译著。

在翻译过程中难免会有谬误和不足之处，敬请各位读者不吝指教。

2022年2月22日

在过去的15年中，我们有幸承担了新生儿超声心动图学课程的培训工作，谨把这本《实用新生儿超声心动图学》献给授课老师和学员们。你们的兴趣为我们编写这本书提供了强大的动力，并将继续点燃我们对教学的热情。

贡献者

阿比猜·孔帕他那裕廷（医学博士）
儿科教授、儿童心脏病专家
南加利福尼亚大学凯克医学院
美国加利福尼亚州
泰国曼谷医院儿科心脏病学主任
泰国曼谷朱拉隆功大学儿科主任医师

比詹·西亚西（医学博士）
儿科和放射学副教授
南加利福尼亚大学凯克医学院
美国加利福尼亚州

林赛·米勒（医学博士）
儿科助理教授
南加利福尼亚大学凯克医学院
美国加利福尼亚州

马哈茂德·易卜拉希米
（医学博士、注册心脏超声诊断师）
儿科讲师
南加利福尼亚大学凯克医学院
美国加利福尼亚州

梅罗扬·乌尊扬（医学博士）
儿科助理教授
南加利福尼亚大学凯克医学院
儿科心脏病学主任
美国加利福尼亚州LAC+USC医疗中心

皮埃尔·C.翁（医学博士）
儿科副教授
南加利福尼亚大学凯克医学院
超声心动图实验室和心脏病理主任
儿童超声心动图实验室
美国加利福尼亚州

鲁本·J.阿彻曼（医学博士）
儿科教授
美国内华达大学拉斯维加斯医学院
胎儿心脏病学主任
美国内华达州儿童心脏中心

谢哈布·努里
（医学博士、临床生物医学和转化研究硕士、
　注册心脏超声诊断师）

儿科副教授
胎儿和新生儿研究所
南加州大学凯克医学院
洛杉矶儿童医院新生儿科
美国加利福尼亚州

希尔帕·帕蒂尔（医学博士）
新生儿学专家
东湾新生儿专家
美国加州大学旧金山分校贝尼奥夫儿童医院

吴太伟（医学博士）
儿科助理教授
胎儿和新生儿研究所

南加利福尼亚大学凯克医学院
洛杉矶儿童医院新生儿科
美国加利福尼亚州

蒂娜·A.莱昂内（医学博士）
儿科副教授
哥伦比亚大学内外科医师学院
摩根士丹利儿童医院
美国纽约州

威廉·N.埃文斯（医学博士）
儿科临床教授
内华达大学儿童心脏中心
美国内华达州拉斯维加斯医学院

前　言

超声心动图是床旁无创评估心脏结构和功能的首选工具，最初是心脏病专家用来诊断疾病的工具，最近却被越来越多地应用于不同种类急重症患者的治疗中。新生儿科医师把移动重点超声心动图（point-of-care echocardiography, POCE）应用到新生儿重症监护病房中。培训超声心动图检查人员非常复杂，不仅需要理论知识的学习，还需要扫查手法技巧的培训。

18年来，我们的团队每年都对新生儿科医师进行功能超声心动图的培训。讲座和演示的内容为这项工作提供了基础，书中大量的视频可扫本页二维码获得。在本书中，我们重点介绍了培训新生儿科医师的移动重点超声心动图的有关内容。这本书主要是为新生儿科医师设计的，但它也可以作为对新生儿移动重点超声心动图感兴趣的其他专业人员的参考用书。

我们把这本书献给尽管有许多困难，但仍热情学习移动重点超声心动图技术的新生儿科医师们。

比詹·西亚西
谢哈布·努里
鲁本·J.阿彻曼
皮埃尔·C.翁

本书视频可扫码直接获得。

视频二维码

目　录

第一章　超声心动图基础理论 1
　　阿比猜·孔帕他那裕廷

第二章　超声心动图扫描仪和换能器 21
　　马哈茂德·易卜拉希米

第三章　二维超声心动图显示新生儿心脏横断面解剖* 37
　　比詹·西亚西、马哈茂德·易卜拉希米、希尔帕·帕蒂尔、鲁本·J.阿彻曼

第四章　超声心动图模拟器在新生儿超声心动图培训中的应用* 67
　　比詹·西亚西、马哈茂德·易卜拉希米、谢哈布·努里

第五章　M型与二维超声心动图测量* 77
　　梅罗扬·乌尊扬、林赛·米勒

第六章　脉冲波、连续波及彩色多普勒超声评估反流和测量压差* 93
　　梅罗扬·乌尊扬、林赛·米勒

第七章　脉冲波、连续波多普勒超声测量与评估心脏和体循环血流量* 109
　　谢哈布·努里

第八章　收缩、舒张与整体心功能的评估* 133
　　谢哈布·努里

第九章　卵圆孔未闭的分流* 155
　　比詹·西亚西

第 十 章	休克、心功能障碍与心力衰竭*	167
	谢哈布·努里、吴太伟	
第十一章	动脉导管未闭*	181
	谢哈布·努里	
第十二章	新生儿持续性肺动脉高压:肺动脉压力评估*	201
	蒂娜·A.莱昂内	
第十三章	不合并先天性心脏病的新生儿低氧血症与发绀*	217
	蒂娜·A.莱昂内	
第十四章	动脉导管瘤、心肌病和主-肺动脉侧支血管*	247
	鲁本·J.阿彻曼、威廉·N.埃文斯	
第十五章	排查先天性心脏病*	267
	比詹·西亚西、马哈茂德·易卜拉希米、鲁本·J.阿彻曼	
第十六章	胎儿超声心动图概论*	295
	鲁本·J.阿彻曼、威廉·N.埃文斯	

* 本书视频可扫码直接获得。

视频二维码

第一章

超声心动图基础理论

阿比猜·孔帕他那裕廷

- 引言
- 什么是超声
- 超声心动图是如何成像的（M型、二维和三维）
- M型超声心动图
- 二维（2D）超声心动图
- 三维（3D）超声心动图
- 如何优化二维超声心动图的图像质量
  图像分辨率
  伪像
- 多普勒超声心动图
  脉冲波（PW）多普勒
  连续波（CW）多普勒
  彩色血流显像（彩色多普勒）
- 彩色多普勒超声心动图的缺点
  角度校正
  多普勒测量的增益设置
  调整奈奎斯特极限、探头频率和深度设置
  如何测量大于奈奎斯特极限的速度
- 参考文献

■ 引言

超声心动图利用超声波对心脏和血管结构成像（应用M型、二维和三维超声心动图），显示这些结构的血液方向和速度（如频谱多普勒显像和彩色多普勒显像）。本章将总结超声物理学特性和心血管超声成像的原理，为从事超声心动图检查的临床医师或医务人员提供依据。

■ 什么是超声

超声波是指频率超出人类听力范围的声波（正常范围为20～20 000 Hz），超声波的穿透人体组织的能力与发射超声波的频率呈反比（表1-1）。适用于经胸超声心动图的频率范围一般为2～10 MHz，早产儿图像深度6 cm，需采用10 MHz探头；成人深度达30 cm，需调低探头频率，如选用

■ 表 1-1 超声心动图探头的穿透力（成像深度）和轴向分辨率（使用双周期脉冲）

人 群	频率（MHz）	成像深度（cm）	轴向分辨率
成人	2	30	0.77
儿童	5	12	0.31
婴幼儿	7.5	8	0.21
新生儿	10	6	0.15

引自 KREMKAU F W. Diagnostic Ultrasound: Principles and Instruments, 5th ed. Philadelphia: W.B. Saunders Company, 1998.

2 MHz探头[1]。高频率超声波为新生儿的细小心血管结构提供必要的、高分辨的诊断性图像（表1-1）。因为图像分辨率与超声波频率直接相关，M型、二维和三维超声心动图通常首选能穿透到感兴趣结构的最高频率。多普勒和彩色血流成像正好相反，低频率超声能提供更好的信息。

■ 超声心动图是如何成像的（M型、二维和三维）

超声心动图利用声波与人体组织相互作用的特性，称为反射和散射（图1-1）。人体由各种不同的组织组成，每个组织都有不同的成分和密度，这就产生了一种与声音相关的特性，称为声阻抗，这是该组织特有的。当声音通过两种不同声阻抗的组织（如血液和心内膜）间光滑而长的界面传播时，声波既会传播又会反射，传播与反射的程度取决于两个声阻抗之间的匹配程度（匹配程度越大，反射量越多）。声波的反射类似于光在镜子或平坦光滑的表面上的反射。然而，大多数人体组织形态不是不规则的就是不均匀的，声音在这些不规则表面上的反射发生在各个方向，称为散射，类似于光在表面不规则的磨砂玻璃或墙壁上的反射。反射声波或者散射回到换能器的强度，称为"回声信号"。这一数值可计算出来，并以灰阶显示在显示器上。超声波是由换能器（探头）产生的，换能器是一种具有压电特性的材料，如石英或钛酸盐陶瓷，它能将电能转换为机械能（反之亦然）[2,3]。当受到电流刺激时，这些材料振动并产生一种可预测频率的超声波。因此，通过短暂的电刺激，然后立即抑制换能器，可以发射一个短脉冲超声波能量（每个脉冲由几个波组成）。超声波脉冲从换能器发出穿

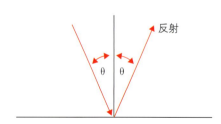

图1-1 声波的反射与散射

过组织,遇到不同的组织界面,不同的反射或散射信号(回声)返回换能器。由于声波在人体组织中传播的速度相对恒定(大约1 540 m/s),按照下列公式根据超声波脉冲在每个组织界面往返的时间来计算到组织界面的距离:

$$D = \frac{C \times T}{2}$$

D = 组织界面的距离,如心内膜与心腔内血液之间、皮下组织与心包之间等

T = 从超声脉冲发出到回波信号返回的时间

C = 声音在人体组织中的传播速度(1 540 m/s)

从各种组织界面返回的回波信号会使换能器中的压电材料产生振动,进而产生电流。根据传感器和每个组织界面间的距离,计算机将这些电流信号绘制为灰阶图像,表示垂直轴上的回波信号强度。

■ M型超声心动图

M型是运动模式的简称,是最古老的超声波技术之一,它允许沿着一条直线评估心脏各结构的运动。在一个正常的心脏结构中,心脏的解剖结构是已知的,M型产生的每个回声信号(灰度点)可以被解读为代表不同结构之间的某个界面(图1-2)。因为心脏是一个运动的器官,所以观察这些部位随时间的相对运动是很有趣的。例如,与舒张期相比,收缩期室间隔与左心室后壁的相对运动提供了左心室收缩功能的信息(见第五章)。通过同一路径重复发送

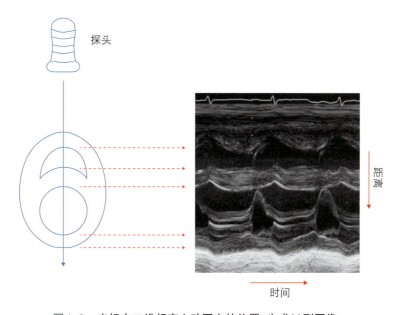

图1-2 光标在二维超声心动图上的位置,生成M型图像

和接收超声信号,生成M型图像。为此,换能器必须发送一个超声信号,等待一段有限的时间接收信号,然后再发送另一个信号,再次进行接收。由于声波在人体组织中的传播速度是相对恒定的,根据组织的深度,在一个特定的时间内,换能器可以在发出下一个超声脉冲之前发射并接收信号。可以用换能器发送和接收时间(T)与深度(D)的关系即上一节给出的公式 $D=\dfrac{C \times T}{2}$ 来计算。实际上,M型超声心动图并没有选择单次脉冲间隔时间(T),也没有选择1秒内发送超声脉冲的频率,也称为脉冲重复频率(PRF);相反,机器有一个用户定义的深度调整,用来计算PRF。M型超声心动图图像是将新的灰点"列"放在前一列的右侧(图1-2)。因此,在M模式图像上,x轴表示时间,y轴表示距传感器的距离,最近的在顶部,最远的在底部。M型及其他形式的超声心动图成像,发送和接收超声波脉冲时间与成像深度成反比:深度越深,获得每一行时间越长,最大PRF越低(最大脉冲重复频率=1/T),时间(顺时)分辨率降低。然而,与人体深度相比,声波的传播速度非常快,因此,M型超声心动图的时间分辨率是很好的[1,3],这与二维或三维超声心动图不同,特别是叠加彩色血流显像时,这将在后续章节中讨论。

■ 二维(2D)超声心动图

对于M型超声心动图,使用一个压电材料单元来发送和接收超声,以构建一个图像,该图像本质上是心脏或血管结构随时间变化的一维图(图1-2)。它可提供大量关于心脏结构长度的信息(如壁厚和腔室大小),提供每个结构与其他结构相对运动的关系(如缩短分数和射血分数)。然而,M型超声心动图并没有给出每一个结构的信息,除非一个人拥有强大的想象能力(大多数人都没有)。随着计算机技术的进步,二维超声心动图(以前称为B型超声心动图)现在已经成为心脏成像的标准。二维超声心动图是通过发送和接收以扇形排列的多条超声光束而产生的,这些超声光束的宽度足以使感兴趣的区域可视化。在过去,是由自动来回旋转换能器(机械换能器),但如今它可以通过一组独立的压电元件在同一时间或在微小的时间差内刺激单个元件来发送和接收超声波信号[2]。在换能器中,压电材料放置在一个线性阵列中,发出角度变化方向非常小的连续超声光束(相控阵换能器)。然后,将每一列返回信号与前一列组合在一起,构建一个扫描"扇区"(扫描线的集合),看起来像一个饼状图(图1-3)。这张图像代表了心脏在某一特定时间点扫描平面内的二维图像。当换能器在整个扇形区域完成一轮的发送和接收回波信号时,它开始下一轮。当前一幅图像消失时,新图像已经产生了,就像电影一样。与电影类似,当图像以足够高频率(帧率)构建时,运动看起来是连续的。

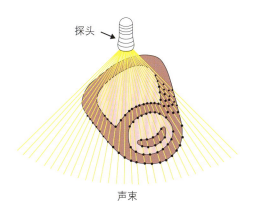
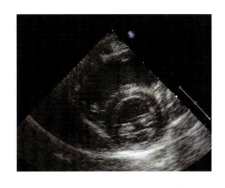

图1-3 扇形扫描在二维超声心动图成像中的应用

■ 三维（3D）超声心动图

二维超声心动图中，操作者可以通过移动（扫描）换能器并在脑海中创建三维心脏结构的图像来获得更完整的心脏结构的三维（3D）信息。经过充分的训练，利用该方法可以实现对心脏三维结构和功能的诊断和解读，准确性较高。在某些情况下，真实三维心脏重建图像是理想的，如将心脏瓣膜病理报告给心血管外科医师，为心脏手术做准备。类似于通过来自小线性阵列的多条回波信号叠加获得一个二维图像，三维超声心动图则是在一个正方形或矩形矩阵上，通过发送和接收包含大量元素的二维阵列上的多条扫描线，然后为每个时间帧创建一个灰度点的锥形体，从而生成一个三维渲染图像，与二维成像一样，这一过程不断快速重复，以呈现实时运动[也称为四维（4D）超声心动图]。因为人们无法完全理解在二维电脑显示器上显示的三维图像上复杂的空间关系，通常需要对三维数据集进行后处理（使用图像裁剪和旋转等操作），以便对感兴趣的结构（如心脏瓣膜或间隔缺损）形成更完整的三维理解。三维超声心动图的成像超出了这本书的范围，为简单起见将被省略。

■ 如何优化二维超声心动图的图像质量

图像分辨率

二维图像的分辨率分为：① 细节分辨率：超声心动图区分两个相邻点（或结构）的能力；② 对比分辨率：区分两种组织密度的能力；③ 时间分辨率：显示运动的心脏结构在帧间平滑过渡的能力。

细节分辨率

细节分辨率进一步分为：沿超声光束的分辨率即轴向分辨率，超声光束之间的分辨率即横向分辨率（图1-4）。对于大多

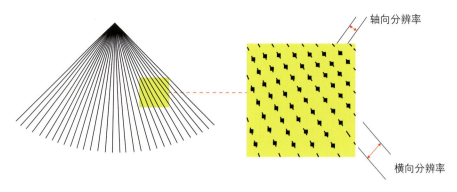

图 1-4　轴向分辨率和横向分辨率

轴向分辨率是在轴向上区分 2 个结构的能力,因此测量平行于超声束。横向分辨率是在横向维度上区分 2 个结构的能力,因此测量垂直于超声束。

数超声图像,包括超声心动图,轴向分辨率优于横向分辨率。

超声心动图的轴向分辨率在很大程度上取决于获取图像所用的超声频率(表 1-1)。频率越高,声波的波长越短,轴向分辨率就越好。这是因为当换能器发出超声波束时,它会产生一个短声波(2~5 个波长),然后等待接收回声信号。因此,换能器分辨的两点间最短距离等于超声脉冲长度除以二[2]。如果脉冲由两个波长组成,其分辨率将等于超声波波长(表 1-1)。因此,波长越短(频率越高),脉冲持续时间越短,分辨率越好。然而,由于高频声波穿透组织的能力低于低频声波,二维图像需在更高分辨的能力与高频导致的低穿透能力间权衡,因此,应选用能穿透到感兴趣结构的最高频率。通常,成人选频率为 2~4 MHz 的探头,儿童采用 4~6 MHz 的探头,6~12 MHz 适用于新生儿。新生儿越早产,可使用的探头频率就越高,因为胸围越小,穿透深度越小。

二维超声心动图的横向分辨率很大程度上取决于超声束的宽度。当超声波束较宽时,相隔很短距离的 2 个不同的点可反射同一束声波,换能器接收反射波并解释为单个点。因此,超声束越窄,越有可能区分出两个相隔较近的点,从而产生更大的横向分辨率。相对于近场,远场超声束发散,二维超声心动图图像的横向分辨率会在距离换能器更远处(远场)降低。为了提高分辨率,操作者可使用凹面压电元件或声学透镜(与光学透镜聚焦光束的方式相同)来聚焦超声光束(缩小宽度)。这会在感兴趣的区域产生更好的横向分辨率(图 1-5)[1,3]。高频声波也比低频声波聚焦更紧密[1],从而产生更好的横向分辨率,但是以较低的穿透性和组织深度为代价。通常,每台超声心动图仪器的波束宽度是预设定

第一章 超声心动图基础理论

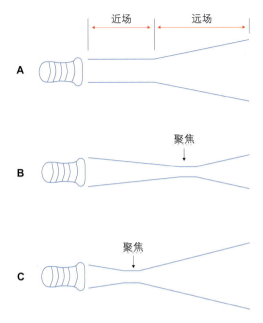

图1-5 非聚焦(5A)和聚焦(5B和5C)探头的近场和远场区域

使用现代相控阵探头,操作者可以调整超声光束的聚焦,以提高横向分辨率。

的,是不可调节的。但使用现代相控阵探头,操作人员可以通过电子方式调整焦点,使超声光束的聚焦到感兴趣区域,以获得更好的横向分辨率(图1-6)。

对比分辨率

对比分辨率是指区分不同密度组织界面的能力。纯黑白回波图像比灰度图像的对比度分辨率更差。良好的对比分辨率具有临床意义,因为人们希望区分不同密度的组织,如心包、心肌、心内膜、流动血液、血凝块、肿瘤或瘢痕等。不同密度组织之间的对比通常在回波显示器上显示为灰度。灰度取决于从每个组织界面散射或反射回波信号的幅度,可以通过超声心动图机的增益调节、对数压缩或动态范围控制和深度增益补偿(DGC)等进行调节。通过机器设计来提高对比度分辨率的基本技术细节

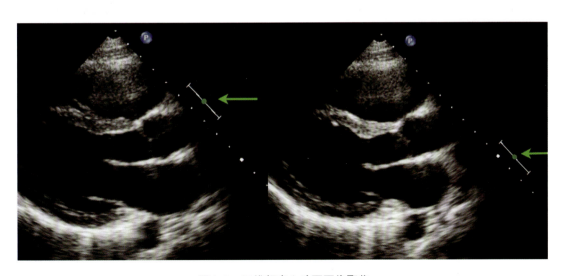

图1-6 二维超声心动图图像聚焦

箭头所示焦点可以因感兴趣的区域不同而不同。

是复杂的,超声心动图操作者通常无法调控它。然而,可以通过调整增益和(或)灰度(对数压缩或动态范围)来提高细节对比度分辨率,这样,最弱的回声信号的灰度只比无回声信号的区域(完全暗,如心腔内正常血流)亮一点;稍亮的心脏回声(如心包)略低于最大值(完全亮白色)。将增益调整得太低会使大多数结构看起来很暗,一些薄的结构(如房间隔或室间隔的膜性部分)会人为地消失。将增益调得过高会在本应没有回声信号的区域产生"噪声"或伪影,使图像饱和,从而很难区分不太亮和较亮的组织(如正常的心肌和血凝块)。然而,某些特殊情况下例外,例如,当试图显示清晰的冠状动脉时,操作者可依据他或她自己的判断和经验来确定图像增益调节,以获得对感兴趣的结构最佳成像。

深度增益补偿(DGC)或时间增益补偿(TGC)是指针对不同深度分别调整的多个增益控制。这是有用的,当声波传播到组织深处时,由于能量的散射和衰减(吸收),失去了功率(振幅)。因此,离换能器较远的组织界面发出的回波信号通常较弱,为了补偿这种能量损失,更深结构的回波信号需要更高的增益。通过调整DGC,能够补偿这一损失,使整体图像更加均匀。

时间分辨率

时间分辨率是指二维图像运动的平滑程度,它依赖于帧频。影响帧率的因素包括:① 二维扫描的深度;② 用于生成二维图像回声线的密度;③ 焦点区域的数量[2]。

如前所述,为了完成每条扫描线,超声波脉冲必须到达最大深度,然后返回换能器。深度越深,在发送下一个超声脉冲之前等待的时间就越长,这样就需要更多的时间来完成二维扇区图像的扫描线。扫描线密度也会影响帧率,因为每个扇区的扫描线数量越多,完成一个扇区图像就需要更多时间。多焦点区域也会降低帧率,就像电影是由一系列高速运动的图片组成一样,心脏结构的运动会随着帧率的提高而显得更加流畅。一般来说,超声心动图的帧频为30帧/秒或更大[3]。

伪像

失落伪像

失落伪像发生于超声光束平行于薄的、平滑大界面上。典型的例子是,当探头放置在心尖时,房间隔部分缺失(心尖四腔室切面,图1-7,左)。由于房间隔是一个长的、薄且光滑的结构,当从心尖成像时,大部分的超声光束可透过,房间隔的信息极少反射回换能器。相反,从剑突下切面(图1-7,右)扫查时,超声光束垂直于房间隔,更多的信息反射回换能器,很明显房间隔实际上是完整的。

高密度结构的声影

当超声波遇到能将大量声波反射回来的结构(如空气、人工瓣膜或骨骼)时,这个结构会显得非常明亮,且后方结构的细节无法成像,因为声波不能穿透。例如,新生儿心前区心包腔积气导致心脏无法显示。

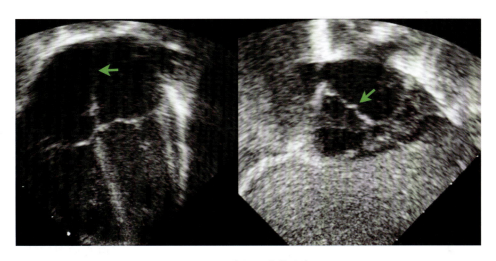

图1-7 房间隔失落伪像

左图：心尖四腔切面的房间隔（箭头）的失落伪像。超声束平行于房间隔，出现房间隔缺损的伪像。右图：同一患儿剑突下切面的房间隔（箭头）。超声束垂直于房间隔，从这个角度看房间隔完整。

心包腔气体将所有的声波反射回传感器（由于气体与软组织之间的声阻抗失匹配），超声束无法向后传播，故而无法显示心脏结构。在这种情况下，剑突下切面可能是唯一能看到心脏的途径，因为患者仰卧在床时，空气通常会上升到顶部。另一个声影的例子是人工机械瓣膜，瓣膜的金属/碳组件反射所有的入射超声波，导致后方结构无法显示。

多普勒超声心动图

多普勒超声心动图是用于测量血流方向和速度的方法。除了二维成像，还能提供关于患者血流动力学的信息。彩色血流成像利用多普勒数据的多点生成平均多普勒速度，叠加在二维回波图像上的彩色图像，适合于评估血管结构内血流的方向和速度，是一种测量血流方向和速度的超声形式。多普勒超声心动图创始人是奥地利物理学家克里斯蒂安·多普勒，基于多普勒原理，它的回波频率不仅取决于实际发射波的频率，还取决于声源和观察者间的相对运动速度。当观察者是静止的（不移动的），它所接收到的声波将与声源发出的声波频率相同。然而，当回波信号的声源相对换能器移动时（例如从血管内移动的红细胞散射回来的回波信号），回波信号会发生频率偏移。回声信号的频率变化取决于红细胞相对于换能器的相对速度（和方向），因此可以利用多普勒方程测量入射和返回的声波之间的频率差，计算感兴趣的区域内红细胞的速度（或血液流动的速度）。

多普勒方程如下[1]：

$$V = \frac{C \times fd}{2 \times f0 \times \cos\theta}$$

V = 血流速度，f0 = 传输频率
fd = 频率差或多普勒接收频率
C = 37℃时声波在人体组织中的传播速度
θ = 超声光束与血流方向的角度

超声心动图有 2 种不同的多普勒模式来计算速度和方向：脉冲波（PW）多普勒和连续波（CW）多普勒。下面将对此进行描述。

脉冲波（PW）多普勒

脉冲波（PW）多普勒利用单个压电晶体一次一个周期地发送和接收回波信号，通过测量心脏或血管结构特定运动回波频率的偏移计算出速度，并显示出速度随时间的变化。如果想要通过胸骨上窝测量升主动脉某一点的血流速度（图 1-8），超声脉冲会沿该方向（通常由二维图像引导）发送至感兴趣区，称为取样容积。取样容积的位置（深度）是根据超声脉冲到达该深度并从该深度返回所需的时间来计算的（使用 1 540 m/s 作为软组织中的声速）。在这段时间结束时，测量返回回波信号的频率，再根据回波信号的频移，计算出移动结构（如红细胞）的速度，并在屏幕上绘制随时间变化的速度。因升主动脉的血流是流向换能器的，回波频率会向更高的频率偏移，按照惯例，该频率被绘制在零速度线上方即正向（图 1-8）。然后重复同样的过程，在前一速度旁边绘制出一新的速度，以

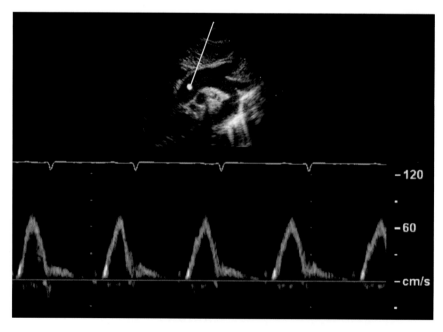

图 1-8　胸骨上切面获得升主动脉的脉冲波（PW）多普勒频谱（正常的层流）

此类推。

速度与时间的曲线图称为多普勒频谱图，如图1-8所示，y轴为速度，x轴为时间。在降主动脉，多普勒频谱是负向的，因为该区域的血流背离换能器（图1-9）。频谱多普勒可测量的最高频移（单个方向的最高速度）取决于超声脉冲发送的频率（脉冲重复频率，或PRF）。每个PRF可测量的最高频移等于PRF/2，从最大可测量的频移获得的最高速度称为奈奎斯特极限。在较深的位置，往返取样位置的行程需要更多时间，可获得的最大PRF更低，可测量的最大速度更低。影响奈奎斯特极限的另一个因素是超声频率，与二维成像相同的反比关系——多普勒超声频率越高，奈

奎斯特极限越低。当血流速度超过奈奎斯特极限时，机器将其解读为反向，多普勒频谱"扭转"到相反的一侧，这个过程即为速度混叠（图1-10）。

当使用频谱多普勒测量频移和血流速度时，将取样框移动到感兴趣区域[3]。取样容积内的取样小框称为接收门，其可定位被测量区域。接收门宽3 mm左右，调小后可获得更好的分辨率，调大可获得更好的多普勒信号强度。由于红细胞以不同的速度流过该区域，频谱多普勒跟踪线不是一细直线，而是在黑色背景上有一定厚度的亮白色线（条带）。特定速度的回波频谱亮度取决于具有该速度下的红细胞数量，频谱显示带的厚度取决于所采样的红细胞速

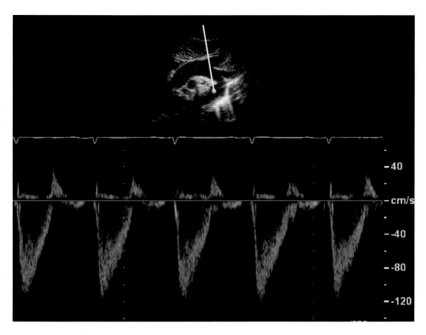

图1-9　探头在胸骨上窝切面获得的降主动脉脉冲波（PW）多普勒频谱（正常层流）

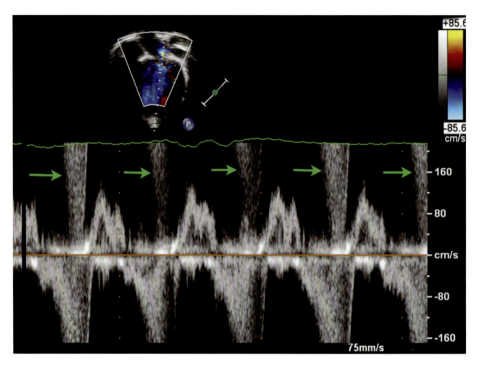

图 1-10 二尖瓣反流的速度高于奈奎斯特极限时多普勒频谱

注意"扭转"提示多普勒频谱的混叠，因为速度高于奈奎斯特极限（箭头）。同时，将此患儿湍流血流的 PW 多普勒频谱与图 1-8 和图 1-9 中层流相对比。

度的变化。如果血流为层流（人体大多数正常血流的特征），红细胞的速度和方向的差异很小，多普勒速度谱带较薄（图 1-8 和图 1-9）。速度差的范围称为方差，用多普勒谱带的厚度表示，方差可提供血流是层流还是湍流的信息。

除了频谱多普勒显像外，大多数超声心动图机还能发出可听见的声音，这是由移动采样反射器产生的，其频率与频移相同。层流产生和谐或音乐般的声音，而紊流产生刺耳的声音。在某些病理条件下，例如，瓣膜狭窄的患者，血流在狭窄点加速，并导致狭窄区远端出现湍流，这个区域的血液流动有很多方向和速度，被称为紊流或湍流（与层流相反）。当从该区域获得多普勒信号时，将捕捉到不同方向的速度矢量即方差增加，多普勒谱带厚度增加，音频输出质量较差。PW 多普勒可以提供感兴趣区域血流方向和速度的信息，但它受最大频移和速度的限制。在血流速度 <1.5 m/s 的正常循环中，通常不影响，但当血流速度较高时，如测量肺动脉高压或瓣膜狭窄的程度时，就会出现问题。

连续波（CW）多普勒

一般来说，当达到 PW 多普勒上的奈奎斯特极限时，测量血流峰值速度（峰值压力梯度）需使用连续波（CW）多普勒。也适用同时记录多个区域的血流，例如，显示左心室流入和流出时间，以计算等容舒张时间（见第八章）。为了获得连续波多普勒，换能器中 2 个独立的压电晶体沿感兴趣的路径连续发送和接收超声信号，记录和显示任何沿回波光束的多普勒频移点，可测量的最高速度没有限制。然而，没有局部的取样容积，最高频移（最高流速）的来源或位置的信息缺失。因此，连续波多普勒有距离模糊性。由于回波频移来自沿超声路径任何深度的血流，CW 多普勒显示为低高速信号组成的实性白柱（图 1-11）。在瓣膜狭窄的情况下，狭窄的近端低速血流也可以看作是高速信号中的阴影，可以利用狭窄近端（V1）和远端（V2）的最大速度来计算压力梯度（见图 1-11 箭头）。多普勒速度计算压力梯度的方法将在第六章中讨论。

彩色血流显像（彩色多普勒）

彩色血流多普勒成像利用多普勒信息，显示许多小的邻近感兴趣区域的血流方向和速度，这些信息经过彩色编码并叠加在二维图像上，为操作者提供了同时显示心脏结构和血流的快速而简单方法（图 1-12，上方）。更详细的血液流动方向和速度信息，操作员可利用彩色流程图选择特定区域进行频谱多普勒检测（设定取样容积，图 1-12 下图）或者使用连续波多普勒检测一个方向总体的血流速度（通过一行感兴趣区）。为了获得彩色多普勒血流成像，计算机将用户定义的感兴趣区域分割成几个像素点，得到这些区域的平均速度（±方差），并用颜色代码绘制。按照惯例，正向（朝向换能器）的速度通红色表示，负向（远离换能器）的速度用蓝色表示。更亮的颜色（红色或蓝色）表示流速更高，快速流动的血液会比缓慢流动的血液显得更亮。颜色流图还可以调整为包含方差（传递关于湍流程度的信息），显示为红/蓝颜色图上的绿色色调。

由于彩色流成像利用频谱多普勒原理从特定的、定义的感兴趣区域获得多个速度，它受到与频谱多普勒相同的限制，包括在一定深度下，每种超声频率所能获得的最高正负速度的极限（奈奎斯特极限）。正如前面所讨论的，当流速超过奈奎斯特极限时就会发生混叠，这表现为颜色从红色转换为蓝色或蓝色转换为红色，和/或包含其他颜色（如绿色和黄色）镶嵌图案（图 1-12 和图 1-13）。为了减少或消除混叠，可以移动基线以增加奈奎斯特极限，但这样做可能会导致彩色血流图像失去血流的方向信息。彩色血流成像需要大量的超声心动图计算资源，机器不仅要生成二维图像，还必须发送和接收多个频谱多普勒脉冲，以获得构成叠加彩色流图像的所有速度信息。如果彩色流图像的

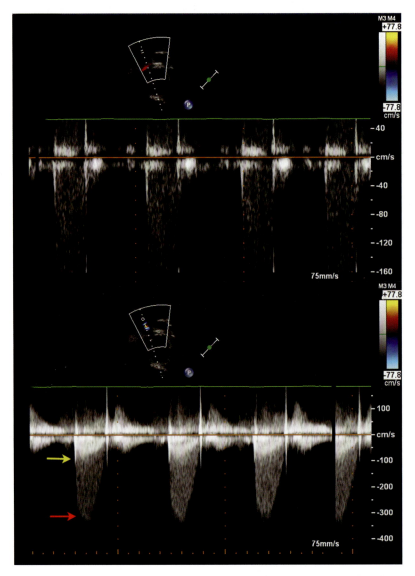

图1-11 上图：主动脉瓣狭窄患儿的脉冲波（PW）多普勒显示最大流速高于奈奎斯特极限。下图：连续波（CW）多普勒在同一患儿身上显示其测量高流速的能力

注意狭窄处近端（V1，黄色箭头）和远端（V2，红色箭头）的血流速度峰值。

感兴趣区域太大，或须扩展，则帧频会下降。因此，将感兴趣区域的彩色血流区域调节到产生足够的信息最小范围和最小深度，利用该方法可以在不影响帧频的情

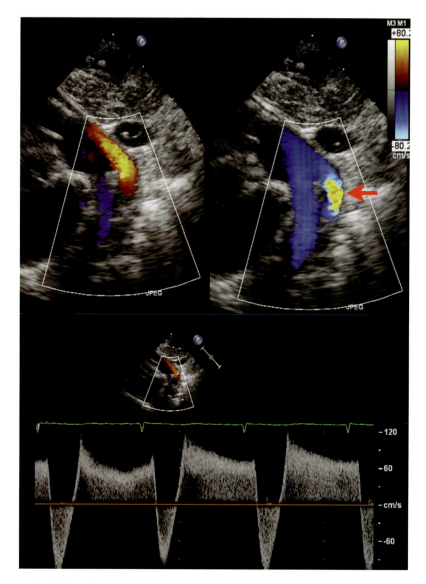

图1-12 彩色血流图和频谱多普勒显示动脉导管未闭伴肺动脉高压，PDA双向分流

上左：收缩晚期和全舒张期的左向右分流（降主动脉至肺动脉）。上右：收缩早期右向左分流（肺动脉到降主动脉）。收缩期从右向左的分流混叠导致颜色从蓝色变为黄色（箭头）。下图：脉冲波多普勒将取样框置于PDA处显示双向分流频谱。

况下获得特定结构的彩色血流速度信息（即时间分辨率得到优化）。一旦获得了足够的信息，颜色窗口就可以移动到其他感兴趣的区域。

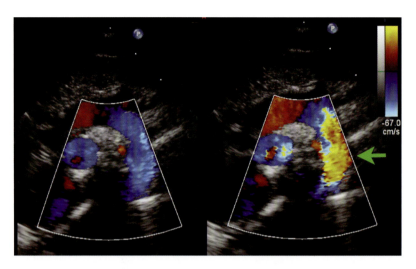

图 1-13 正常降主动脉彩色血流混叠

左图：收缩晚期降主动脉血流为蓝色，未见混叠。右图：在收缩早期，流速较高，超过奈奎斯特极限（图中为 67 cm/s），导致混叠，显示为混杂蓝色和黄色的亮红色（箭头）。

■ 彩色多普勒超声心动图的缺点

角度校正

由于速度是一个具有方向性和振幅信息的矢量值，任何血流速度的多普勒测量都只会导致速度矢量沿测量线的频移。如果超声脉冲方向与血流方向存在夹角，则测量的血流速度与实际流速不同（低估）。对于任意给定的超声声束与血流方向的夹角 θ，血流速度可以通过多普勒公式求得。

$$V = \frac{C \times fd}{2 \times f0 \times \cos\theta}$$

因此，应尝试从最平行于血流方向的角度获取多普勒数据，有时需从多个切面或多个角度获取多普勒数据。例如，从心尖五腔和胸骨上窝获取主动脉瓣狭窄患儿的压差。同样，可以通过在心尖四腔或胸骨旁长轴切面将探头向三尖瓣倾斜来测量三尖瓣反流速度，评估右心室压力（图 1-14）。第六章将讨论利用多普勒超声心动图进行血流动力学的无创评估。

多普勒测量的增益设置

当使用多普勒测量血流速度时，常见的陷阱之一是对多普勒频谱图像的增益调整不当。增益过高或过低都可能导致测得的压差高于或低于实际值，在速度较高时，差异会更明显，因为测量速度必须平方才能得到压力梯度（见第五章）。一般来说，增益的调整应该使显示器上的背景保持黑色，没有"噪声"，应该有一个完整和平滑的多普勒"包络"（图 1-14）。

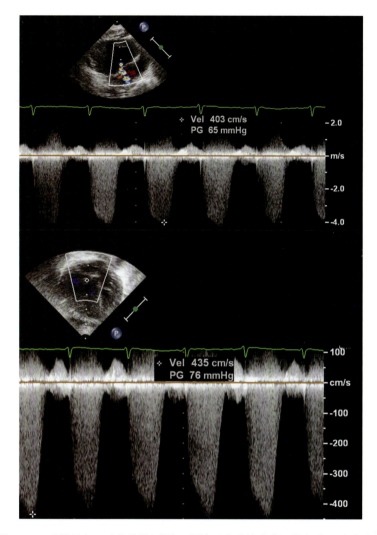

图 1-14　连续波（CW）多普勒测量三尖瓣反流峰值速度评估新生儿肺动脉压

上图：胸骨旁长轴切面，探头斜向三尖瓣。下图：心尖四腔切面测量。请注意这2个测量值之间的差异。在这种情况下，胸骨旁长轴切面测值稍低估。2种方法均有良好的多普勒频谱包络，没有显著的噪声。

调整奈奎斯特极限、探头频率和深度设置

频谱多普勒或彩色血流成像可调整奈奎斯特极限，以最佳地显示感兴趣的血流。例如，当评估主动脉或动脉系统的血流时，流速通常较高（0.7～1.3 m/s），需要设置较高的奈奎斯特极限，以避免多普

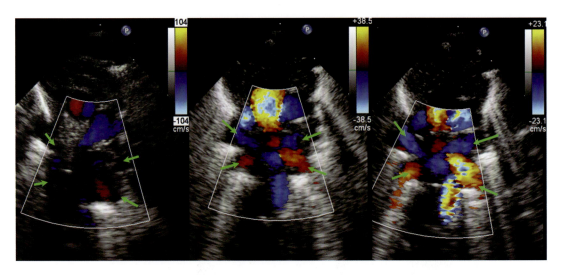

图1-15 正常新生儿肺静脉彩色血流多普勒检查

从左到右,奈奎斯特极限分别为±104 cm/s、38.5 cm/s和23.1 cm/s。注意肺静脉血流(箭头)在奈奎斯特极限降低到±38.5 cm/s时才清晰可见。

勒信号的混叠。同时,在低速血流区域,如肺静脉或体静脉,使用频谱多普勒或彩色血流图像时,较低的奈奎斯特可能更合适(图1-15)。同样重要的是,奈奎斯特极限取决于声波的频率(较低的频率有较高的速度极限)和测量距离(较浅的深度有较高的速度极限)。为了获得最高奈奎斯特极限,应使用最低频率的多普勒,并将感兴趣的区域尽可能限制在最浅的深度,以便对结构进行成像。对于多频率换能器,机器通常使用该特定换能器的最低频率来进行多普勒评估(例如对5～8 MHz换能器使用5 MHz多普勒)。

如何测量大于奈奎斯特极限的速度

奈奎斯特极限调整到最大

此方法是通过将机器上的标尺控制增加到该深度/频率下频谱多普勒的最大值来实现的。

使用低频探头

这通常是通过更换更低频率的探头来实现的,因为在多普勒评估时通常已经使用了多频探头的最低频率。这与二维成像形成鲜明对比,在二维成像中,用户可以改变多频探头的频率,从而获得更好的图像分辨率或穿透性。

使用连续波多普勒超声

连续波多普勒的重要优点是可以测量的最高速度没有限制。然而,正如前面所讨论的,这种测量方法距离是非常模糊的。因此,将彩色血流多普勒、脉冲波多普勒与连续波多普勒相结合,有助于确定混叠和高速的可能区域。

零线的调整

零线移动是通过上下移动零位线(基线)来实现的,以获得感兴趣区的更高速度极限。当速度为正时,零线可以向下移动;当速度为负时,零线可以向上移动(图1-16)。获得多普勒信号的位置仍然可以精确地确

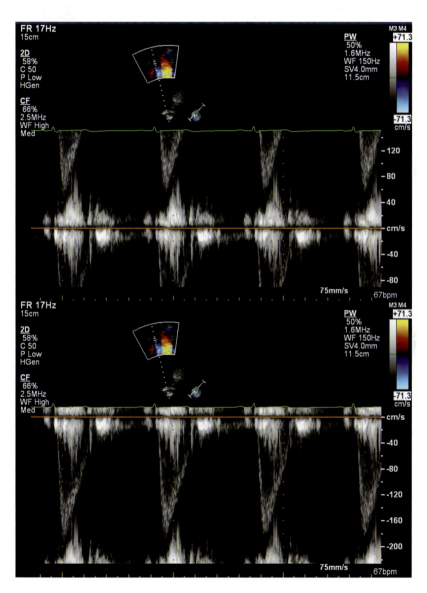

图1-16　上图:脉冲波多普勒测量升主动脉血流,由于峰值流速高于奈奎斯特极限,多普勒频谱显示出现混叠。下图:采用"零线移动"方法来避免多普勒频谱混叠

定，但可以测量的最高速度有一个极限，这个极限等于零位移情况下速度极限的2倍。

高脉冲重复多普勒

高脉冲PW多普勒是通过在等待第一个脉冲返回到换能器前再发送一个或多个超声脉冲来实现的，例如以2倍PRF。在本例中，奈奎斯特极限加倍（因为PRF加倍）。这种方法的缺点是，从较浅深度（在本例中，深度为预期感兴趣区域的50%）的第二个脉冲返回的超声波也可以被探头检测到，2个点距离模糊。在显示器上，这通常显示为2个（或更多）取样容积（图1-17）。可认为是介于脉冲波多普勒（每次一个脉冲，一个感兴趣的区域）和CW多普勒（连续脉冲，沿超声束的不确定感兴趣区域）之间的方法。

（张雪华　译）

参考文献

[1] ARMSTRONG W F, Ryan T. Chapter 2, Physics and instrumen-tation. In: Feigenbaum's Echocardiography. Philadelphia, PA: Lippincott, Williams, and Wilkins, 2010.

[2] KREMKAU F W. Sonography Principles and Instruments. 8th ed. Philadelphia, PA: Elsevier/Saunders, 2011.

[3] OTTO C M. Textbook of Clinical Echocardiography. Philadel-phia, PA: Elsevier Saunders, 2009.

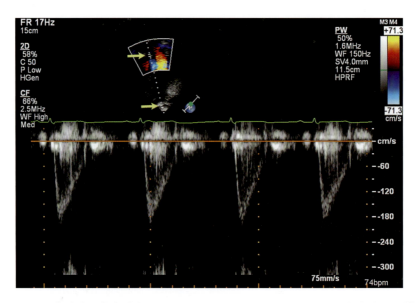

图1-17　采用高脉冲重复频率（high pulse repetition frequency, PRF）脉冲波多普勒测量图1-16同一患儿升主动脉流速

注意，使用多个取样容积（箭头）可以测量的最高速度从-200 cm/s增加到-300 cm/s，但存在距离模糊，因为记录的速度可以来自任何一个取样门。

第二章

超声心动图扫描仪和换能器

马哈茂德·易卜拉希米

- 换能器
- 主要部件
  控制面板
  脉冲发生器
  接收器
  放大器
  增益补偿
  压缩
  解调

抑制
内存和存储图像
图像显示
- 集成系统（超声系统）
- 超声模式的控制（调节）
  二维调节
  M型调节
  多普勒调节
- 参考文献

过去的几十年里，超声诊断仪经历了飞跃的发展，由过去笨重且功能有限发展成目前的体积小且功能强大（图2-1）。近年来，便携式甚至手持式设备的功能在20～30年前是无法想象的。这些超声诊断设备技术先进，能够高质量地完成临床工作和研究。无论超声设备的体积大小，它们都有基本相同的组件并以相同的成像原理工作[1,2]。

超声诊断仪有两个主要部件：换能器（或探头）和主机。

■ 换能器

换能器是超声诊断设备的重要组成部分，它可以产生并发送超声脉冲波，然后接收来自组织的回声信号（图2-2）。超声波束由换能器产生，聚焦后穿透进入人体组织。这个过程是将电能转换成超声波（机械能）能量，反之亦然。促进这种能量转换

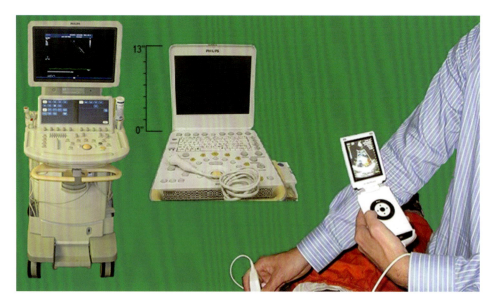

图2-1 3种规格的超声诊断系统

左边是大型超声诊断仪,右边是手持式超声仪,中间是便携式超声诊断仪。

的元素是锆钛酸铅(PZT),一种由铅、锆和钛制成的陶瓷板。PZT具有压电特性,施加电压时使材料变形,发生振动并产生超声波,当反射回来的超声波被PZT元件接收后产生电压变化,被处理后转换成超声心动图图像(图2-2)。由于换能器元件是固体,具有较高的声阻抗,如果不对压电材料和人体组织间的声阻抗进行匹配,大多数超声能量将被反射,使得在人体中传播的超声能量会大大减少,导致几乎没有可用

的信息(见第一章)。为防止这种情况,便于超声波传播,在换能器的表面覆盖可以匹配压电材料和人体的声阻抗的匹配层。背衬层用于吸收额外的声能,加大阻尼,从而得到短的脉冲。探头的阻尼背衬材料可减少或抑制超声脉冲在换能器和人体之间的振荡。超声换能器(探头)最前端采用声透镜层,其作用是在特定区域内更高效地传输和接收信号。图2-3展示了一维阵列换能器的基本结构。

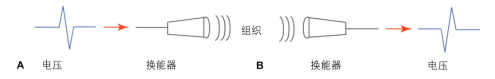

图2-2 显示超声换能器如何同时作为发射器和接收器进行工作

A. 电压作用于换能器产生超声波脉冲。B. 被换能器接收到的回声信号产生电压以进一步处理。

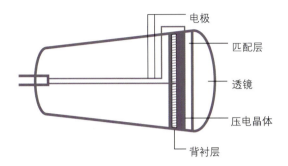

图 2-3　单个阵元换能器的基本结构

老式换能器,波束的形成和扫描是通过旋转或摆动探头(机械换能器)内的换能器元件来完成的。新一代的换能器,在每个探头中使用多个阵元(排列在一个阵列中),通过延迟每个阵元的信号,以电子方式形成超声波信号。相控阵探头包含很多数目的振子(多达128个),超声探头的形状和大小取决于它的用途。用于心脏检查时,探头振子被放置得非常靠近,实现波束电子相控扇形扫描,生成一个饼状的扇形。换能器的发射频率由其传播速度和材料的厚度决定。对于超声诊断,厚度在0.22~1.0 mm,材料越薄,产生的频率越高。虽然换能器都有一个特定的工作频率,实际上换能器产生的超声波可以由不同的频率组成,这一频率范围称为带宽。使用宽频换能器可选择合适的频率范围进行超声扫查,使操作者使用同样的探头满足不同的临床需求。换能器的频率越高,图像的分辨率越好。尽管低频探头会使分辨率减低(见第一章),但如果穿透力不足,也可以选择较低频率的探头。每家制造商为了使其超声诊断设备满足不同的临床应用,会提供各种类型探头(图2-4)。对于儿童和新生儿,探头频率通常在5~12 MHz,即使是500 g以

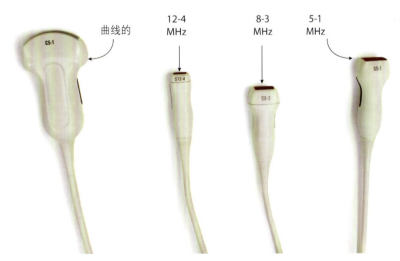

图 2-4　各种不同的换能器主要用于胎儿、新生儿和儿科超声心动图

电子凸阵探头用于胎儿超声心动图,扇形换能器(S5~S12和3D)用于新生儿科和儿科。

下的新生儿也可获得高分辨率图像。

■ 主要部件

如前所述,超声设备包括手持式小型仪器以及大型超声诊断设备。在本章节中,笔者将讲述超声诊断设备最常用的共有部件。超声仪器的部件中,有些部件(图2-5)被集成到机器中,不需要操作者调节,而另外一些部件则由操作者通过不同的旋钮、按钮或触摸屏来控制。主机的核心部件如下:
- 控制面板
- 脉冲发生器和波束形成器
- 接收器
- 内存
- 记录装置
- 显示器

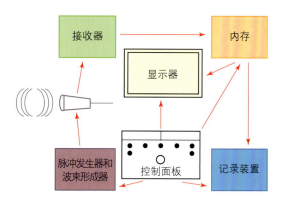

图2-5 非聚焦(5a)和聚焦(5b和5c)换能器的近场和远场区域

使用现代相控阵换能器,操作者可以通过调节超声束的聚焦提高横向分辨率。

控制面板

控制面板是超声系统中协调各个部件及其相互之间功能的部分,每台超声系统的控制面板都是独特的。它包括一个输入信息的键盘和一个控制游标的轨迹球。超声系统中,旋钮和触摸屏图标(图2-6)用于切换各种工作模式。

脉冲发生器

脉冲发生器产生电脉冲,这些电脉冲又被换能器转换成超声波。单个阵元换能器发射脉冲似乎很简单,但相控阵换能器,涉及序列和相位,就变得复杂很多。多阵元换能器的切换、延迟和脉冲振幅的变化,由电子控制超声波的扫描、转向、传输和聚焦,这些功能由波束形成器完成。换能器产生超声波的振幅和强度由脉冲发生器产生的电压振幅决定。超声换能器输出的声功率可由超声医师在控制面板上进行调节,目的是在保证超声的穿透力的同时限制针对患者的超声能量。超声换能器输出也称为输出增益、声功率、脉冲功率、能量输出和发射器输出。输出功率的高低通常以相对于最大输出的百分比或分贝在显示器上显示。设置的输出功率增加,超声回声信号的振幅也随着增强。在使用高功率输出时注意超声波的生物效应,如峰值负声压和强度可能会增加空化和热效应的可能性。

接收器

从人体组织返回的回声信号被换能

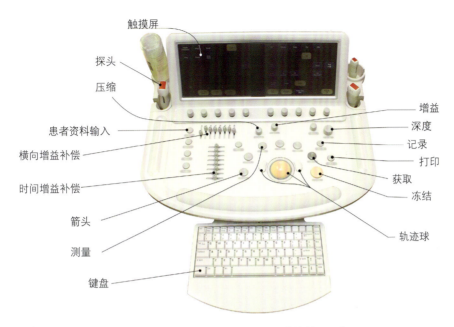

图2-6 大型超声诊断系统的控制面板
图中显示的按钮和旋钮是大多数超声系统里共有的。

器接收,并在换能器中产生电压,这些电压通过波束形成器发送到接收器进一步处理。接收器的功能包括:① 放大;② 补偿;③ 压缩;④ 解调;⑤ 抑制。

放大器

并不是所有来自患者的回声信号都适合进一步处理。只有100 kHz左右的频率可进一步处理,而且这些信号通常比较弱。因此,需要使用射频放大器。信号放大由操作者控制,也称为**接收增益**或**总增益**。

增益补偿

从远场接收到的回声信号要比近场接收到的回声信号衰减量大,且来自远场的回声信号振幅低,显示的信号弱,接收器会进行相应的补偿,使来自相似组织的回声信号呈现出相同的亮度。这个处理过程也被称为:

- 时间增益补偿(TGC)
- 深度增益补偿(DGC)
- 扫描增益补偿

TGC将从深度组织返回的信号进行放大和增强(图2-7),以补偿远场回声信号的逐渐衰减。高频换能器通常更需要更多的增益补偿,因为高频探头更容易衰减。

较新的超声诊断系统有横向增益补偿功能(LGC,图2-6)。LGC补偿功能与TGC相似,但放大的是图像侧向的信号,图像会变得更强、更亮。TGC和LGC由操作者根据需要调节,以优化图像质量。如果适当使用

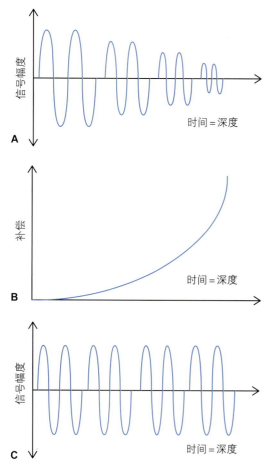

图2-7 衰减的增益补偿

A. 来自远场的回声信号传播时间长，衰减多、信号弱。B. 为了补偿回声信号的衰减，较弱的信号被放大。C. 经补偿后，使所有回声信号的振幅均相等。

增益补偿，来自不同深度的反射信号会呈现相同的强度。在一定的深度范围内，不正确的TGC设置会影响一部分超声图像的质量。

压缩

超声系统能够处理很大范围的回声信号，电压值范围从小于0.01 mV到大于1 000 mV。压缩能够缩小最小和最大回声信号之间的差异。压缩过程是由特殊的放大器（对数放大器）来完成的，它不会改变超声信号之间的关系。就是说弱信号将比强信号被放大更多，然而进行对数压缩后（图2-8），强信号仍然较强，弱信号仍然较弱。动态范围是指超声系统可以处理的最大信号幅度与最小信号幅度比值的对数，以分贝表示。如果对数放大器能够处理从0.01 mV～1 000 mV振幅的回声信号时，该放大器的动态范围是100 dB。虽然有些放大器的动态范围可达160 dB，但超声系统的其他电子部件可能没有这样大的动态范围。由于显示器的亮度动态范围一般只有20 dB左右，意味着最强的信号只能比最弱的信号强100倍。因此，对数放大器一般可以改变50 dB，将强度比由100 000 dB降至20 dB。这相当于100 dB的强度比，对于显示器来说是可以接受的。

解调

进入接收器的超声信号（电压代表回声信号）是射频（RF）信号，不能在屏幕上显示，需要转换成视频信号（图2-9）。回声信号的转换过程称为解调，包括2个步骤：① 修正；② 勾边（使光滑、边缘增强）。

抑制

抑制过程也称为阈值抑制，不是所有反射的回声信号都适合进一步处理。一些非常低的电压脉冲是由组织内部散射产生

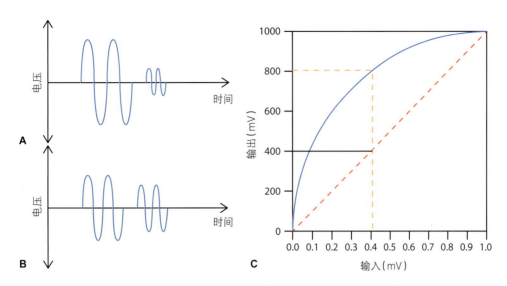

图2-8　对数压缩放大器压缩减小最强和最弱信号幅度之间的差异

A. 压缩前的信号幅度。B. 压缩后的信号幅度。虽然信号幅度比压缩前减小，强信号仍然很强，弱信号仍然很弱。C. 这条曲线展示了对数压缩放大器为何放大较弱信号的幅度要比放大较强信号的幅度大。输入 0.4 mV 由线性放大器可放大到 400 mV；也可以通过对数放大器将信号放大到 800 mV。

的微弱回声（噪声），还有一些来自系统内部的电子元件（"电子噪声"）。这些噪声会影响图像质量，会干扰有用的信息显示，因此，它们应该在进一步图像处理前被抑制（图2-10）。抑制键由操作者激活和操作，抑制整个图像中的所有低频回声信号。然而，抑制键使用不恰当可能会滤除低频但有用的回声信号。修正可以使负向的射频信号翻转变为正向的信号。为了使图像便于识别，对图像粗糙的边缘进行勾边，使其平滑均匀、轮廓清晰，也称为滤波。该过程在系统内自动完成，不依赖于操作员。

内存和存储图像

目前为止，所有的回声信号（电压振幅）都是模拟形式。电子放大器需要模拟形式，但图像的进一步处理和存储以数字信号完成更有效。模拟信号到数字信号的转换通过模数转换器（ADC）完成。数字信号被存储在计算机存储器中。数字信号处理可以在存储之前进行，称为预处理，在存储之后进行，称为后处理。关于计算机数字存储器是如何工作的内容超出了本章节讨论的范围，简单地说，每个离开ADC的回声信号是基于存储器中的二进制代码（由0或1组成）被分配一个离散的数字来进行回波信号的储存。在存储器中，信息被写入图像平面或矩阵，图像平面是矩形的，并被分割成为图像元素（通常是512×512）的小正方形，即像素，它们构成了数字图像的最小元素。

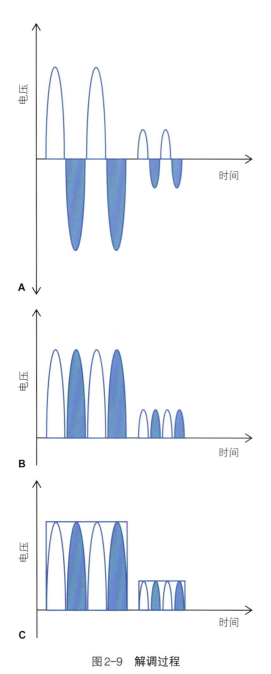

图2-9　解调过程

A. 射频信号有正偏转和负偏转。B. 修正就是将负向的信号翻转为正向的信号。C. 解调的最后阶段是将修正的信号周围包络起来使其变得平滑。

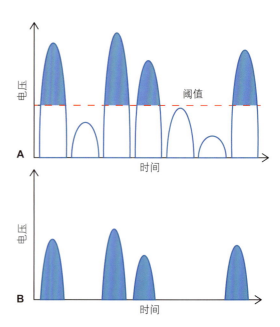

图2-10　抑制消除电子噪声和低频信号

A. 设置阈值或抑制级别。B. 抑制后剩余的回声信号。

每个像素都有一个水平(x)的和一个垂直(y)的"地址"对应于存储器中相同的地址。由于存储在内存中的回波数据是二进制数（二进制数字=bit），因此用单个bit表示的图像将只产生黑白图像（值为0对1）。因此，要用灰阶描述图像，必须使用多层灰阶（图2-11）为每个像素分配一组bits，从而产生不同的灰阶梯度。bits数越高，图像的分辨率越高，可以提供更详细的信息。字长为8 bits的像素有2^8或256级灰阶，这是大多数现代超声心动图系统所使用的最小bit数。预处理和后处理的一个完美例子是写入和读取的放大。写入放大，也称为写入缩放，是在存储数据之前执行的一个过程，因此

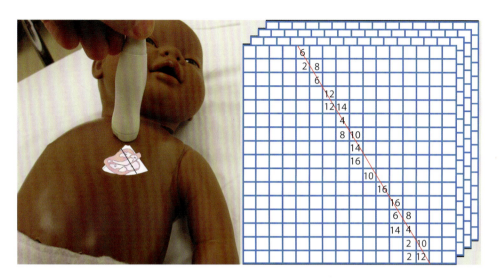

图 2-11　左图是扫描和成像组织的横截面，右图是一个简化的字长为 4 bits 像素（4 层）数字存储器，能够产生 16 级灰阶

现代超声仪器是 16 bits 的像素，可产生 256 级灰阶。

是预处理的一部分。操作者从需要放大的图像中选择一个感兴趣的区域，系统只扫描该区域（图 2-12）。所有的扫描线都集中在该区域，因此，扫描线密度增加，分辨率提高。然后把感兴趣区域的信息存储到内存中，显示一幅放大且分辨率高的图像。写入缩放可以把来自小视野的信息写入存储器中，在不放大像素的情况下放大图像。读放大即读缩放，在超声信息被写入内存（后处理）且图像已经创建之后。读取放大只

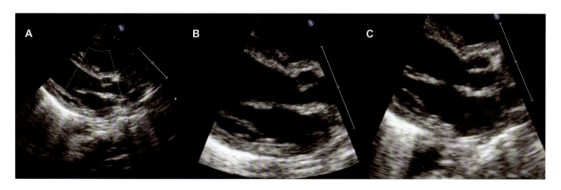

图 2-12　写入和读取缩放

A. 在感兴趣区域放置聚焦放大框。B. 写入缩放显示放大而像素聚集的图像，因此分辨率高。C. 读取缩放显示放大后的图像，像素扩大，因此分辨率较低。

放大像素,感兴趣的区域可占据整个屏幕。然而,图像分辨率并没有提高。这类似于读报纸时使用放大镜,图像被放大,可以看得更清楚,但图像分辨率保持不变。

图像显示

为了将写入计算机存储器的回波信号作为图像显示在屏幕上,必须执行以下步骤:

1. 超声光束需要在患者体内进行扫描,以产生组织的横断面"切割"。

2. 从信号接收到的回声信号被分配为二进制数(模拟到数字转换),并存储到内存中相应的像素位置(如上所述)。

3. 回声信息可以显示在显示器屏幕上,例如阴极射线管或CRT。数字信号作为一个光点对应的像素亮度被显示在屏幕上。阴极射线管的亮度是模拟形式,它是由所施加的电压来控制。因此,数字信号同样需要转换成模拟信号以便使图像在屏幕上显示。

图2-13显示了从换能器到图像显示的整个工作过程。现代的超声诊断仪是数字图像处理技术与计算机技术的完美结合。新一代的显示器可通过使用高像素提供更好的对比度和颜色清晰度。因此,不需要数字到模拟信号的转换。快速序列图像(帧)储存于存储器中,用于显示从组织横断面获得的实时二维图像(每秒多帧)。单独显示每一帧称为冻结帧,现代超声心动图系统有足够的内存来存储几秒的图像,并以视频图像以电影演放的形式显示出来。视频图像可以实时速率、较慢速率或一次一帧的速度显示。这个过程被称为影像回顾、电影回放或者更常见的电影循环。

■ 集成系统(超声系统)

超声心动图仪器有不同的尺寸和配置(图2-1)。大型机器的优势是能够采用各种超声模式,高质量地满足不同的临床应用。大型仪器功能强大,用途广泛,可以使用各种不同的传感器和记录设备。大型仪器的缺点是体积大,这些系统(主要是计算机)的开机和关机时间比较长,这时操作者

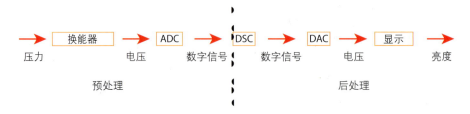

图2-13 展示了如何在屏幕上生成二维图像的过程

超声波(回声)进入换能器产生的电压进入模数转换器(ADC)产生二进制数字。数字信号存入计算机存储器的数字扫描转换器(DSC)。数字信号又被模拟转换器(DAC)转换成电压,接下来电压被施加在显示器(电视屏幕)上,产生超声图像。

更倾向于便携式设备,相比之下,较小、便携式超声诊断仪可以执行大型机器的大部分功能,但还是有些限制[3,4]。

便携式超声诊断仪的优点包括:
- 重量轻,很容易携带或在床边移动。
- 超声设备配有电池可以保证仪器处于开机状态,床边检查时不需要完全关机。

便携式超声诊断仪的缺点包括:
- 相对于大型超声仪器来说,小型便携式超声仪可供选择的探头不多。
- 可用的探头功能也有限制,如穿透力、彩色血流和多普勒等。
- 电池的寿命有限(尽管可能会在未来得到改善)。

小型便携式超声诊断仪功能的限制随着设备尺寸的减小而增加,例如,手持设备可能只有一个可用的探头,超声模式可能仅限于二维超声心动图和彩色血流多普勒。

虽然上述所有超声诊断仪功能有差异,但操作起来有许多共同的特性。虽然有些超声诊断仪根据制造商的不同而命名不同,但它们仍执行相同的功能。在本节中,笔者将解释基本的旋钮或按钮的功能(也称为"旋钮学")。操作人员用控制面板(图2-6)是来操作执行不同功能的旋钮/按钮。有些超声仪器以触摸屏作为其控制面板的一部分。有些仪器触摸屏有不同的菜单(图2-14),菜单会根据使用的超声模式(二维成像、彩色血流多普勒等)而变化。触摸屏上的菜单被称为"上下文连接"菜单,可以连接到提供相应功能的另一页面的按钮。触摸屏部分菜单可以通过控制面板上特定的按钮或旋钮进行操作,也可以通过

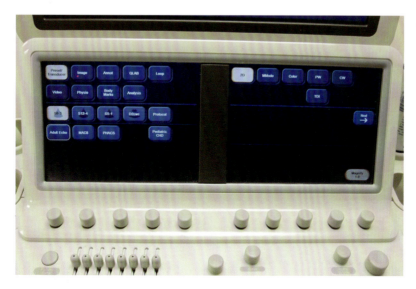

图2-14 触摸屏面板和多功能旋钮可以在同一屏幕上使用不同的菜单("上下文连接"菜单)

集成菜单来改变其功能。因此，这些按钮/旋钮被称为多功能按钮。超声诊断仪器打开后会像计算机一样系统会进行自我测试和评估、初始化软件并加载程序。这个过程需要几秒至几分钟，取决于机器的功能、先进程度和复杂程度。自我测试过程结束后，超声系统就绪，操作员将开始如下工作：

1. 通过使用控制面板上的键盘，输入与检查相关的患者数据和信息。如果有一个工作列表连接到数字图片存档和通信系统（PACS），则可以从工作列表中选择患者姓名，患者信息可以自动填充数据域。

2. 根据患者的情况选择合适的探头，现代超声心动图仪支持多个探头（手持式超声仪除外，如上所述），但每次只能激活一个探头。因此，操作前必须为当前的工作选择合适的探头。

3. 探头选好后，还需选择适当的超声心动图预设条件，例如，儿科、成人、血管或胎儿。这些标准的应用条件，通常由制造商预设用于特定组织的成像，也可以自己通过操作和优化图像到自己所需的条件来定制，然后保存它作为个人的预设条件以备使用。

之后用户开始使用多种不同的超声模式来执行一个完整的超声心动图检查。超声心动图检查通常从二维超声心动图开始，根据需要再采用其他模式，如M型、彩色血流多普勒和频谱多普勒等。超声心动图的实际性能将在本书的其他章节进行详细讨论，在下一章节中，将讨论如何在不同的模式下操作超声心动图仪器，以及如何优化图像。

■ 超声模式的控制（调节）

二维调节

以下控件键用于优化视图。

深度

减少或增加深度，以达到满意的超声图像，调节范围由探头的类型和频率决定。

扇区的宽度

增加或减小二维图像的扇扫宽度。当选择较窄的扇扫宽度时，帧频增加（因为产生扇扫所需的扫描线数量减少）可以保证更好的时间分辨率。

聚焦缩放

将所有的成像能力集中到用户感兴趣区域，从而得到放大后高分辨率的超声图像（写入放大，见上）。操作人员可调整感兴趣区的大小和位置，缩放功能将从该区域获取图像信息，并将数据重写到缩放框的新大小。由于变焦框内的图像信息是被处理后的信息，该变焦功能可产生高空间和高分辨率的放大图像，此功能只能实时使用。

放大

该控制键是一个读取缩放按钮（见上），用于放大整个扇区中的二维图像。此功能可在实时或图像冻结状态中起作用。由于放大键是读取缩放功能，帧频不会改变，像素被分布在一个更大的区域，分辨率会降低。

接收信号的质量通过以下控制键来优化：

总增益

这个控制钮可将从不同深度接收到的频率放大到相同的程度。因此，改变总增益会影响整个二维图像。

压缩

该控制钮用于调节超声系统灰阶等级的范围（动态范围）。动态范围越大，显示灰阶等级越多，可产生更柔和的超声图像；相反，动态范围越小，显示的灰阶等级越少，图像的对比度增高。如果针对特定组织条件调整了动态范围，此时动态范围就不需要进一步调整。

时间增益补偿（TGC）

TGC滑块（图2-15A）选择性地补偿来自深层组织的回声衰减。滑动控制钮设置在中央可以作为初始设置，但根据图像质量，个别的TGC滑动钮可能需要根据组织深度和声窗进行调整。

横向增益补偿（LGC）

这些滑块的工作原理类似于TGC，对整个图像扇扫发生的回声衰减进行补偿（图2-15B）。通常扇扫图像边缘的回声信号较弱，LGC可以进行增益补偿。

灰阶图像设置

该控制键通过设置不同的灰阶等级来调整回声强度。每个超声诊断系统的二维灰阶图像有所不同，可以在实时或图像冻结时调节。

余辉

也称为帧平均或帧平滑，用于消除二维图像的斑点噪声。该功能平均连续帧，使超声图像更平滑，斑点更少；在心脏成

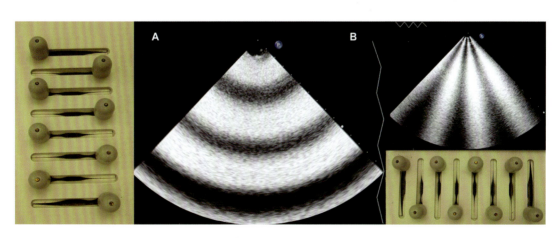

图2-15 增益补偿控件键放置在最小和最大位置以显示其对图像的影响
A.时间增益补偿（TGC）滑块。B.横向增益补偿（LGC）滑块。

像中，余辉设置越高，超声图像越柔和平滑，此时超声图像以较慢的速度实时动态移动。

聚焦设置

该功能有两个控制钮。第一个控制钮预定焦点区域的深度，第二个控制钮可改变焦点区域的大小或长度。

速度钮

该控制钮可调整心电图、M型超声及多普勒频谱的扫描速度。根据不同的超声系统，扫描速度可以从最小25 mm/s到最大150 mm/s。

传输或输出功率

该控制键控制探头声功率的输出，人体不同部位超声照射强度的安全限制标准是由美国食品和药物管理局（FDA）规定，操作者按照该标准进行操作非常重要。现代超声诊断仪针对特定的组织和探头的选择已经进行了预设，操作者不能超过这些限制标准。为保证安全输出声功率，请始终遵循以下重要步骤：

- 选择正确的探头和预设条件。
- 满足成像效果前提下，将输出声功率尽可能设置在最低水平。
- 通过调整总增益、TGC和LGC、聚焦区和灰度来优化二维图像。
- 输出声功率键作为改善图像的最后一个选择。

控制面板上还有其他用于不同模式的按键和旋钮，用于不同模式，并且根据制造商和超声诊断系统的差异有很大差别。下面是一些比较常用的控制按钮：

轨迹球 功能类似于电脑鼠标，选择不同超声模式时其功能会有变化，例如，在二维模式下移动或缩放变焦框，在彩色多普勒模式下移动或缩放彩色取样框，在M型模式及频谱多普勒中移动光标进行测量。

记录控制键 用来激活记录装置。

数字采集键 用来采集静态图像和视频图像并存储入仪器的硬盘内。

冻结键 用来激活电影回放冻结帧。

卡尺 用于不同模式时（二维/M型/频谱多普勒）的测量。

打印 用于在使用旧式超声仪器时，在条形图记录机上打印超声图片。

M型调节

M型模式应在二维超声心动图模式调整完成后进行，因为2种模式主要的图像优化键大部分相同。优化之后，只需要操作几个控制键。M型模式的控制键如下：

深度控制 以确保所有感兴趣区在M型模式图像的范围内。

轨迹球 将M型模式的取样线放置于所需的区域。

压缩 调整动态范围，以获得更清晰的跟踪。

增益控制键 增加或减少所有区域的强度。

TGC 补偿不同深度的增益。

扫描速度 应根据心率来调整。对于正常的心率，中等速度即可。然而，如果心跳过快，M型图像的变形量会非常接近，需要提高扫描速度以便于测量或计算。

多普勒调节

如前所述，多普勒评估之前应先获得良好的二维图像。正确的声窗和视图是优化多普勒信号的关键。多普勒评估的控制键如下：

彩色多普勒 是首要打开的选项。较新的超声诊断仪可同时并列显示彩色多普勒和二维超声图像，被称为彩色多普勒对比，该功能可在同一显示屏上一半显示彩色多普勒，另一半显示二维超声图像。

轨迹球 调整颜色框的大小，并将其移动到感兴趣的位置。它还可将多普勒光标移动到感兴趣的区域。

脉冲波（PW）多普勒 是另一个要激活的功能，取样容积可调整为最佳尺寸。激活脉冲波多普勒后，屏幕上会显示多普勒频谱图。

标尺 用于调整速度，防止混叠现象。在彩色血流多普勒中，该控制键可调节奈奎斯特极限。

基线控制键 将频谱多普勒的基线向正值或负值方向移动，有助于防止混叠发生。

连续波（CW）多普勒 当血流速度非常高，频谱多普勒不能防止混叠时使用。大多数脉冲波多普勒控制键的功能与连续波多普勒的相同，只有取样容积不一样，因为连续波多普勒无法定位测量血流信息。

多普勒增益 用于调整总增益。

速度控制键 是用来调整图像的扫描速度。如心率过快则需要较快的扫描速度用于显示完整频谱多普勒的形状，从而使多普勒测量更容易。

角度校正 是用来调整多普勒信号和血流方向之间的角度以改进多普勒信号。然而，如校正大于38.1厘米（15英寸）将会低估多普勒实际值。

壁滤波、压缩和抑制控制键 用来减少额外的噪声（见上面）。TDI（组织多普勒成像）必要时可以应用。

（张红菊　吴力军　译）

参考文献

[1] KREMKAU F W. Sonography Principles and Instruments. 8th ed. Philadelphia, PA: Elsevier/Saunders, 2011.

[2] ARMSTRONG W E. Ryan T Chapter 2, Physics and instrumen-tation. In: Feigenbaums Echocardiography. Philadelphia, PA: Lippincott, Williams, and Wilkins, 2010.

[3] PRINZ C, DOHRMANN J, VAN BUREN F, et al. Diagnostic performance of handheld echocardiography for assessment of basic cardiac morphology and function: A validation study in routine cardiac patients. Echocardiography. 2012, 29: 887-894.

[4] SPENCER K T, ANDERSON A S, BHARGAVA A, et al. Physician performed point-of-care echocardiography using a laptop platform compared with physical examination in the cardiovascular patient. J Am Coll Cardiol. 2001, 37: 2013-2018.

第三章

二维超声心动图显示新生儿心脏横断面解剖*

比詹·西亚西、马哈茂德·易卜拉希米、希尔帕·帕蒂尔、鲁本·J.阿彻曼

- 新生儿心脏切面解剖
  胎儿心脏位置
  新生儿与成人心脏的区别
- 心腔、心脏瓣膜和大血管
  心脏瓣膜和大血管的位置
  心脏切面图像
- 新生儿超声心动图图像的获取
  婴儿超声心动图检查前准备
  探头的选择与使用
  二维图像的获得
- 如何获取扫查切面
  胸骨旁长轴切面（图3-15）
  胸骨旁短轴切面（图3-16）
  心尖切面（图3-17）
  剑突下冠状切面（图3-18）
  剑突下矢状切面（图3-19）
  剑突下横膈下切面（图3-20）
  胸骨上透声窗：上腔静脉、主动脉弓、导管切面（图3-21）
  胸骨上冠状后切面（图3-22）
  胸骨上透声窗：无名动脉、右锁骨下动脉、右颈总动脉（图3-23）
- 参考文献

■ 新生儿心脏切面解剖

心脏解剖学通常是用从尸体上切除的心脏标本或心脏模型进行教学，不能反映心脏位于胸腔的真实的位置。随着新的心脏成像技术、诊断和手术方法的进展，心脏

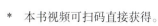

* 本书视频可扫码直接获得。

视频二维码

在胸腔的位置及其与周围脏器的毗邻关系可以清晰显示。本章主要讲解心脏解剖学，尤其是超声心动图切面解剖学。通过示意图和具有代表性的超声心动图切面图像，描述所有心脏解剖结构，重点是胸腔内的心脏结构。

胎儿心脏位置

妊娠第四周，心脏完全对称，右心房和右心室位于右侧，左心房和左心室位于胸腔中线左侧，如图3-1所示[1]。从新生儿心尖切面获得的超声心动图图像，虽然部分满足了人们对心脏理想形状的设想，但这并不切合实际。此时，探头置于心尖横向扫查，主要反映心脏结构前后关系（图3-2）。第五孕周后，胎儿心脏在胸腔内的位置发生变化，从前方观，心尖逆钟向向左旋转，房间隔逆钟向向右旋转。这样，房间隔后面部分位于脊柱右方，而心尖位于腋前线第四肋间。图3-3显示新生儿尸体心脏在第四肋间胸腔横断面内的相对位置[2]。右心室前壁、右心室流出道、肺动脉瓣、肺动脉总干起始段在最前面，左心房后壁和肺静脉位于降主动脉和食道的前方，心脏的最后方。心室位于相应心房的左下方。新生儿心脏在胸腔的位置如图3-4所示。新生

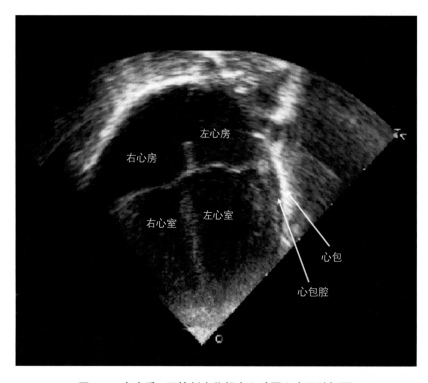

图3-1　出生后1天的新生儿超声心动图心尖四腔切面

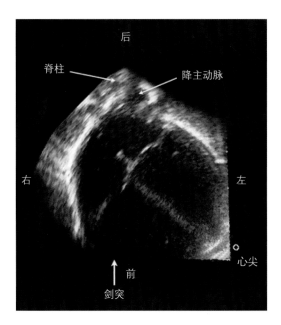

图3-2 二维横向扫查四腔切面显示心脏在胸腔内的准确位置

儿胸腺多叶、较大,覆盖在心脏上部和大血管上表面。

新生儿与成人心脏的区别

新生儿心脏的特点如下:

• 新生儿心脏呈水平位,心脏长轴与胸腔水平面呈45°角;成人心脏为60°角。

• 右心室壁的厚度与左心室壁厚度相同,出生后的第一个月右心室壁逐渐变薄[3]。

• 动脉导管和卵圆孔胎儿期明显,出生时仍存在。

打开胸腔,首先看到的是心包。心包是坚韧的纤维组织,包绕着膈肌上方的心脏和心脏底部的大血管(图3-5)。心包回声较强。心包腔内含有少量液体,将心脏最

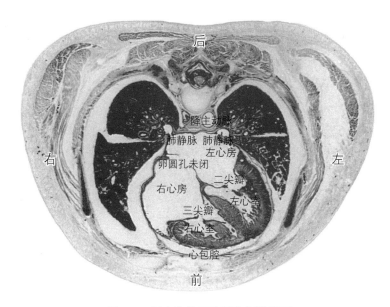

图3-3 新生儿第四肋间胸部横断面

(引自 WALMSLEY R, MONKHOUSE W S. The heart of newborn child: an anatomical study based upon transverse serial section. J Anat, 1988, 159: 93-111)

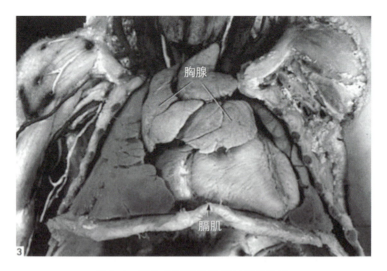

图3-4 新生儿移除前胸壁的尸体标本

（引自 WALMSLEY R, MONKHOUSE W S. The heart of newborn child: an anatomical study based upon transverse serial section. J Anat, 1988, 159: 93-111）

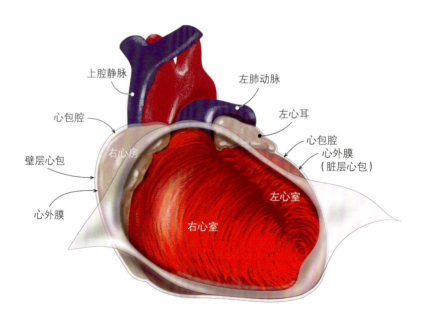

图3-5 切开心包显示心腔与大血管的示意图

外层心肌或心外膜与其他组织分隔,起到润滑作用,可以使心脏自由收缩。在病理条件下,大量液体积聚在心包腔内,可能阻碍心脏充盈(心包填塞)。

■ **心腔、心脏瓣膜和大血管**

右心腔位于左心腔的右前方,它们的位置及重叠关系如图3-5、图3-6所示。同样,右心耳比左心耳偏前方。

心脏瓣膜和大血管的位置

心脏瓣膜的位置如图3-7所示。肺动脉瓣位于最前和最上方,三尖瓣位于最下方,二尖瓣位于最后方。主动脉瓣位于最中间。

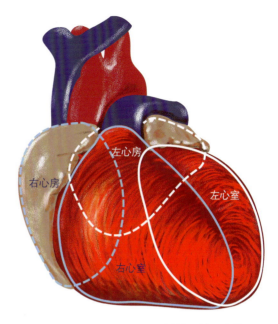

图3-6 前后方向显示心腔重叠关系的示意图

右心室在最前方,左心房在最后方。

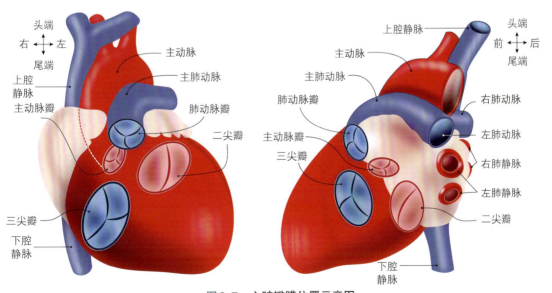

图3-7 心脏瓣膜位置示意图

主动脉瓣在中间,二尖瓣在最后方,肺动脉瓣在前上方,三尖瓣在最下方。

心脏切面图像

超声心动图通过一定的透声窗进行扇形扫描成像。扇形扫描并不遵循一般的解剖学平面（冠状面、矢状面、横断面），但有几个与解剖学平面近似的切面用来显示心脏的解剖结构。例如，剑突下冠状切面和胸骨上冠状后"蟹状切面"与解剖学冠状面近似。本章系统介绍新生儿超声心动图检查基本切面。

剑突下冠状前切面显示心脏最靠近前胸壁的额状平面图像（图3-8）。这个切面可以显示三角形的右心室、包括室上嵴（肺动脉瓣下方的肌肉条带，将右心室流出道分为上下两部分）在内的右心室流出道、肺动脉瓣、主肺动脉的起始段、左心室前面部分、三尖瓣前面部分。

剑突下主动脉瓣水平的冠状切面（图3-9）显示右心房、三尖瓣后面部分、右心室流入道、主动脉瓣、升主动脉近心段、左心房前面部分、左心耳、二尖瓣环前面部分以及室壁光滑呈椭圆形的左心室。

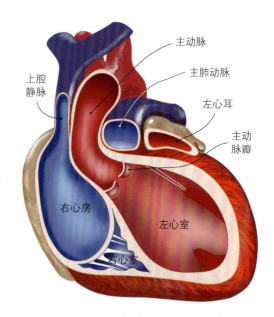

图3-9　主动脉瓣水平冠状切面示意图

显示上腔静脉前面部分、右心房、三尖瓣、右心室流入道部分、左心室、主动脉瓣、升主动脉起始段、左心房前面一小部分。二尖瓣位于后方未能显示。

剑突下冠状后切面（图3-10）显示心脏的十字交叉（二尖瓣和三尖瓣附着于室间隔处）、房间隔的后面部分（包含卵圆孔）、右心房的后面部分、左心房的大部分（包括左心耳）、右心室流入道后面一小部分以及部分左心室。二尖瓣位于心脏最后方，可以清晰显示，三尖瓣可以部分显示；主动脉

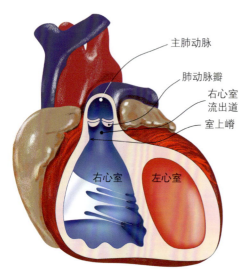

图3-8　新生儿心脏前方示意图

显示右心室流出道、肺动脉瓣、肺动脉总干起始段（心脏最前面部分）以及左心室前面部分。右心房、左心房、二尖瓣位于后方，不能显示。

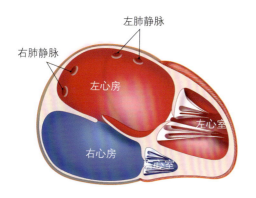

图3-10 心脏后方冠状切面示意图

这个切面显示主动脉瓣后方十字交叉部分、二尖瓣和三尖瓣附着处,以及整个房间隔。左心房、二尖瓣、左心室、右心房清晰显示。三尖瓣后面部分、右心室流入道一小部分也可显示。

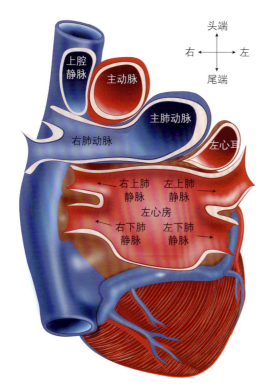

图3-11 胸骨上冠状后切面显示左心房后面部分、肺静脉、肺动脉、主动脉

瓣和肺动脉瓣位于最前方,这个切面不能显示。

胸骨上冠状后"蟹状切面"从胸骨上透声窗的最后方额状扫查,可以显示左心房后壁、肺静脉、左心耳,升主动脉横断面、肺动脉分叉(图3-11)。正常心脏后方结构如图3-12所示。

■ 新生儿超声心动图图像的获取

声束通过透声窗对心脏进行扫查,形成扇形、薄的二维(2D)超声心动图图像。必要时对标准的解剖平面(冠状面、矢状面和横断面)进行调整,根据心脏实际的长轴和短轴进行检查。常规超声心动图检查通常从4个标准透声窗获取26个切面,从不同的角度显示心脏的二维图像[4,5]。

婴儿超声心动图检查前准备

躺在开放式的婴儿床中,胸部和上腹部暴露,用毯子轻松地盖住手和脚。婴儿头部朝向左侧,在床上大约呈30°角左侧卧位。心电图电极放置在远离心脏透声窗处(图3-13)。病危的新生儿应在辐射加热器或恒温箱中进行检查。透声窗处的电极和传感器应换位避免影响超声检查。

探头的选择与使用

按照第二章要求选择合适的探头。图3-13显示了超声心动图常用透声窗的位置。探头朝向特定感兴趣的心脏结构进行

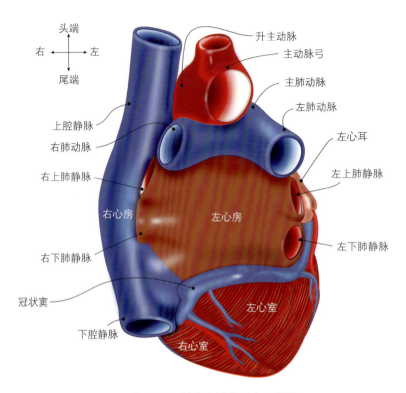

图 3-12　整个心脏的后方示意图

扇形扫描。可以对探头进行如图和视频 3-14 所示的不同的操作。

二维图像的获得

探头上的方向标记规定扇形扫描图像左侧的结构位于显示屏的右侧。图像的清晰程度取决于声束与通过结构的角度。声束垂直于心脏结构时，反射较多，图像清晰；声束平行于心脏结构时，反射较少，图像模糊。例如，声束与薄的房间隔平行时（如心尖四腔切面），会出现回声失落，但可以不存在房间隔缺损。然而致密结构回声较强，看起来比实际要厚。尤其是很薄但非

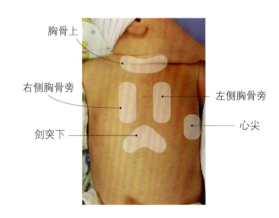

图 3-13　新生儿胸壁上超声心动图透声窗的位置

常致密的心包，在超声心动图图像中就是高回声结构。

■ 如何获取扫查切面

下面介绍正常方位心脏的基本切面。心尖指向胸腔左侧,体静脉、肺静脉回流正常(心房正位),大血管关系正常。从胸骨旁、心尖、剑突下和胸骨上透声窗检查可以显示这些结构的正常关系,如图和视频3-15至图和视频3-23所示。

总之,标准的二维超声心动图检查,心脏由一系列薄的扇形切面图像构成,这些图像并不严格遵循解剖学方位或者心脏的轴向。每个透声窗都可以显示多个切面,观察心脏的不同结构。熟悉这些标准及其变异的切面,可以使检查者更好地识别心脏的解剖结构。

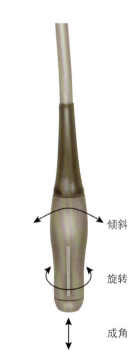

▶ 图和视频3-14 探头位置与方向:通过倾斜、旋转和弯曲来改变探头的方向

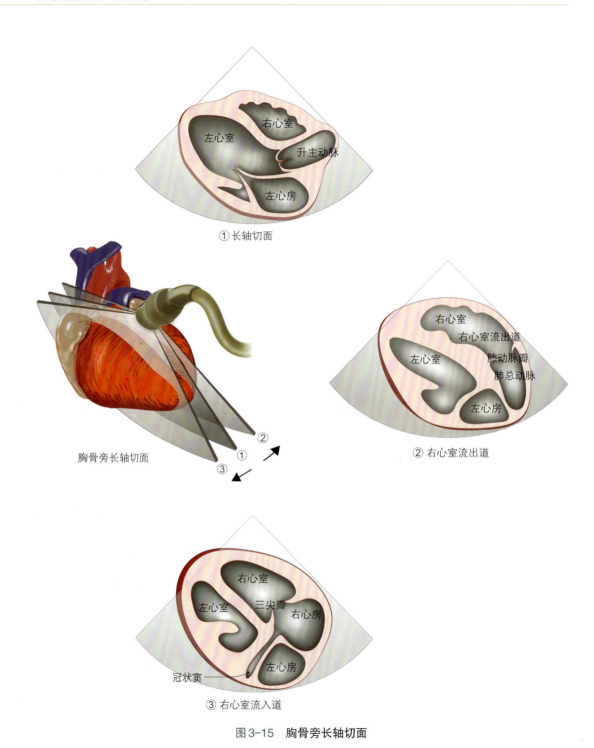

图3-15 胸骨旁长轴切面

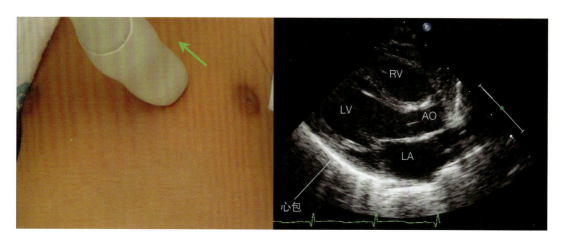

▶ 图和视频3-15.1　胸骨旁长轴（PLAX）

探头垂直放在胸骨旁透声窗，方向示标指向右肩。如图所示可以获得心脏长轴。由于示标指向右肩，心尖位于胸腔左侧，位于显示屏的右侧。而常规胸片检查心尖位于左侧，初学者容易混淆。长轴切面可以显示右心室（RV）前部、室间隔（IVS）、左心室（LV）、主动脉瓣和升主动脉（AO），以及左心房（LA）。心包是一个致密的结构，位于左心房及左心室后方，回声较强。

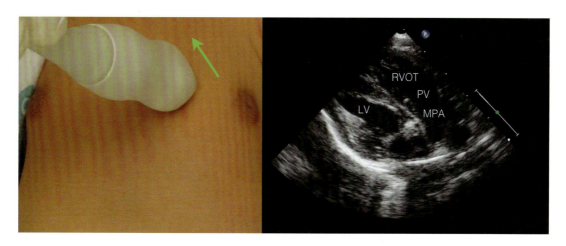

▶ 图和视频3-15.2　胸骨旁长轴右心室流出道切面

显示胸骨旁长轴（PLAX）后，探头顺时针旋转并且向前倾斜，可以显示右心室流出道（RVOT）、肺动脉瓣（PV）和主肺动脉（MPA）。

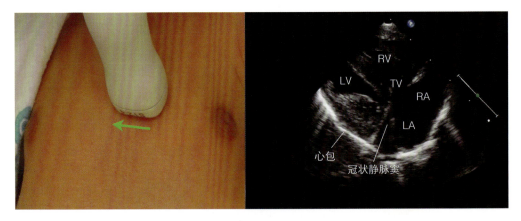

▶ 图和视频3-15.3　胸骨旁长轴右心室流入道切面

显示胸骨旁长轴(PLAX)后，探头微微逆时针旋转并且向后倾斜，可以显示三尖瓣(TV)和部分右心室流入道。虽然右心房(RA)和左心房(LA)可以显示，由于回声失落房间隔显示不清。左心室(LV)后面部分和二尖瓣环可以显示，冠状静脉窦沿二尖瓣环向右心房延伸。

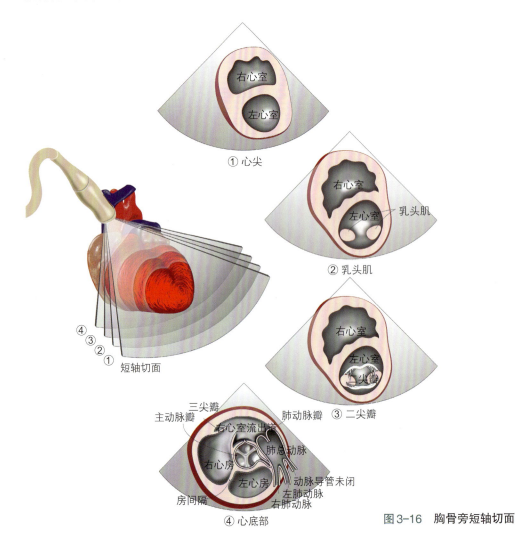

图3-16　胸骨旁短轴切面

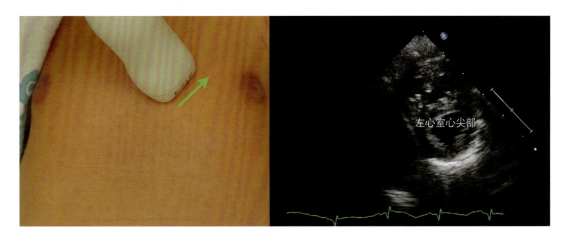

▶ 图和视频3-16.1　胸骨旁短轴（PSAX）心尖切面

显示胸骨旁长轴（PLAX）后探头顺时针旋转90°，示标指向左肩，探头向下向前倾斜，可以显示右心室及左心室心尖部分。

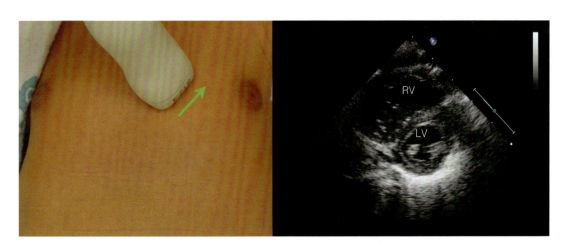

▶ 图和视频3-16.2　乳头肌水平PSAX

稍微倾斜使声束穿过左心室中部，可以显示左心室（LV）及其前方大部分右心室（RV）。

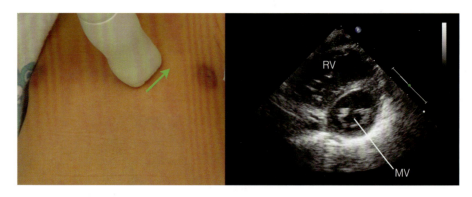

▶ 图和视频3-16.3　二尖瓣水平PSAX

探头与胸壁垂直,示标指向左肩。二尖瓣(MV)前瓣与后瓣形成"鱼口样"图像。该切面也可用来获取左心室(LV)和右心室(RV)前壁的M型曲线。

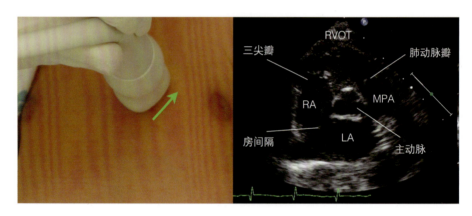

▶ 图3-16.4　心底部PSAX

显示二尖瓣后探头向右上倾斜,显示主动脉瓣横断面。主动脉瓣位于中间,被前方的右心室流出道(RVOT)、左侧的主肺动脉和肺动脉瓣、下方的左心房(LA)、右侧的右心房(RA)包绕。MPA:主肺动脉。

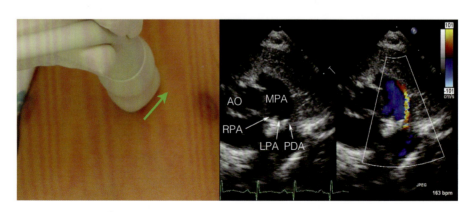

▶ 图和视频3-16.5　肺动脉总干及分叉水平PSAX

探头进一步向右前倾斜,显示主肺动脉(MPA)、右肺动脉(RPA)与左肺动脉(LPA)起始段;如果合并动脉导管未闭(PDA),出现"三指征"。AO:主动脉。

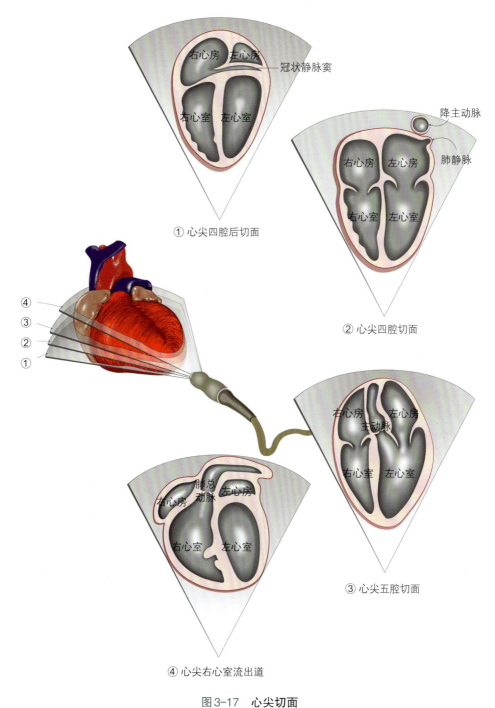

图3-17 心尖切面

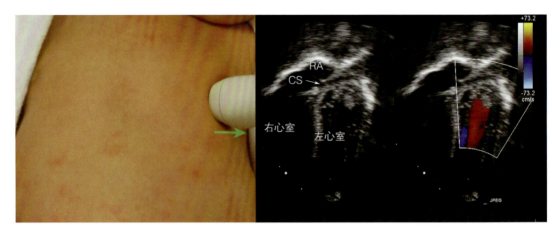

▶ 图和视频 3-17.1　心尖四腔后切面

探头置于第五肋间,示标指向后方横向扫查,显示后方的心腔结构。这个切面可以显示心脏4个心腔的后方部分及两组房室瓣环。冠状静脉窦(CS)位于二尖瓣环后方,沿后房室沟回流入右心房(RA)。

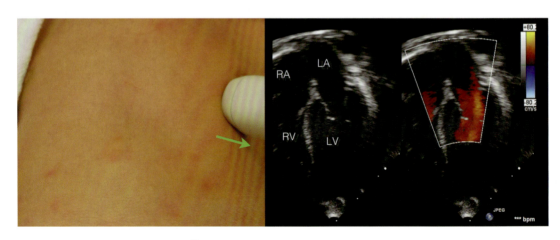

▶ 图和视频 3-17.2　心尖四腔切面

显示心尖四腔后切面后,探头稍向前倾斜,可以获得心尖四腔切面,可以显示左心室(LV)、右心室(RV)、右心房(RA)和左心房(LA);由于回声失落只能显示部分房间隔。可清晰显示二尖瓣、三尖瓣及其附着于室间隔情况。彩色多普勒超声显示心室流入道血流(红色)及流出道血流(蓝色)。

第三章 二维超声心动图显示新生儿心脏横断面解剖

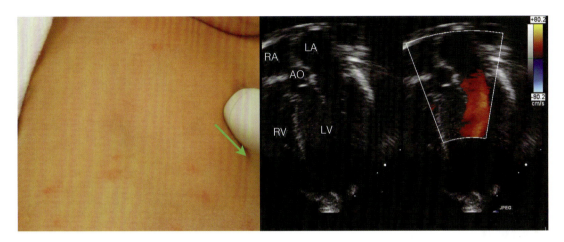

▶ 图和视频3-17.3 心尖五腔切面

显示心尖四腔切面后探头稍微顺时针转位并向前倾斜,可以显示心尖五腔切面。这个切面可以显示四个心腔[左心房(LA)、左心室(LV)、右心房(RA)、右心室(RV)]、主动脉瓣及升主动脉(AO)近段。

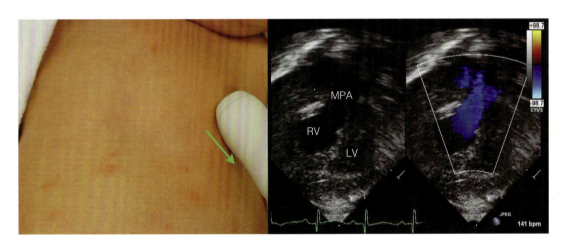

▶ 图和视频3-17.4 心尖右心室流出道切面

显示心尖五腔切面后探头向右侧偏移并更向前倾斜,可以获得心尖右心室流出道切面。可以显示左心室(LV)、右心室(RV)、肺动脉瓣(PV)、主肺动脉(MPA)。

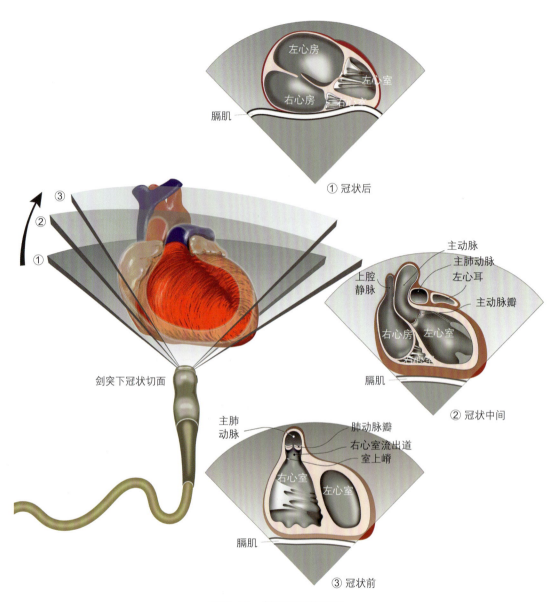

图 3-18 剑突下冠状切面

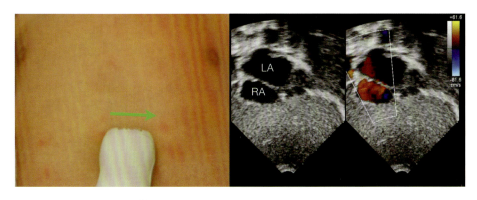

▶ 图和视频3-18.1　剑突下冠状后切面

示标指向婴儿的左侧，探头向后倾斜可以显示右心房（RA）后面部分、房间隔、左心房（LA）、二尖瓣、左心室后面部分。这个切面不存在回声失落，可以清晰显示卵圆孔及房间隔，彩色多普勒超声显示通过卵圆孔的少量左向右分流。

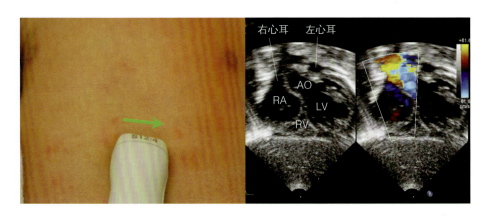

▶ 图和视频3-18.2　剑突下冠状中间切面

显示剑突下冠状后切面后，探头稍向前倾斜，可以获得剑突下冠状中间切面。这个切面可以显示右心房（RA）、三尖瓣、右心室（RV）流入道、左心室（LV）、主动脉瓣、升主动脉（AO）近段、左心房前面部分以及部分左心耳。

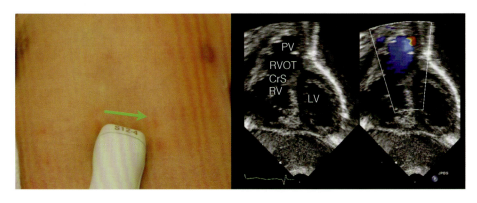

▶ 图和视频3-18.3　剑突下冠状前切面

显示剑突下冠状中间切面后，探头继续向前倾斜，可以获得剑突下冠状前切面。这个切面可以显示右心房前面部分、右心室（RV）、右心室流出道（RVOT）、室上嵴（CrS）、肺动脉瓣（PV）、主肺动脉、左心室（LV）前面部分。

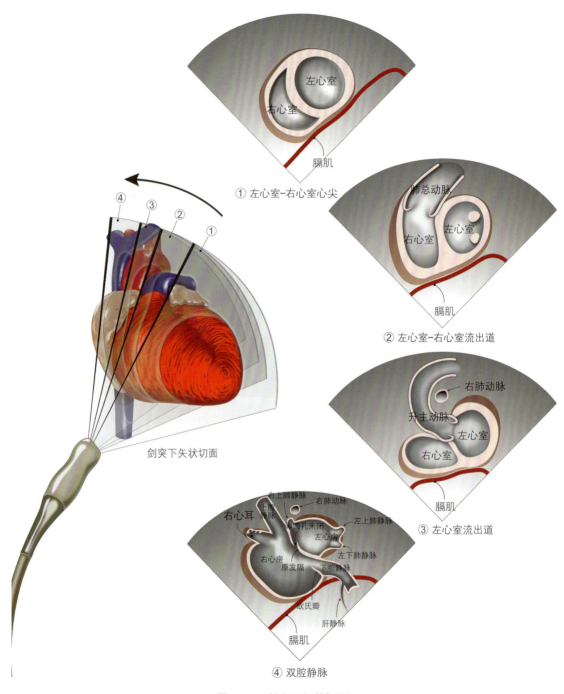

图3-19 剑突下矢状切面

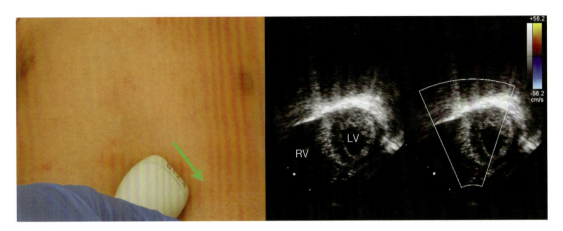

▶ 图和视频3-19.1　剑突下左心室(LV)-右心室(RV)心尖切面

显示剑突下冠状切面后,探头顺时针旋转80°,示标指向左臀部,探头向左侧倾斜可以获得剑突下LV-RV心尖部切面。探头向下(指向患儿足部)使心脏位于图像中央,显示LV及RV心尖部、室间隔。由于示标指向后方,LV位于左侧。

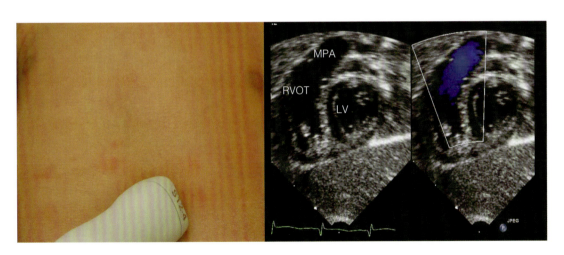

▶ 图和视频3-19.2　剑突下左心室(LV)-右心室流出道(RVOT)矢状切面

显示剑突下心尖部矢状切面后,探头稍微向右侧倾斜获得剑突下LV-RVOT矢状切面。可以显示位于后方的左心室、右心室流出道(RVOT)、肺动脉瓣以及位于前方的肺总动脉(MPA)。

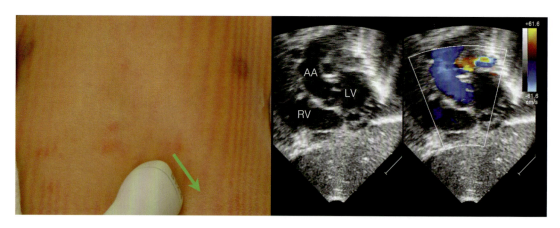

▶ 图和视频 3-19.3　剑突下左心室-主动脉矢状切面

显示剑突下左心室(LV)-右心室流出道(RVOT)矢状切面后，探头继续向右侧倾斜获得剑突下左心室-主动脉矢状切面。可以显示 LV、主动脉瓣、升主动脉(AA)以及一小部分右心室(RV)前面结构。

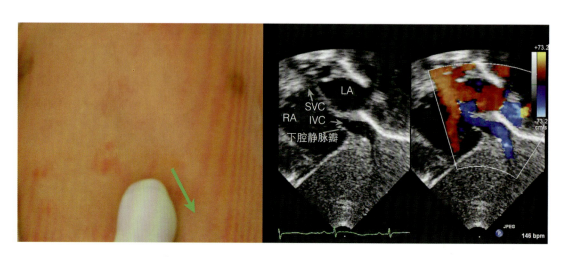

▶ 图和视频 3-19.4　剑突下双腔静脉矢状切面

显示剑突下左心室-主动脉矢状切面后，探头继续向右侧倾斜获得剑突下双腔静脉矢状切面。可以显示上腔静脉(SVC)、下腔静脉(IVC)、房间隔。原发隔与继发隔重叠，卵圆孔开放。左心房(LA)位于右心房(RA)的后方。新生儿下腔静脉右心房入口前方可见下腔静脉瓣。右心耳位于上腔静脉开口的前下方。

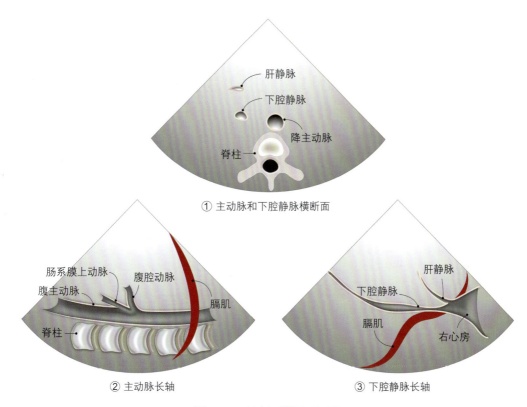

图 3-20 剑突下横膈下切面

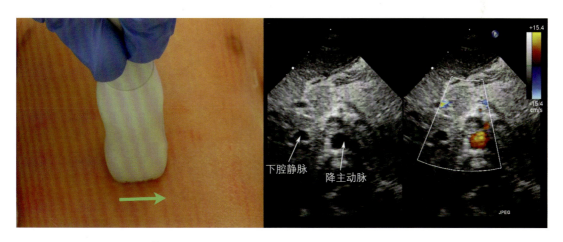

▶ 图和视频 3-20.1　剑突下 IVC 与降主动脉横切面

选择剑突下透声窗,探头垂直于腹壁,示标指向左侧可以获得降主动脉和下腔静脉的横断面图像。下腔静脉通常位于患儿右侧和降主动脉前方,降主动脉位于脊柱前方。这个切面通常用来判断心房位置。

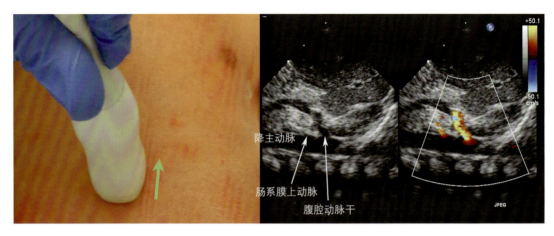

▶ 图和视频3-20.2　剑突下降主动脉矢状切面

获得剑突下横切面后,探头逆时针旋转90°,示标指向新生儿头部可以获得降主动脉矢状切面,显示降主动脉(DAO)和下腔静脉(IVC)的走行。探头稍微向左倾斜,可以看到降主动脉及其膈下主要分支穿过膈肌。

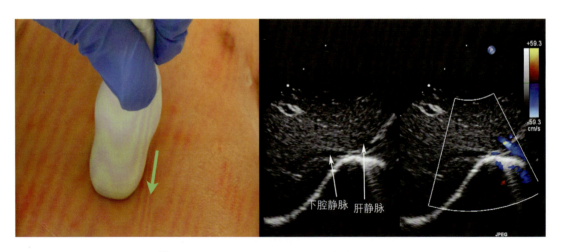

▶ 图和视频3-20.3　剑突下下腔静脉矢状切面

探头稍微向右倾斜,可以显示下腔静脉和肝静脉,下腔静脉穿过膈肌进入右心房。

第三章 二维超声心动图显示新生儿心脏横断面解剖

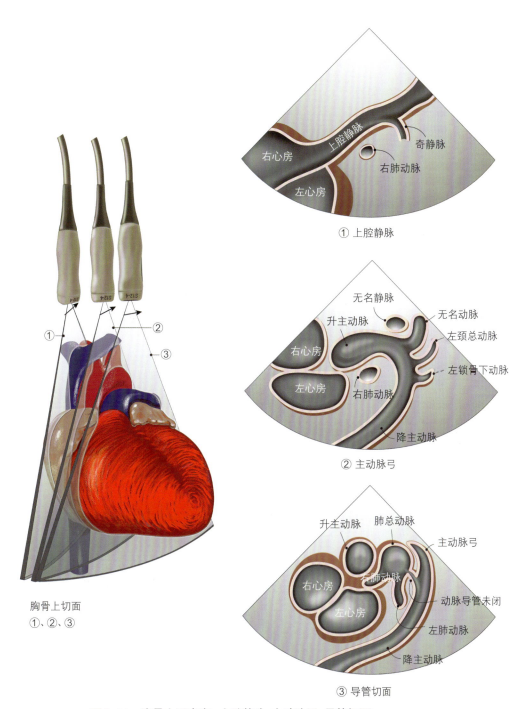

图3-21 胸骨上透声窗：上腔静脉、主动脉弓、导管切面

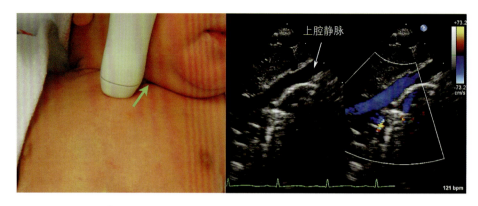

▶ 图和视频3-21.1　胸骨上窝上腔静脉-右心房切面

示标向上,探头向下向右倾斜可以显示前后关系的上腔静脉(SVC)和右心房(RA),SVC回流入RA。

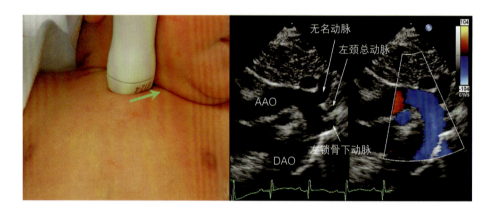

▶ 图和视频3-21.2　胸骨上主动脉弓切面

从矢状切面将探头顺时针旋转30°,略微向左向下倾斜,显示升主动脉(AAO)、主动脉弓及其分支、降主动脉(DAO)、右肺动脉横断面、左心房的大部分。

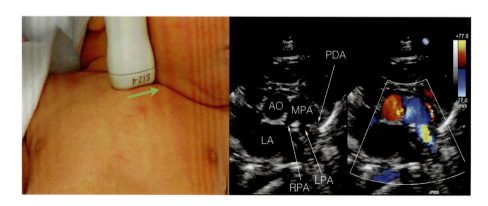

▶ 图和视频3-21.3　胸骨上动脉导管切面

从矢状切面将探头顺时针旋转60°,显示主肺动脉(MPA)、右肺动脉(RPA)、左肺动脉(LPA)和动脉导管未闭(PDA,如果存在)。部分左心房(LA)、左心室(LV)和升主动脉(AO)也可显示。

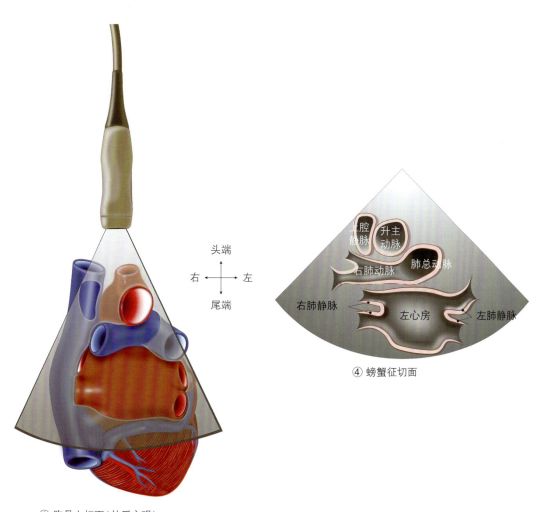

④ 胸骨上切面(从后方观)

图3-22　胸骨上冠状后切面：上腔静脉、主动脉、肺总动脉、左心房、肺静脉

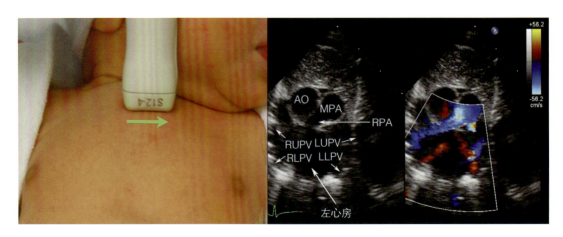

> 图和视频 3-22.1　胸骨上"螃蟹征切面"

从矢状切面将探头顺时针旋转 90°，后冠状面扫查显示主动脉（AO）、主肺动脉（MPA）、右肺动脉（RPA）、左心房（LA）、右上肺静脉（RUPV）、右下肺静脉（RLPV）、左上肺静脉（LUPV）、左下肺静脉（LLPV）。

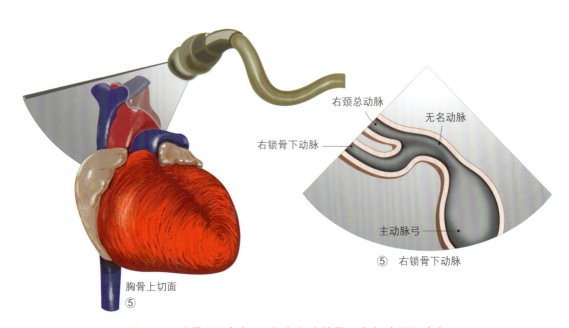

图 3-23　胸骨上透声窗：无名动脉、右锁骨下动脉、右颈总动脉

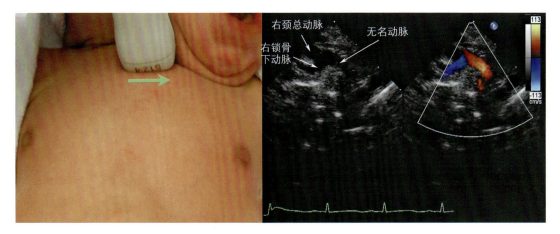

▶ 图和视频3-23.1 胸骨上无名动脉和右锁骨下动脉切面

探头垂直于胸腔出口横向扫查，可以显示无名动脉、右锁骨下动脉、右颈总动脉。无名动脉向右侧走行提示正常的左侧主动脉弓。

（陈丽君　杨静　译）

参考文献

[1] COOPER M H, O'RAHILLY R. The human heart at seven post-ovulatory weeks. Acta Anatomica, 1971, 79: 280-299.

[2] WALMSLEY R T, MONKHOUSE W S. The heart of the newborn child: an anatomical study based upon transverse serial sec-tions. J Anat, 1988, 159: 93-111.

[3] ST. JOHN SUTTON M G, GEWITZ M H, SHAH B, et al. Quantitative assessment of growth and function of cardiac chambers in normal human fetus: a prospective longitudinal study. Circulation, 1984, 69: 645-654.

[4] BULWER E B, RIVERO J M. Echocardiography Pocket Guide: The Transthoracic Examination. Burlington, MA: Jones and Bartlett Publishers, LLC, 2011.

[5] LAI W W, KO H H. The normal pediatric echocardiogram, Chapter 4. In: Echocardiography in Pediatric and Congenital Heart Disease. 2nd ed. Wiley Blackwell, 2016.

第四章

超声心动图模拟器在新生儿超声心动图培训中的应用*

比詹·西亚西、马哈茂德·易卜拉希米、谢哈布·努里

- 引言
- ECHOCOM 训练模拟器
- 虚拟的新生儿超声心动图训练模拟器（VNETS）
- VNETS 作为训练模拟器
- 完整的二维超声心动图
- 彩色血流超声心动图
- 频谱多普勒超声心动图
- M 型超声心动图
- 案例研究和报告生成
- 参考文献

引言

超声心动图是无创评估心脏结构和功能的主要方法。虽然这项技术最初仅被心血管领域的医师掌握，最近却被越来越多其他专业用于重点临床问题的床旁检查[1]。新生儿重症监护室的新生儿科医师[2]、围术期的麻醉科医师[3]、重症监护室的重症监护医师[4]和急诊科医师[5]都已经证明了重点移动超声心动图（point-of-care echocardiography, POCE）的实用性。更先进的便携式超声仪器的发展促成了这种变化。然而，由于缺乏经过充分培训的非心脏病专家和接触患者的渠道，重点移动超声的广泛使用，特别是在新生儿重症监护方面受到了阻碍。

新生儿重点移动超声心动图（又称为"针对性"或"功能性"超声心动图）的培

---

* 本书视频可扫码直接获得。

视频二维码

训是一个复杂的过程，不仅需要全面的理论知识，还需要大量的实践训练，才能获得所有重要的技能。目前，除了对新生儿进行超声检查训练外，还没有其他的方法来提高新生儿超声心动图技术能力。然而，由于接触活体研究对象，特别是新生儿的机会有限，实际训练的机会也有限。为了克服这个障碍，开发了超声心动图模拟器。Weidenbach等[6]引入实时三维（3D）超声图像的二维（2D）超声心动图模拟器，该方法已被用于经胸和经食管超声心动图的培训[7]。在婴幼儿，基于真实的三维容积的模拟器已用于培训超声心动图经验较少的医师，并取得了良好的效果。超声心动图所描述的心脏解剖知识和检测先天性心脏缺陷的能力得到提高，同时模拟器的使用，增强了空间定位和手眼协调能力[8-10]。然而，目前可利用的基于真实三维容积的经胸超声心动图模拟器仅限于二维超声心动图，缺乏彩色血流多普勒、频谱多普勒和M型超声模块。此外，由于图像容积是从剑突下或心尖透声窗获得的，从胸骨旁和胸骨上窝透声窗进行超声心动图模拟不是最优。在较大的儿童和成人中获得的经胸超声图像质量较差，不适合用于模拟。出于这些原因，对于经胸超声心动图，几乎所有市场上可用的模拟器都是从其他成像平台（如MRI）获取三维图像，并将其重构成与超声心动图相似的图像。这些模拟器广泛用于培训重症监护医师、急诊室医师和麻醉科医师，以及心脏科技术员和研修生。

■ ECHOCOM训练模拟器

最近，Weidenbach等介绍了一种用于新生儿超声心动图的训练模拟器[11]。虽然这个模拟器包括了大量的先天性心脏病的案例，以及功能性和获得性心脏病的案例，但它只模拟二维超声心动图来进行解剖诊断，并有上述的局限性。尽管有这些局限性，它仍被用于培训新生儿科医师。

■ 虚拟的新生儿超声心动图训练模拟器（VNETS）

这款专门针对新生儿和婴幼儿的模拟器（图和视频4-1）具有模拟从所有声窗实时扫描的能力。它提供了进行二维成像、彩色血流、频谱多普勒以及M型超声的能力。使用飞利浦iE33超声心动图记录每个婴儿的四维（4D）图像容积（三维加实时运动）。每个婴儿获取多达7个四维图像数据集，同时选择5个经胸超声心动图透声窗（右侧和左胸骨旁、心尖、剑突下和胸骨上），并在标准超声心动图切面中记录二维图像、彩色血流、频谱多普勒和M型的二维视频片段。

为此，笔者使用一个改良的新生儿模型、一台笔记本电脑和一个集成的电磁跟踪设备，其中包括1个磁性发射器和一个6个自由度（6DOF）传感器，并将其整合到一个虚拟探头中。通过嵌入虚拟探头的6DOF传感器的横摇、俯仰和偏航控制的隐形切割平面对四维体块进行切割，从而连

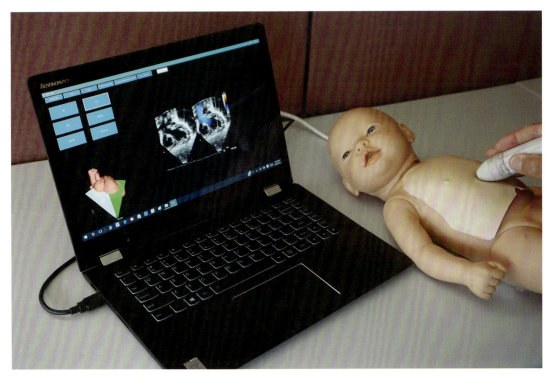

▶ 图和视频 4-1　虚拟新生儿超声心动图训练模拟器（VNETS）

从所有的心脏声窗均可获得二维、彩色血流、多普勒和 M 型超声图像，并显示在主屏幕上。而扇形切割面则显示在屏幕一侧，指示通过三维图像的切割方向。

续实时显示二维超声心动图图像，这些图像显示在显示窗口的主要位置。对三维心脏数据集进行扇形切割，切割平面的位置和切割方向显示在窗口的侧面。切割平面侧面的小箭头表示探头上标记的方向（图 4-2）。选取 5 个超声心动图声窗，27 个特定图像切面的三维图像集，用于显示相关的彩色血流多普勒、频谱多普勒或 M 型的视频，整合成原始的四维容积图像集并存储。

对于每个婴儿，7 个四维 DICOM 格式的超声心动图容积被虚拟地放置在娃娃模型上各自的 5 个超声心动图声窗中。根据临床环境中遇到的声窗的变化，每个婴儿身上每个窗口的位置根据临床环境中遇到的不同声窗而特制的。四维容积的排列方式是：左、右胸骨旁声窗各放置一个，心尖放置一个；剑突下声窗放置两个，用于心脏和腹部大血管成像；胸骨上声窗放置两个，用于心脏和头颈部血管成像。使用多个容积使从每个窗口获得完整的二维成像成为可能。

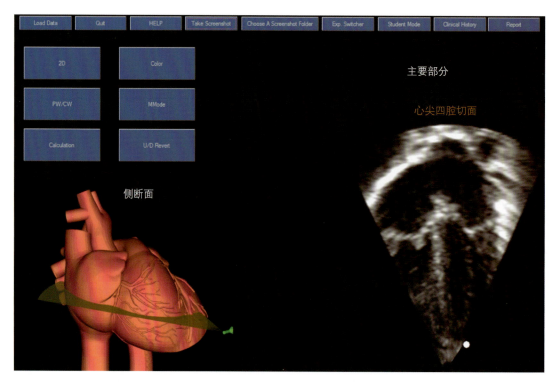

图 4-2 主屏幕上显示通过对四维图像容积进行切割,从心尖声窗获得的二维超声图像,屏幕一侧显示通过三维心脏的扇形切割平面

■ VNETS作为训练模拟器

由于模拟器是为实践培训目的而设计的,它可以模拟实际的超声心动图,包括通过在标准声窗中操纵探头获取图像。可以模拟所有重要的超声心动图模式,包括二维、彩色和频谱多普勒和M型成像,以及血流动力学测量和报告生成(图和视频4-1)。该模拟器可用于不同级别的训练。初级和中级水平将涉及所有心脏窗口的12～17个扇区切割,适合于对医师进行床旁超声心动图的培训。另外,儿科超声心动图技术人员和儿科心脏科研修生可能需要掌握所有的27个切面(表4-1)。根据屏幕一侧显示的心脏三维模型上切割平面的方向,获得每个声窗的二维超声图像,并显示在主屏幕上。

■ 完整的二维超声心动图

从人体模型的以下声窗获得所有的超声心动图图像:胸骨旁声窗、心尖声窗、剑突下声窗、右侧胸骨旁声窗、胸骨上声

■ 表 4-1 不同训练水平推荐的超声心动图切面

初 级 水 平	中 级 水 平	高 级 水 平
胸骨旁（P）	胸骨旁（P）	胸骨旁（P）
胸骨旁长轴切面	胸骨旁长轴切面	胸骨旁长轴切面
胸骨旁右心室流出道长轴切面	胸骨旁右心室流出道长轴切面	胸骨旁右心室流出道长轴切面
胸骨旁右心室流入道长轴切面	胸骨旁右心室流入道长轴切面	胸骨旁右心室流入道长轴切面
二尖瓣水平胸骨旁短轴切面	二尖瓣水平胸骨旁短轴切面	心尖部胸骨旁短轴切面
心底部胸骨旁短轴切面	心底部胸骨旁短轴切面	乳头肌水平胸骨旁短轴切面
		二尖瓣水平胸骨旁短轴切面
		心底部胸骨旁短轴切面
心尖（AP）	心尖（AP）	心尖（AP）
心尖四腔切面	心尖四腔切面	心尖四腔后切面
心尖五腔切面	心尖五腔切面	心尖四腔切面
	心尖右心室流出道切面	心尖五腔切面
		心尖右心室流出道切面
剑突下（SC）	剑突下（SC）	剑突下（SC）
剑突下冠状后切面	剑突下冠状后切面	剑突下冠状后切面
剑突下上腔静脉切面	剑突下上腔静脉切面	剑突下上腔静脉切面
	剑突下矢状双腔静脉切面	剑突下冠状主动脉切面
	剑突下腹主动脉切面	剑突下冠状右心室流出道切面
	剑突下下腔静脉切面	剑突下矢状心尖切面
		剑突下矢状右心室流出道切面
		剑突矢状主动脉切面
		剑突下矢状双腔静脉切面
		剑突下腹部横切面
		剑突下腹主动脉横切面
		剑突下腹部下腔静脉横切面
右侧胸骨旁（RP）	右侧胸骨旁（RP）	右侧胸骨旁（RP）
右侧胸骨旁上腔静脉切面	右侧胸骨旁上腔静脉切面	右侧胸骨旁上腔静脉切面
胸骨上（SS）	胸骨上（SS）	胸骨上（SS）
胸骨上主动脉弓切面	胸骨上主动脉弓切面	胸骨上主动脉弓切面
胸骨上导管切面	胸骨上上腔静脉切面	胸骨上上腔静脉切面
	胸骨上"螃蟹征"切面；胸骨上肺静脉切面	胸骨上肺静脉切面
		胸骨上无名动脉切面

注：初级和中级水平培训切面适合内科医师进行移动重点超声心动图检查；高级水平培训切面适合内科医师、技术员进行小儿心脏专科培训。

窗。可从所有声窗获得连续图像,并对多达27个标准超声心动图切面进行优化。二维超声心动图可以检测出先天性心脏病的结构性缺陷。二维超声心动图可用于评价左、右心室功能。通过从心尖四腔切面显示左心室舒张末期和收缩末期的心内膜,使用改良的辛普森法测量左心室的射血分数(图4-3)。同样,通过测量右心室舒张末期和收缩末期的面积,可以评估右心室功能。在心尖四腔切面测量左心房收缩末期面积可更好地判断左心房的大小。

■ 彩色血流超声心动图

所有标准超声心动图切面的正常和异常彩色血流多普勒都可以被观察和研究。要特别注意任何通过心房/心室间隔、通过动脉导管的左向右分流(图4-4)。二尖瓣、三尖瓣、主动脉瓣和肺动脉瓣的反流,以及通过狭窄的主动脉瓣和肺动脉瓣的湍流都可以评估。观察17幅二维超声心动图图像,再仔细评估彩色多普勒超声,可以让接受即时超声心动图培训的学员意识到大多数先天性心脏病的存在(图4-5)。模拟器

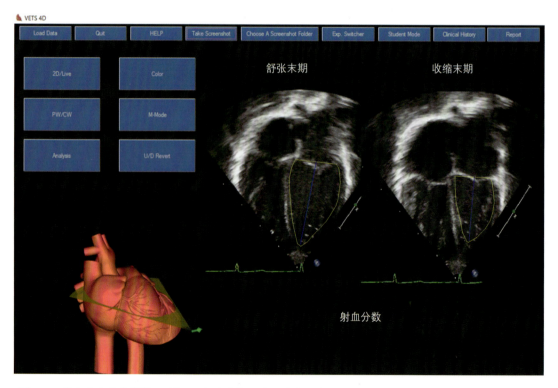

图4-3 从心尖声窗获得的四腔切面,舒张末期和收缩末期图像显示在主屏幕上,切割平面显示在屏幕一侧
　　　　描记舒张期和收缩期左心室心内膜可以测量射血分数。详见正文。

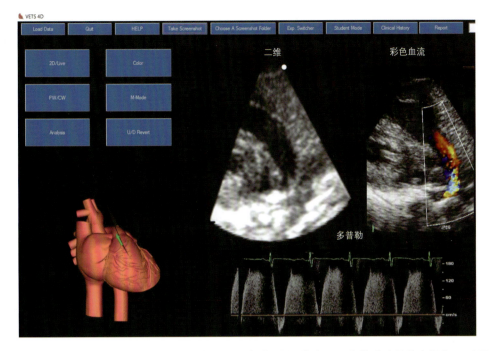

图 4-4 从胸骨旁长轴进行切割,侧屏显示右心室流出道,主屏幕上显示合并动脉导管未闭(PDA)早产儿的二维、彩色血流和频谱多普勒图像

彩色多普勒显像左向右为主的分流证实了 PDA 的存在。频谱多普勒显示从左向右和从右向左分流的持续时间和速度。

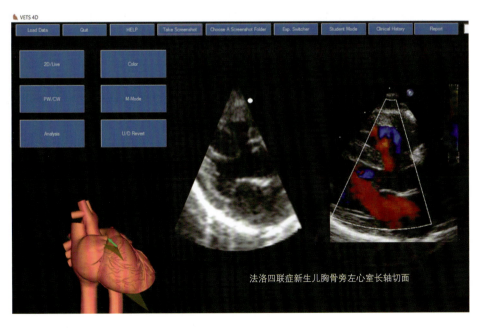

图 4-5 侧屏显示通过胸骨旁长轴的切割平面,主屏显示合并法洛四联症的足月新生儿的二维和彩色血流多普勒

二维超声心动图显示主动脉扩张,骑跨于主动脉下室间隔缺损(VSD)上。彩色血流多普勒显示通过 VSD 的双向分流。

里存储了大量的先天畸形的二维和彩色血流图像的情况，掌握并仔细评估27个二维切面与彩色血流多普勒，将足以使小儿心脏研修生和心超技术人员对大多数先天性心脏病做出详细的诊断。

■ 频谱多普勒超声心动图

频谱多普勒可用于显示通过正常血管的血流分布图，以及通过狭窄或关闭不全的心脏瓣膜、狭窄的血管、房间隔或室间隔缺损的异常血流分布图。可以从心尖五腔切面测量主动脉血流（图4-6），从主肺动脉测量肺动脉血流，从剑突下冠状或矢状双腔静脉切面测量上腔静脉血流。同样，从心尖四腔切面和胸骨旁长轴右心室流入道切面测量三尖瓣血流，可以根据三尖瓣反流评估肺动脉压力。从胸骨上导管切面、胸骨旁短轴切面、或胸骨旁长轴流出切面观察动脉导管的分流，评估分流方向和分流时间。可以从剑突下冠状后切面或剑突下矢状双腔静脉切面评估通过卵圆孔的分流方

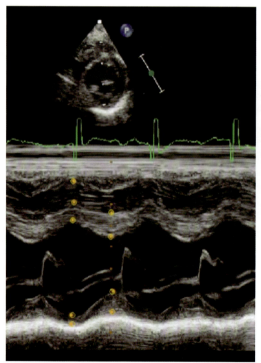

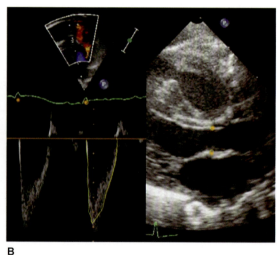

图4-6 M型超声心动图

A.左心室的M型用于解剖和功能测量；B.根据主动脉血流频谱和主动脉直径计算主动脉血流量。详见正文。

向和速度。最后，通过彩色多普勒检测到其他异常狭窄或反流的血流，可以通过脉冲或连续波多普勒进一步检查。

■ M型超声心动图

从胸骨旁长轴或胸骨旁短轴切面二尖瓣瓣叶水平获取M型图像，测量右心室和左心室的大小、功能以及室壁厚度；从心底部胸骨旁长轴和短轴切面获取M型图像，用于测量主动脉根部和左心房的直径（图4-7）。可以根据需要从心脏的其他区域获取M型图像。

■ 案例研究和报告生成

新的病例会不断地添加到模拟器中，目前笔者团队已经储存了25个案例的完整超声心动图图像用于培训。这些案例包括正常的足月儿和早产儿，以及有功能性或先天性心脏畸形的新生儿。在不同级别的培训中，受训人员能够记录二维超声心动图图像，供教师评估。计算包使训练人员能够获得全方位的超声心动图测量结果，并自动转录到报告中。对于每一个病例，训练人员都能生成一份新生儿超声心动图报告，描述他或她对该病例的诊断。

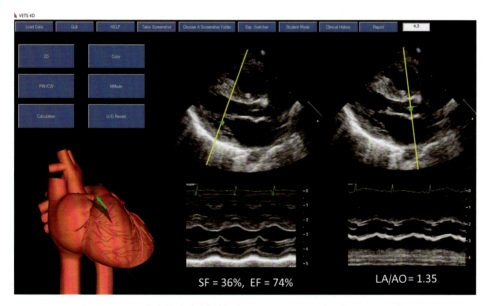

图4-7 侧屏显示通过胸骨旁长轴的切割平面，而M型光标的运动显示在主屏幕上

M型光标移动到二尖瓣瓣尖，测量心腔大小，计算左心室缩短分数（SF）和射血分数（EF）以及通过M型测量的其他内径。将M型光标移动到心脏底部测量主动脉（AO）根部和左心房（LA）大小。

（祝慧如 计晓娟 译）

参考文献

[1] BEAULIEU Y. Specific skill set and goals of focused echocardiography for critical care clinicians. Crit Care Med, 2007, 35: S144-S149.

[2] EVANS N. Echocardiography in neonatal intensive care units in Australia and New Zealand. J Paediat Child Health, 2000, 36: 169-171.

[3] COWIE B. Focused cardiovascular ultrasound performed by anesthesiologists in the perioperative period: Feasible and alters patient management. J Cardiothorac Vasc Anestb, 2009, 23(4): 450-456.

[4] CHOLLEY B P, VIEILLARD-BARON A, MEBAZAA A. Echocardiography in the ICU: Time for widespread use! Intensive Care Med, 2006, 32: 9-10.

[5] MAYRON R, GAUDIO F E, PLUMMER D, et al. Echocardiography performed by emergency physicians: Impact on diagnosis and therapy. Ann Emerg Med, 1988, 17: 150-154.

[6] WEIDENBACH M, WICK C, PIEPER S, et al. Augmented reality simulator in two-dimensional echocardiography. Comput. Biomed. Res, 2000, 33: 11-22.

[7] BOSE R, MATYAL R, PANZICA P, et al. Transesophageal echocardiography simulator: A new learning tool. J Cardiothorac Vasc Anesth, 2009, 23: 544-548.

[8] WEIDENBACH M, RAZEK V, WILD F, et al. Simulation of congenital heart defects: A novel way of training in echocardiography. Heart, 2009, 95: 636-664.

[9] WEIDENBACH M, WILD F, SCHEER K, et al. Computer-based training in two-dimensional echocardiography using an echocardiography simulator. J Am Soc Echocardiogr, 2005, 18: 362-366.

[10] SHAKIL O, MAHMOOD F, MATYAL R. Simulation in echocardiography: an ever expanding frontier. J Cardiothorac Vasc Anesth, 2012, 23: 476-485.

[11] WEIDENBACH M, et al. EchoCom-training simulator for echocardiography in neonates. https://www.echocom.de.

第五章

M型与二维超声心动图测量*

梅罗扬·乌尊扬、林赛·米勒

- M型超声心动图
- M型超声心动图的应用
- M型超声图像的获取
- M型超声心动图评估室壁厚度
- M型超声心动图评估左心室收缩功能
  - 缩短分数
  - 射血分数
- M型超声心动图评估左心室质量
- M型超声心动图评估心包积液
- M型超声心动图评估左心房大小及LA/AO比值
- 二维超声心动图测量
- 用于评估心输出量的相关内径测定

- LVOT直径的测量
- RVOT直径的测量
- Simpson's法测量左心室(LV)射血分数
- 基于二维超声心动图目测评估左心室收缩功能
- 二维超声心动图评估左心室质量
- 二维超声心动图评估左心房大小
  - 左心房径线大小
  - 左心房容积
  - 左心房面积
- 二尖瓣和三尖瓣的瓣环测量
- 参考文献

本章节讨论M型（位移/运动模式）的使用方法及其在新生儿功能评估中的作用，以及应用二维（2D）成像获得的测量值。

■ M型超声心动图

1953年Inge Edler医师和物理学家

视频二维码

---

* 本书视频可扫码直接获得。

Hellmuth Hertz首次描述了M型超声心动图，这标志着一种新的非侵入性诊断技术由此开启。这项技术最初主要用于二尖瓣狭窄的术前评估。M型超声也经常被称为"心脏的冰锥图"，原因如下：Edler作为开发这种"新"技术的先驱者，发现二尖瓣狭窄的患者中可以获得一种特征性的超声图像。为了找到这些特征信号的来源，他最初在小牛心脏上做了相关实验，为了验证他的观察结果，他为垂死的患者做了超声波检查。检查完毕后，他在患者胸部标记出超声波束的方向。据报道，这位患者死后，他按照超声波束的方向用冰锥穿透了胸壁。尸检中，Edler发现针头依次穿过右心室前壁，右心室流出道，室间隔和左心室上部，并通过二尖瓣进入左心房。因此，Edler意识到二尖瓣前叶是产生这种特征超声图像的来源[1]。

医学超声技术发展的另一个关键点是超声波信号可以在屏幕上显示出来。换句话说，反射回来的回声信号能以一种可视化心脏结构的方式表现出来。最早的显示模式被称为幅度调制型或A型超声；在A型超声中，超声束在传播途径中遇到的"结构"在屏幕上以振幅（尖峰）显示，反射信号的强度以其高度（振幅）来表示。在强度调制显示中也被称为B型（B=亮度）模式中，信号由振幅转变为光点，峰值越高（信号的振幅越大），光点就越亮，这就形成了M型超声和二维超声成像的基础（图5-1）。

由于心脏在不停地运动，这些运动结

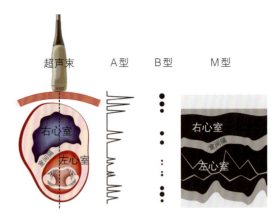

图5-1 心脏胸骨旁二尖瓣水平短轴切面二维示意图，显示相应的A型、B型和M型超声图像

构的回声信号沿着假设的垂直线通过换能器进行往返运动。通过从左到右的电子扫描，这些"点"将记录运动结构的运动模式（就像心电图或地震仪纸）。相反，一个固定（非移动）的结构将以一条直的水平线显示。因此，M型中的"M"代表"运动"，其概念与ECG类似。M型扫查通过换能器在固定位置和方向上发射和接收超声波从而产生心脏某结构连续的扫描线，超声波束穿透心脏显示它的内部结构。超声波束碰到其传播途径中的所有结构后均被反射，反射波以B型模式显示，根据强度差异，灰度值不同，根据传播时间可以计算距离。二维超声心动图本质上是心脏的"图像"，而M型超声心动图是显示心脏结构在心动周期中位置变化的"图表"。M型超声可对心脏的大小和运动情况进行无创测量。

M型超声的采样频率高于二维超声，因此可以对心脏结构随时间变化的位移进行更详细的分析。在屏幕上显示为坐标图，x轴表示运动的时间，y轴表示心脏结构与换能器之间的距离，展示了心脏结构沿某一方向的实时运动。M型超声时间分辨率高，因为它的脉冲重复频率（PRF，也称为采样率；见第一章），也就是每秒获得的样本数量（通常>1 000个周期/秒）远远高于心率。因此，即使每分钟心跳200次，每一次心跳也能获得300次脉冲信息。假设心率为200次/分，则每秒将有3.33次心跳，以每秒1 000个周期的采样频率，每次心跳将有300个图像（1 000/3.3=300）。因此，M型超声可以对心脏大小和运动方式进行更准确地、无创地测量。M型超声显示的速度类似于心电图纸的速度，在25～100 mm/s之间变化，通常设置为50 mm/s。从胸骨旁长轴切面可以获得一系列的M型图像，如图5-2所示。

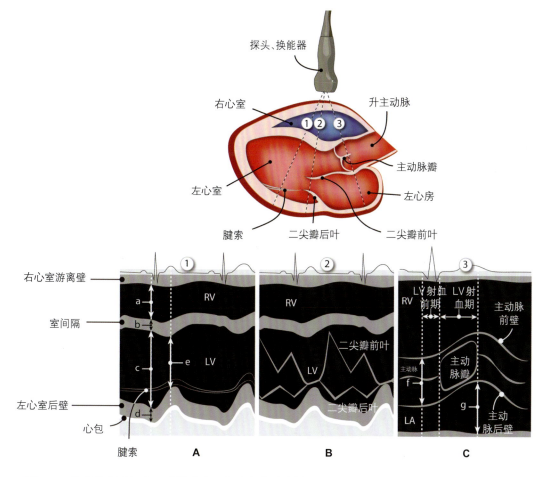

图5-2　乳头肌水平（A）、二尖瓣尖水平（B）和主动脉瓣水平（C）的二维胸骨旁长轴切面及M型示意图

目前，二维成像结合频谱及彩色血流多普勒超声，很大程度上已经取代了M型超声心动图。先天性心脏病的无创床边诊断几乎完全通过二维和多普勒超声心动图完成。然而，M型超声心动图在心脏功能的评估中仍发挥着一定作用，由于其优越的时间和空间分辨率，在心脏快速运动时的时间和大小的精确测量更有优势。

■ M型超声心动图的应用

在笔者工作的新生儿重症监护室(NICU)，常规应用M型超声心动图进行下述指标测量：① 室壁厚度；② 左心室(LV)收缩功能；③ LV质量；④ 心腔大小。

■ M型超声图像的获取

由于M型超声可以显示心脏运动随时间的变化，因此在获取超声图像时，对受检者进行同步ECG记录非常重要。ECG跟踪将帮助检查人员通过M型模式对心脏事件进行计时，这项操作很容易实现，只要将患者床边的心脏监测仪连接到超声机器上即可。但对于某些皮肤非常娇嫩的患儿(如微小早产儿)，ECG导联连接可能行不通。

目前，M型超声图像是由标准的二维超声心动图成像系统生成，二维成像切面用于引导M型取样线的放置。因此，在放置M型取样线之前，首先要获得高质量的心脏截面(二维)图像。切记：想要获得最佳分辨率，则被检测的结构需垂直于超声束(见第一章)。大多数超声仪器都能同时显示缩小的二维图像和M型图像。通过此方法，操作者可以精确地看到M型取样线的位置，防止取样线的错位而由此产生的误导图像。

胸骨旁切面是评价左心功能的最佳切面。胸骨旁长轴(LAX)和短轴(SAX)切面均可生成左心室(图5-3)、主动脉根部和左心房(图5-4)的M型图像。胸骨旁SAX切面很容易确定超声束是否垂直于室间隔和左心室后壁(LVPW)以及是否穿过左室腔的中心，而在胸骨旁LAX切面时，心脏结构被任意分割导致测量结果不准确，相比之下，笔者认为胸骨旁SAX切面可使测量更精确、重复性更强。因此，在常规对LV心腔进行M型评估时，倾向于使用胸骨旁SAX切面(图5-5)。常规使用的两个胸骨旁SAX切面是：① 二尖瓣瓣尖水平；② 主动脉根部水平。通常从"前缘"到"前缘"测量，"前缘"的定义是指第一次被超声束碰到的结构表面[2]。

■ M型超声心动图评估室壁厚度

右心室(RV)前壁、室间隔(IVS)和左心室后壁(LVPW)在收缩期和舒张期的厚度可应用M型超声进行测量(图5-5)。在评估室壁肥厚时，必须仔细测量舒张期的

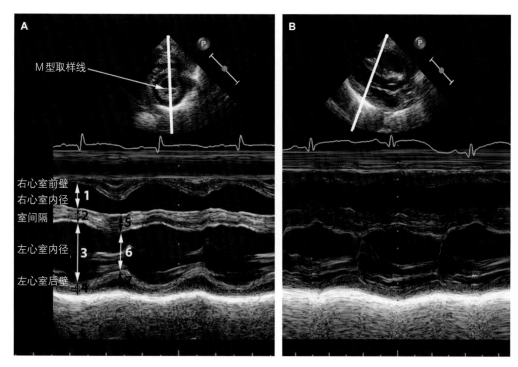

图5-3 二尖瓣瓣尖水平的M型:分别从胸骨旁短轴切面(A)和胸骨旁长轴切面(B)获取的二维图像

箭头1~4表示舒张末期测量值。箭头5~7表示收缩末期测量值。

数值。正常新生儿舒张期IVS/LVPW比值<1.3:1;比值大于1.3:1提示室间隔肥厚。在新生儿中,以下几种情况下也可出现心肌肥厚(对称或不对称)(表5-1)。

■ 表5-1 新生儿心肌肥厚的原因

1. 母亲患有糖尿病
2. 新生儿出生前或出生后使用糖皮质激素
3. 遗传综合征
   - 努南综合征
   - 豹皮综合征
4. 罕见的代谢浸润性疾病,如庞贝病
5. 家族性肥厚型心肌病

■ M型超声心动图评估左心室收缩功能

心室收缩功能评估是超声心动图检查的重要部分;整体收缩功能的测定是基于心室腔大小和容积的变化。LV大小的测量通常在二维超声引导的M型超声心动图模式下进行,常规选取胸骨旁二尖瓣水平SAX或LAX切面。

首先,应获得胸骨旁标准切面,将M型取样线置于二尖瓣瓣尖水平的上方,使其穿过室间隔和LV后壁(图5-5)。在M型超

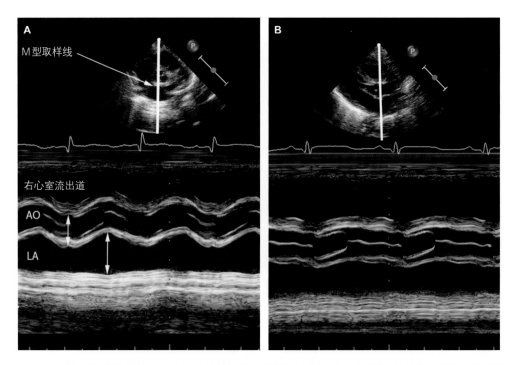

图 5-4 主动脉瓣水平的 M 型：分别从胸骨旁短轴切面（A）和胸骨旁长轴切面（B）获取的二维图像

箭头分别表示舒张末期和收缩期主动脉（AO）根部直径和左心房（LA）前后径。

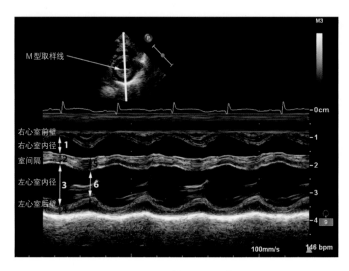

图 5-5 M 型模式下二尖瓣瓣尖水平胸骨旁短轴切面，计算缩短分数和射血分数所需的测量值

箭头 1 和 2 分别表示舒张末期和收缩期末期左心室内径。

声图像中，获得舒张末期和收缩末期右心室内径（RVID）、IVS厚度、LV内径（LVID）和LVPW等测值（舒张末期和收缩末期的确定方法见表5-2）。基于这些测值，大多数超声仪可以自动生成两个数字来客观评估LV功能：缩短分数（SF）和射血分数（EF）。

表5-3是早产儿和正常足月新生儿出生后第一周M型超声测量的正常值[3]。

局限性

M型超声评估左心室收缩功能虽然简单易操作，但也存在一些局限性。

1. M型超声凭借单一直线提供收缩功能的信息。在有局部室壁运动异常的患者中，如伴有PPHN和室间隔矛盾运动的新生儿，M型测量结果会存在误差。这种情况下，不适合应用SF，应该使用双平面（Simpson's）法来计算EF（见第八章）。

2. 如果M型取样线与左心室短轴不垂

■ 表 5-2　使用不同方法定义收缩末期和舒张末期

时期	同步ECG	M型超声	目测
收缩末期	T波终点	心室壁向中心移动峰值	左心室最小内径
舒张末期	R波起点	左心室后壁向后移动峰值	左心室最大内径

■ 表5-3　正常早产儿和足月新生儿出生后第一周M型测量值[4]

	750～1 249 g	1 250～1 749 g	1 750～2 249 g	2 250～2 749 g	2 750～3 249 g	3 250～3 749 g	3 750～4 249 g	>4 250 g
左心房（cm）	0.72 ± 0.7	0.85 ± 0.10	0.96 ± 0.08	1.03 ± 0.09	1.08 ± 0.10	1.16 ± 0.10	1.2 ± 0.10	1.25 ± 0.07
主动脉根部（cm）	0.63 ± 0.06	0.73 ± 0.06	0.84 ± 0.05	0.89 ± 0.08	0.93 ± 0.06	0.99 ± 0.06	1.03 ± 0.06	1.06 ± 0.08
左心房与主动脉内径比	1.14 + 0.11	1.16 ± 0.11	1.14 ± 0.11	1.17 ± 0.10	1.16 ± 0.11	1.17 ± 0.10	1.16 ± 0.09	1.18 ± 0.09
左心室舒张末期内径（cm）	1.26 ± 0.15	1.33 ± 0.12	1.52 ± 0.15	1.73 ± 0.22	1.79 ± 0.21	1.83 ± 0.20	1.93 ± 0.24	2.12 ± 0.23
左心室收缩末期内径（cm）	0.85 ± 0.12	0.91 ± 0.10	0.98 ± 0.15	1.15 ± 0.14	1.17 ± 0.15	1.21 ± 0.17	1.25 ± 0.17	1.44 ± 0.16
缩短分数%	33 ± 5	31 ± 4	36 ± 6	34 ± 4	35 ± 4	34 ± 4	35 ± 5	35 ± 5
舒张期室间隔厚度（cm）	0.20 ± 0.06	0.26 ± 0.06	0.26 ± 0.06	0.28 ± 0.04	0.29 ± 0.05	0.28 ± 0.05		0.30 ± 0.06
收缩期室间隔厚度（cm）	0.30 ± 0.08	0.44 ± 0.08	0.44 ± 0.08	0.48 ± 0.07	0.45 ± 0.09	0.46 ± 0.08	0.47 ± 0.07	0.48 ± 0.09

直,则M型取样线以斜切方向穿过心室,通常会误测(高估)真实值。

3. 当心内膜表面不清楚时则很难获得清晰的图像。

4. M型测量依赖于前负荷和后负荷,因此有可能低估或高估心肌真正内在的收缩力。

■ M型超声心动图评估左心室质量

虽然可以用二维或三维超声评估LV质量,但M型超声心动图仍然是最常用的评估方法。现代超声心动图诊断仪在获得M型测量值后可自动生成左心室质量。假定心肌质量等于心肌体积和密度(比重)的乘积。心肌的比重为1.04～1.05 g/mL。通过测量室壁厚度和LV大小,仪器软件可以自动计算并报告左心室(LV)质量。

最常用的公式都是相同数学原理的变体,即假设左心室几何形态为椭球体。基本公式可以写成:

$$LV\ mass(g) = 1.05\left[(LVIDd + IVSd + LVPWd)^3 - (LVIDd)^3\right]$$

注:所有测量均在舒张末期进行,即R波起点。

■ M型超声心动图评估心包积液

M型超声心动图除可评估左心室功能、心腔大小和室壁厚度外,它还可用于评估心包积液。心包腔是潜在的腔隙,正常情况下在M型超声心动图显示为单线。如果出现积液,在RV前壁或LV后壁的后方可见无回声区。二维超声联合多普勒超声心动图可以全方位地评估心包积液及其引起的血流动力学变化(见第十章)。

■ M型超声心动图评估左心房大小及LA/AO比值

首先取胸骨旁长轴切面,将M型取样线穿过主动脉瓣根部,穿过主动脉瓣根部(图5-5)。由此获得的M型图像,依次为主动脉前壁,主动脉瓣叶,主动脉后壁,LA心腔和左心房后壁。M型超声图像显示两条平行的主动脉壁在收缩期向前移动(朝向换能器),在舒张期向后移动。主动脉瓣叶在收缩期打开分离呈盒状,在舒张期关闭聚集成一条直线。左心房(LA)位于主动脉根部后方,在心房舒张期(心室收缩期)充盈,在心房收缩期(心室舒张期)排空。

LA前后径在收缩末期即LA充盈最大时测量,收缩末期对应ECG为T波终点。主动脉根部(AO)在舒张末期即主动脉瓣打开前测量从前缘到前缘的距离,舒张末期对应ECG为QRS波的起点。应用这两个值就可生成LA与AO比值。

这个概念的提出是基于肺静脉回流至左心房的血液最后须通过主动脉瓣。因此,在心脏正常时,LA和AO的测值应该相近。此外,与LA不同,主动脉瓣不随前负荷变化而发生明显变化。LA:AO比值大于>1.5:1.0已成为评估早产儿的动脉导管未闭引起血流动力学改变的超声诊断标准之一(见第十一章)。

■ 二维超声心动图测量

在功能性超声心动图中,通过二维超声在临床上最常用的测量指标:
LV 流出道(LVOT)内径
RV 流出道(RVOT)内径
Simpson's 法计算射血分数
LA 的内径
LV 质量计算

■ 用于评估心输出量的相关内径测定

在儿科心脏病学中,主动脉瓣和肺动脉瓣环的测量为疾病的诊断和预后提供重要信息,并被广泛应用在外科手术决策中。功能性超声心动图中,测量左心室和右心室流出道直径(D),分别计算其横截面积(CSA),公式如下:

$$CSA(cm^2) = \pi \times [D(cm)/2]^2 = 3.14 \times D^2(cm^2)/4$$

因此

$$CSA(cm^2) = D^2(cm)^2 \times 0.785$$

其中:D 为 LVOT 或 RVOT 的直径。
CSA 与(LVOT 或 RVOT)的频谱多普勒描记获得的速度-时间积分(VTI)相乘即可得到每搏输出量(SV,单位为 mL)。SV 指每次心脏跳动有多少血液搏出。每分钟心室输出量等于 SV 乘以心率(跳动次数:次/分)。当动脉导管闭合时,左心室输出量等于心输出量(CO)。以下是所涉及的计算公式:

$$SV(mL) = CSA(cm^2) \times VTI(cm)$$
$$CO(mL/min) = SV(mL) \times 心率(/min)$$

综合在一起的公式:

$$CO[mL/(kg \cdot min)] = CSA(cm^2) \times VTI(cm) \times 心率(min)/体重(kg)$$

心输出量还可以用体表面积(BSA)校正。在这种情况下,单位是 $mL/(m^2 \cdot min)$。

LVOT 直径的测量

经胸二维超声心动图在胸骨旁长轴切面测量主动脉瓣环。利用超声仪器局部放大的功能放大图像,可减少测量误差。将放大后的图像冻结获得图像回放,然后前后滚动轨迹球,找到主动脉瓣叶完全开放的一帧图像。二维超声模式下行主动脉瓣环直径测量,应在主动脉瓣附着处,在收缩中期从内缘到内缘进行测量(图5-6)。LVOT 直径测量时,测量位点从主动脉瓣前叶(右冠瓣)与室间隔相交处到主动脉瓣后叶(无冠瓣)与二尖瓣前叶相交处;测量线应垂直于主动脉前壁,另一测量位点是在窦管交界处。流出道直径无论在什么位置测量,频谱多普勒测量 VTI 必须在同一位置。

RVOT 直径的测量

测量肺动脉瓣环(肺动脉)直径的最佳

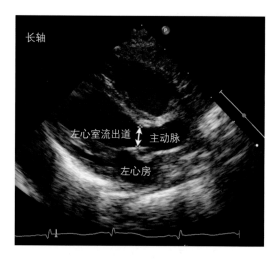

图5-6 主动脉瓣水平胸骨旁长轴的二维图像

箭头所示为主动脉瓣环直径的测量即主动脉瓣附着处内缘至内缘的距离。

切面为胸骨旁SAX或LAX切面,其测量方法类似于LVOT测量[即,在肺动脉瓣附着处测量内缘到内缘的距离(图5-7)]。超声

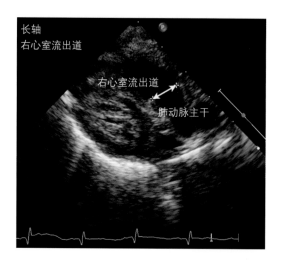

图5-7 右心室流出道(RVOT)水平胸骨旁长轴的二维图像

箭头表示肺动脉瓣环直径。

仪器通过测量流出道直径计算出CSA,利用脉冲波多普勒获得肺动脉瓣血流频谱,描记肺动脉血流频谱后得到VTI。类似于应用LVOT计算左心室心输出量(上述),可应用RVOT的CSA和VTI计算右心室心输出量。值得注意的是,CSA计算公式的前提是假设流出道横截面为圆形。此外,即使流出道直径微小的测量误差,也会导致CSA计算出现较大误差。在心输出量计算时,流出道直径的测量误差是影响计算结果的重要因素。

例如,假设直径(D)的测量值如下:

D=10 mm CSA=78 mm^2

D=9 mm CSA=64 mm^2

D=8 mm CSA=50 mm^2

利用直径为10 mm和8 mm计算所得的CSA之间存在56%的差异,如果直径测量不准确,这将造成CO计算有相同程度的误差。为了尽量减少这种潜在的误差,应该多次测量取平均值。

获取速度-时间积分(VTI)

在心尖切面(四腔切面基础上轻微向头侧偏转探头获得五腔切面),应用脉冲波(PW)多普勒超声将取样容积置于主动脉瓣的正上方或下方测量LVOT收缩期流速是最佳方法。同样地,也可以在胸骨上窝主动脉弓长轴切面,将取样容积置于升主动脉内主动脉瓣上方的位置来实现。RVOT的收缩期流速是将PW多普勒取样容积置于

肺动脉瓣尖获得。获得多普勒频谱后，描记多普勒频谱轮廓以获得VTI。VTI可提供收缩期血流速度的信息，单位是厘米。VTI实际上指在一次心跳中通过CSA射出的血流柱的长度。值得注意的是，这种方法只在血流为层流时有效，在非层流时无效，如LVOT或RVOT狭窄的情况。

■ Simpson's法测量左心室（LV）射血分数

LV容积不能直接通过计算得到。1个或2个二维超声图像无法提供足够的信息来准确确定腔室容积。因此，通过使用数学模型，基于对LV腔的对称形状的假设来估测容积；最常用的二维容积测量方法是单平面或双平面法，也称为Simpson's法。该方法的基本原理是基于LV的容积是若干个椭圆盘的总和。即将物体"切"成薄片，测量每片的体积然后将所有薄片的体积相加可获得物体的总容积。该原理是将左心室沿长轴切成若干薄片来计算LV的容积[4]。

二维超声测量左心室EF常规选用心尖四腔切面，首先获得高质量的二维图像，确保心内膜边界清晰可见，同时连接ECG。

1. 应用Zoom键放大LV并冻结图像。
2. 前后滚动以确定舒张末期的一帧图像，该时相可以通过以下任意选项来识别：a. 心室容积最大的帧；b. 在二尖瓣关闭前的帧；c. 实时ECG中对应R波峰值的帧。
3. 将光标置于二尖瓣（MV）前叶与室间隔交界处的心内膜边缘，描记左心室心内膜边界，乳头肌被"包括"在左心室容积中。因此，描记时无须避开乳头肌（图5-8）。

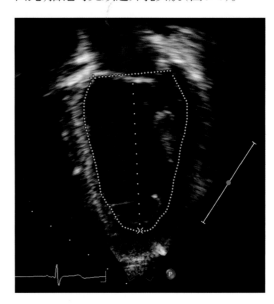

图5-8　舒张末期描记左心室心内膜边界用于Simpson's法测定射血分数

注意描记范围中包括乳头肌。

4. 操作完成后，机器的软件就会计算出左心室舒张末期容积（LVEDV）。
5. 再次滚动图像，冻结后找到收缩末期的一帧图像。该时相可以通过以下选项来识别：a. 心室容积最小的帧；b. 在二尖瓣打开前的帧；c. 实时ECG中对应T波结束的帧。
6. 再次描记左心室心内膜边缘（图5-9）。
7. 完成后，软件将计算出左心室收缩末期容积（LVESV）。
8. 随后机器会通过以下公式计算出左心室EF：

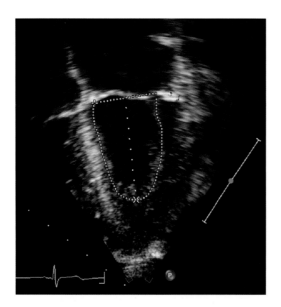

图5-9 收缩末期描记左心室心内膜边界用于Simpson's法测定射血分数

$$EF=[(LVEDV-LVESV)/LVEDV] \times 100$$

需要特别注意的是，获取的图像必须是标准的心尖四腔切面，避免将左心室缩短。二尖瓣、三尖瓣及双心房都应该清楚地显示出来，没有扭曲，可以通过调整增益来清楚显示心内膜边界。最好在同一心动周期测量舒张期容积和收缩期容积。

■ 基于二维超声心动图目测评估左心室收缩功能

经验丰富的超声心动图医师经常通过观察左心室整体的大小、收缩性以及左心室壁各节段运动幅度和增厚率来估计EF，而不测量数值。这种方法显然是非常主观的，依赖于操作者的经验，但它已被证明与EF的定量评估有很好的相关性。

通过观察胸骨旁长轴、短轴和心尖四腔切面，让操作者对LV的收缩力有整体的评估。其中一种方法是划分左心室收缩功能的三个等级。这种方法是基于主观"目测"LV短轴切面在收缩期的半径变化来评估：

正常（半径变化>30%）视频1和视频2
中度功能障碍（半径变化10% ~ 30%）
严重功能障碍（半径变化<10%）视频3

这种方法显然容易出现观察者间和观察者内的差异，对同一患者由不同的操作者进行左心室功能的连续评估是不可靠的。

■ 二维超声心动图评估左心室质量

应用二维超声心动图评估左心室质量采用美国超声心动图学会推荐的面积-长度法和横断椭圆法，即假设LV为一个长椭球。这种方法需要获取舒张末期的胸骨旁左心室乳头肌水平SAX切面和心尖四腔切面。要认识到此方法与计算EF时确定的左心室容积（Simpson's法）不同，左心室质量的计算仅需要舒张末期的图像。此外，该评估是基于数学模型和几何假设。然而，通过研究证实，应用超声心动图（二维和M型）测量的LV质量与尸检测量的相关性很好，表明这些假设是合理的[5,6]。

关于数学方面细节的讨论超出了本书的范围；以下是对该技术的简要说明：

1. 描记胸骨旁短轴切面舒张末期心外膜。

2. 描记舒张末期胸骨旁短轴切面的心内膜。

3. 舒张末期在心尖四腔切面测量左心室长径（图5-10和图5-11）。

■ 二维超声心动图评估左心房大小

左心房（LA）的大小很重要，特别是在成人心脏病学中。LA大小被认为是左心

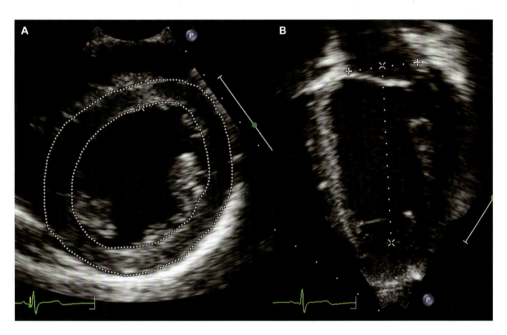

图5-10　计算左心室质量

乳头肌水平胸骨旁短轴切面描记舒张末期心外膜和心内膜边界（A），心尖四腔切面测量左心室长径即从二尖瓣环水平到心尖的距离（B）。

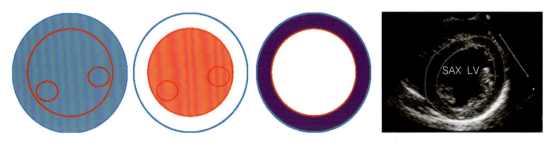

图5-11　基于二维图像计算左心室质量

首先，描记心外膜边界（A）得到A1（蓝色区域面积），计算左心室总容积（室壁+心腔）。然后描记心内膜边界（B）得到A2（红色区域面积），计算左心室腔容积（仅有心室腔）。最后，A1减A2计算出代表左心室心肌质量的面积（紫色部分）（仅限室壁）。

室舒张负荷的指标，也是不良心血管事件的预测因子，如房颤、充血性心力衰竭、卒中（中风）和心血管死亡等。显然左心房的测量是成人超声心动图检查的重要组成部分；左心房的测量采用M型、二维和三维超声心动图。以往，在新生儿超声心动图检查中，LA内径用于诊断动脉导管未闭（PDA）。目前，LA内径用于判断PDA左至右分流的大小[7]，并作为评估PDA是否有血流动力学意义的辅助指标（见第十一章）。

LA的大小随心动周期变化。在临床实践中，一般只测量LA的最大内径。心室收缩末期即二尖瓣打开前，LA的容积达到最大。如前面所述，最常用的LA测量值是M型中的LA前后径。日常床边超声检查时，二维测量并不比M型更有优势。

LA测量可以进行线性测量（LA内径）或平面测量（LA面积），超声仪器软件可以计算LA容积[8]。LA测量如图5-12所示。

左心房径线大小

LA前后径（D1）：

1. 获得心内膜边界清晰可见的胸骨旁长轴切面。
2. 冻结图像。
3. 前后滚动图像，在收缩末期（即二尖瓣打开前一帧或心电图T波结束时）停止。
4. 测量LA前壁到后壁的距离，如图5-12A所示。

LA长径（D2）和左右径（D3）：

1. 获得高质量的心尖四腔切面，心内膜边界清晰可见，确保心房不缩短。
2. 冻结图像。
3. 前后滚动图像，在收缩末期（即二尖瓣打开前一帧或心电图T波结束时）停止。
4. 使用如图5-12B所示的进行左心房的测量。

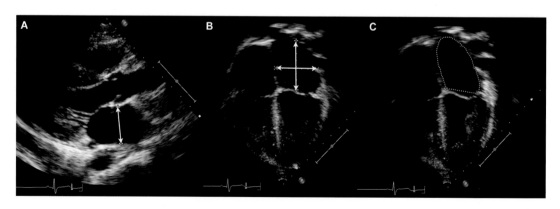

图5-12 二维超声测量左心房内径

A. 胸骨旁长轴切面测量左心房前后径。B. 心尖四腔切面测量左心房长径和左右径。C. 四腔切面测量左心房面积。所有测量均在左心室收缩末期进行。

左心房容积

LA体积可以利用上述线性测量值通过机器软件计算。有几种数学方法来评估LA的体积。它们都是基于线性测量值和几何假设及数学计算处理。本章所述的方法是所谓的长椭球法(PE)，使用相应的公式，其直径来自胸骨旁长轴切面和心尖四腔切面（如前所述）。

左心房面积

测量方法如下：

1. 获取心尖四腔切面。
2. 冻结图像。
3. 前后滚动图像，在收缩末期停止。
4. 描记心内膜边界从二尖瓣铰链处的一侧开始，到对侧铰链处结束（图5-12C）。避开肺静脉的开口以及左心耳。

■ 二尖瓣和三尖瓣的瓣环测量

房室(AV)瓣环的大小在某些复杂先天性心脏畸形的情况下有非常重要的作用。例如，AV瓣环偏小常伴有心室偏小。在这种情况下，AV瓣环大小经常被用来判断双心室修复或单心室姑息治疗的可行性。在功能性超声心动图中，AV瓣环的大小可用于：

1. 用测定心输出量相似的方法计算通过AV瓣的血流量。
2. 测定AV瓣或半月瓣的反流量。需要测量通过半月瓣的血流量（包括正常心输出量＋反流量），反流量计算如下：

通过主动脉瓣的每搏量-通过二尖瓣的血流量＝主动脉反流量

通过二尖瓣的每搏量-通过主动脉瓣的血流量＝二尖瓣反流量

AV瓣环测量：在舒张早期于心尖四腔切面测量从室间隔内缘到瓣环侧壁内缘的距离[即铰链处到铰链处（图5-13）]。在NICU，这种方法很少在心脏解剖结构正常时使用。然而，它可以作为研究工具在计算分流量时使用。

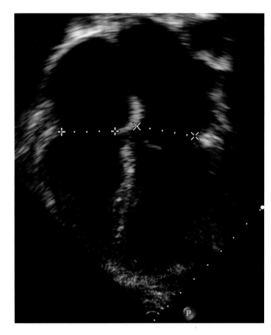

图5-13 二维超声心尖切面显示心脏四个心腔，测量三尖瓣和二尖瓣瓣环直径

（徐丽媛 马宁 译）

参考文献

[1] SINGH S, GOYAL A. The Origin of Echocardiography: A Tribute to Inge Edler. Tex Heart Inst J, 2007, 34: 431-438.

[2] FOPPA M, DUNCAN B, ROHDE L. Echocardiography-based left ventricular mass estimation. How should we define hypertrophy? Cardiovascular Ultrasound, 2005, 3: 17.

[3] WALTHER F J, SIASSI B, KING J, et al. Echocardiographic Measurements in Normal Preterm and Term Neonates. Acta Paediatr Scand, 1986, 75: 563-568.

[4] MERCIER J C, DISESSA T G, JARMAKANI J M, et al. Two-dimensional echocardiographic assessment of left ventricular volumes and ejection fraction in Children. Circulation, 1982, 65(5): 962-969.

[5] DEVEREUX R B, ALONSO D R, LUTAS E M, et al. Echocardiographic assessment of left ventricular hypertrophy: comparison to necropsy findings. Am J Cardiol, 1986, 57: 450-458.

[6] PARK S H, SHUB C, NOBREGA T P, et al. Two-dimensional echocardiographic calculation of left ventricular mass by the American Society of Echocardiography: correlation with autopsy and M-mode echocardiography. J Am Soc Echocardiogr, 1996, 9(2): 199-228.

[7] ABHAYARATNA W P, SEWARD J B, APPLETON C P, et al. Left atrial size: physiologic determinants and clinical applications. J Am Coll Cardiol, 2006, 47: 2357-2363.

[8] UJINO K, BARNES M E, CHA S S. Two-dimensional echocardiographic methods for assessment of left atrial volume. Am J Cardiol, 2006, 98: 1185-1188.

脉冲波、连续波及彩色多普勒超声评估反流和测量压差*

梅罗扬·乌尊扬、林赛·米勒

- 引言
- 多普勒原理
- 简化伯努利方程
- 多普勒显示模式
- 瓣膜病变
  瓣膜狭窄和闭锁
- 瓣膜反流和关闭不全
- 肺动脉压的测定
  三尖瓣反流峰值速度的测量
  评估动脉导管未闭的分流方向和分流速度
  室间隔缺损分流速度的测量
- 参考文献

■ 引言

本章讨论多普勒超声和改良伯努利方程的基本原理,评价瓣膜狭窄和关闭不全导致的压力阶差及瓣膜反流,评估循环系统内病理生理联系。这些原理可应用于新生儿功能性超声心动图的床边临床决策。

心脏超声的一个重要用途是用于分析心腔及血管内的血流方向和速度,以及这些腔室之间的压力的差异(压力阶差)。如第一章所述,应用多普勒原理和伯努利方程的推导,这些测量得以实现。多普勒原理用于推导血流速度,然后将数据应用到伯努利方程推算压力阶差。

■ 多普勒原理

多普勒原理表明,对于一个静止的观察者,当声源移动时,声源发出的声音频率会发生改变。频率上的差异称为多普勒频

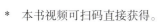
* 本书视频可扫码直接获得。

视频二维码

移。在进行心脏超声检查时,静止的观察者是探头,以固定频率发射超声波并接收返回的超声波。血液中的红细胞是反射声波的移动物体,是产生多普勒频移的"源头"。如果红细胞向探头移动,返回的声波频率将增大(正性频移),如果远离探头,返回的声波频率将减小(负性频移)(图6-1)。

多普勒频移(频差)的计算公式如下:

$$多普勒频移(Fd)=\frac{2\times Ft\times V\times \cos\theta}{C}$$

式中:

Fd = 多普勒频移(频差)

2 = 系数,由于有两种频移:一种是发射到移动红细胞上而产生的多普勒频移,另一种是由于移动物体的反射而产生的额外频移。

Ft = 声波的频率(发射频率)

V = 血流流速

Cos θ = 声束与血流方向夹角的余弦值

C = 声波在人体软组织中的平均传播速度(1 540 m/s)

当考虑到如下情况时,入射角度的重要性显而易见:

Cos 0°= 1(声波与血流方向平行时)

Cos 90°= 0(声波与血流方向垂直时)

在0°和90°之间的任何角度,入射角的余弦值<1,这将减少多普勒频移和误差,例如:

Cos 20°= 0.94意味着增加了6%误差

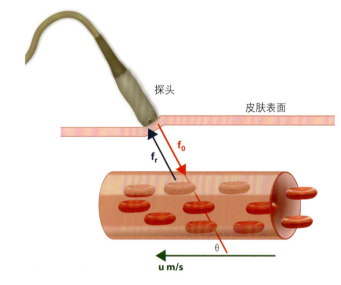

图6-1 多普勒频移

fo=发射声波的频率;fr=反射声波的频率;V=红细胞流速;θ=声束与红细胞流动方向夹角。

Cos 30°= 0.86（14%误差）

Cos 40°= 0.76（24%误差）

因此，入射角越大，误差就越大，速度低估就越严重。

一旦测量出多普勒频移，就可以再利用多普勒公式来求解血流速度：

$$速度 = \frac{C \times 多普勒频移}{2 \times Ft \times Cos\ \theta}$$

现在所有超声心动图系统都能对运动的组织结构（如血液）进行多普勒评估。有几种不同的多普勒类型可供选择（如下所述）。利用该技术可以获得以下信息：

1. 是否有血流（音频、彩色多普勒、频谱多普勒）。

2. 血流方向（彩色多普勒和频谱多普勒）。

3. 血流速度（彩色多普勒用于定性视觉评估，频谱多普勒用于定量估测速度）。

■ 简化伯努利方程

一旦确定了流体速度，用改良伯努利公式，通过将速度与压力联系起来计算压力差异（阶差或落差）。伯努利方程的原理指出"当流体的速度增加时，流体产生的压力减小。"因此，更高的速度和更大的压力下降相关，从而导致更大的压力阶差。根据简化的伯努利方程，速度与压力变化的关系式为：

$$\Delta P = 4V^2$$

这里 ΔP 是压力阶差，V 是血流速度。

■ 多普勒显示模式

超声仪器可以将多普勒测量的流速显示为图像：x 轴代表时间，y 轴代表速度（米/秒）；这种显示方法称为频谱多普勒。按照规定，正值显示在基线之上，负值显示在基线之下。两种多普勒频谱模式分别是脉冲波和连续波。脉冲波多普勒的优点是能够评估二维（2D）超声心动图上任何点的多普勒速度。当然，这要求范围门控，其中所选择的测量区域（也称为取样容积）定位在与探头的特定距离，根据发出声波后的发射/接收时间（假设声速为 1 540 m/s）计算出来的。

只有来自选定区域的信号才能被评估为多普勒频移。这种对等待取样容积内血流信号返回的依赖，导致频谱多普勒超声测量速度的上限，取决于超声心动图仪器、测定区域的深度、探头的频率（低频探头可以检测更高的速度）。另一方面，连续波多普勒没有距离选通能力。因此，连续波多普勒可以测量一个方向上的血流速度，但不能准确判断该方向某个精确位置上的血流速度，连续波多普勒可以检测沿某个方向的速度，对检测速度没有上限。沿着该方向上的最高速度显示在频谱上。

彩色多普勒显示一个平均多普勒速度彩色图像，叠加在二维图像上。彩色代表心脏或血管内流动的血液。使用彩色血流多普勒,颜色对速度的分配通常基于血流方向(红色朝向探头,蓝色背离探头)和大小(不同的色调表示,较高的速度显示为较浅的饱和度)。彩色多普勒在获取心血管内血流全局的、整体的图像时非常有用。它在瓣膜病变和心内分流的评估特别有用,并在指导频谱多普勒评估中占有重要地位。

超声仪器不能直接检测或测量压力和速度,不可能直接无创测量任何心腔内的压力,这点很重要。*因此,超声心动图最终测量的不是压力的绝对值,而是一个压力差值(阶差或落差)*。由于瓣膜狭窄或关闭不全引起的压力阶差和反流,循环系统内生理或病理联系,笔者都能够推算出压力值。瓣膜狭窄或反流以及心内或心外分流,都会产生压力阶差,进而导致多普勒测得的血流速度的变化。通过对多普勒血流信号的正确分析,可以获得重要的结构及血流动力学信息。

■ 瓣膜病变

心脏瓣膜疾病可导致整个瓣膜完全无血流通过(闭锁)或不同程度的缩窄(狭窄)、回流(反流和关闭不全),或者是狭窄与反流并存。多普勒心脏超声检查瓣膜时可以探查瓣膜,并获得以m/s为单位的血流速度。然后,通过使用简化的伯努利方程,超声仪器将此速度转换为压差(阶差)。

探查瓣膜的最佳切面如下:

二尖瓣:心尖四腔切面,左侧胸骨旁长轴切面。

主动脉瓣:心尖四腔切面、剑突下矢状和冠状切面、胸骨上切面。

三尖瓣:心尖四腔切面,左侧胸骨旁长轴切面,胸骨旁右心室流入道切面,主动脉瓣水平左侧胸骨旁短轴切面。

肺动脉瓣:胸骨旁长轴和短轴切面,剑突下矢状和冠状切面。

瓣膜狭窄和闭锁

笔者不会深入讨论瓣膜狭窄和闭锁,因为在新生儿中发现这些情况需要心脏医师会诊。下面对各种瓣膜病变进行简要的介绍。

二尖瓣和三尖瓣狭窄/闭锁

二尖瓣和三尖瓣狭窄可以不合并其他心血管畸形单独存在,但非常罕见。相反,二尖瓣和三尖瓣闭锁(闭锁被定义为完全不通,没有血流穿过瓣膜)总是合并其他心血管畸形。

主动脉瓣和肺动脉瓣狭窄和闭锁

主动脉瓣和肺动脉瓣闭锁通常合并其他心血管畸形。相反,轻至中度肺动脉狭窄是新生儿最常见单纯瓣膜畸形,通常不合并其他心脏异常;当用三尖瓣反流速度来估测右心室压力(RVP)时必须考虑是否存在肺动脉狭窄。

新生儿最常见的主动脉瓣病变是二叶式主动脉瓣。然而,大多数二叶式主动脉瓣既不狭窄也不反流,可能到老年才出现血流动力学异常。新生儿主动脉瓣异常(可以是三叶瓣、二叶瓣或单叶瓣）可导致单纯的主动脉瓣狭窄，但并不常见。临床症状的严重程度取决于主动脉瓣狭窄的程度——从轻度（患者无症状且仅有杂音）到危重（患者依赖动脉导管未闭生存）。

半月瓣狭窄的严重程度取决于：

1. 多普勒超声测量的流经瓣口的血流速度（m/s）。

2. 使用简化的伯努利方程（$4 \times V^2$）将流速转换为以 mmHg 表示的压力阶差。

当发现这些异常时，应立即转到小儿心脏科，因为这种异常病变超出了新生儿功能性心脏超声的检查范围[1]。例如，一种严重畸形"危重型主动脉瓣狭窄"（如上所述），通过主动脉瓣的前向血流非常少，依赖动脉导管开放才能生存。这种情况常合并严重的左心功能不全，心室不能产生足够的压力来产生使血流加速而通过主动脉瓣。因此，不能单纯依靠压力阶差来评估病情的严重程度。

实用技巧

在床旁超声心动图检查时，医师需要有丰富的经验才能通过二维图像准确地识别瓣膜畸形。彩色多普勒超声显示流经瓣膜的湍流，是诊断瓣膜畸形的重要线索，根据脉冲波多普勒和连续波多普勒测量的异常高速血流可以明确诊断（图和视频6-2、图6-3和图6-4）。事实上，标准的做法应该

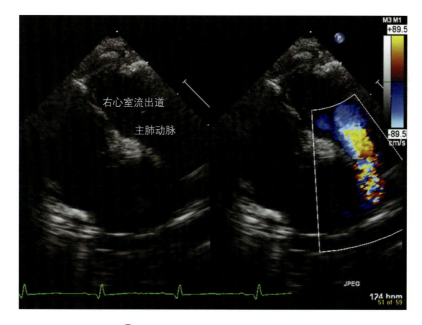

▶ 图和视频6-2　胸骨旁长轴切面

探头向左倾斜显示右心室流出道（RVOT），彩色对比模式下同时显示二维图像和彩色多普勒。右侧图像显示肺动脉瓣平面彩色多普勒混叠现象。

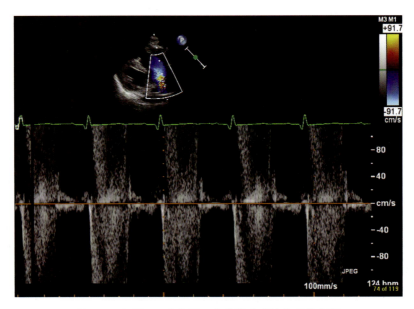

图6-3 与图6-2来自同一患儿的脉冲波多普勒频谱

该图像从胸骨旁长轴右心室流出道切面获得,脉冲波多普勒取样容积位于肺动脉瓣上方,出现混叠。

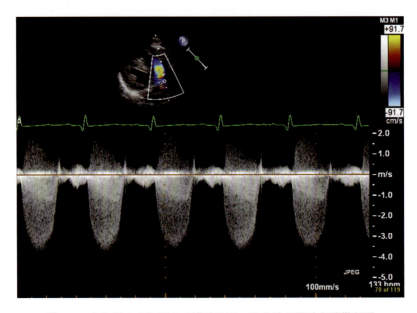

图6-4 来自图6-2和图6-3描述的同一患儿的连续波多普勒频谱

图中显示中度肺动脉瓣狭窄患者的完整多普勒频谱包络(铲形)。测得的血流速度约为3.5 m/s,根据简化的伯努利方程计算的压差大约为49 mmHg。

是，先用彩色多普勒对所有瓣膜进行观察，然后应用脉冲波多普勒和连续波多普勒超声对潜在湍流区域进行检查，获得快速、实用的瓣膜病变相关信息。相反，适当调整Nyquist极限（见第一章），彩色多普勒超声没有检测到湍流，基本可以排除半月瓣狭窄的可能。

另外，需要说明的是，连续波多普勒超声可以检测到高速血流，但不具有距离选通能力。因此，使用心尖切面观察时，主动脉瓣狭窄（AS）可能与二尖瓣关闭不全（MR）的高速血流混淆，因为两者血流方向都是背离探头，两者的路径可能会重叠。由于左心室和左心房之间的压力阶差，二尖瓣关闭不全时会产生高速血流，可以转化为反映体循环血压的压力阶差。然而，在患有主动脉瓣狭窄的新生儿中如此高的压力阶差少见，如果检测到，表明主动脉瓣出现严重的病变。另一个由定位模糊引起的误判的例子是主动脉缩窄，从胸骨上切面观察，它可能与左肺动脉狭窄混淆（反之亦然）。通过彩色多普勒仔细和精确定位、仔细探查每个结构，来避免这些误差。

多普勒超声估测与心导管测定压力值的相关性

经证实，多普勒测量的跨半月瓣压差与心导管测量的压差相关性较差（多普勒测量值偏高）。造成误差的主要原因是多普勒压力阶差反应的是最大瞬时压差，是特定时刻两个腔室之间的压力阶差。心导管术中测量的压差是最大峰值压差，测量的是两个腔室的压力峰值之间的差异；一般来说，2个压力峰值不会同时出现。此外，患者在心导管检查时使用了镇静剂，有可能导致测量值降低。

瓣膜反流和关闭不全

这里主要讨论不合并其他心脏畸形的瓣膜反流和关闭不全。需要注意，瓣膜反流量与反流速度是不同的概念。例如，反流速度高并不意味着反流量大，它仅反映2个腔室之间存在较大的压力阶差。

二尖瓣和三尖瓣反流

心脏解剖结构正常的情况下，心肌抑制（围生期窒息、败血症等）常常是导致的二尖瓣反流（MR）和三尖瓣反流（TR）的主要原因。这种心肌抑制相关的轻到中度二尖瓣反流和三尖瓣反流，可能与心肌或乳头肌功能障碍有关（图和视频6-5）[2]。

对瓣膜反流严重程度进行分级很复杂，需要有丰富经验的心脏超声医师利用多个模式、多个切面进行检查判断。利用彩色多普勒超声可以在床旁对瓣膜反流量进行简单的主观判断（图和视频6-6）。

建议首先描记反流束面积，然后描记心房面积，计算反流束与左心房面积的比值。相应的比值能够较好地估计反流严重程度：1+（15%）、2+（25%）、3+（35%）和4+（60%）。但是，由于反流束通常是不对称的三维（3D）结构，仅用二维（2D）图像可能不能充分显示反流的多少。因此，多声窗、多切面评估反流十分重要。

主动脉和肺动脉瓣反流

肺动脉瓣轻微反流在肺动脉瓣结构正常的新生儿中很常见。主动脉瓣无论反流量的多少都意味着瓣膜本身的解剖异常（例如，二叶式主动脉瓣、共同动脉干的半月瓣、法洛四联症等）[3]。利用彩色多普勒超声可以在床旁对半月瓣反流量进行简单的主观判断（图和视频6-7）。

■ 肺动脉压的测定

新生儿科医师对肺动脉（PA）压力的无创测量感兴趣。肺动脉收缩压（PASP）可以通过3种不同的方法获得：

1. 三尖瓣反流峰值速度的测量。
2. 动脉导管开放时，多普勒检查分流方向和速度。

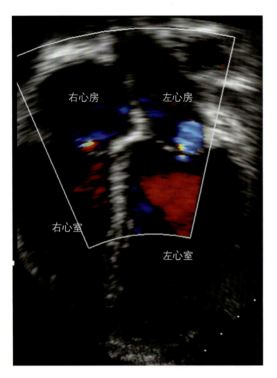

▶ 图和视频6-5 心尖四腔切面二维彩色多普勒超声显示轻度三尖瓣反流和二尖瓣反流

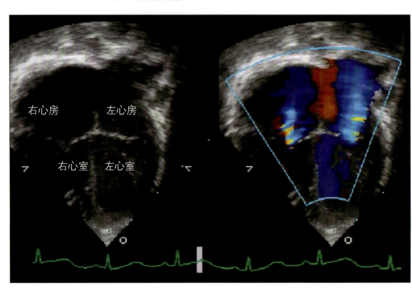

▶ 图和视频6-6 心尖四腔切面二维彩色多普勒图像显示严重的三尖瓣和二尖瓣反流

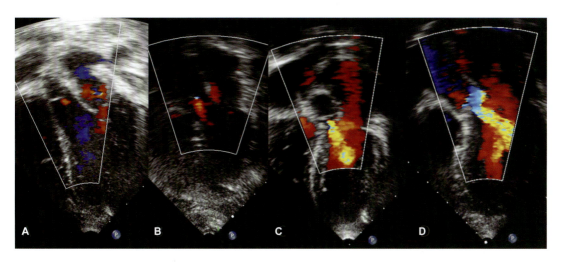

> 图和视频6-7　心尖五腔切面二维彩色多普勒图像显示轻微(A)、轻度(B)、中度(C)和重度(D)主动脉瓣反流

3. 存在室间隔缺损(VSD)时,多普勒超声检查室间隔缺损(VSD)的分流方向和速度。

正如第十二章将要讨论的那样,通过这些方法获得肺动脉收缩压,结合二维超声心动图的其他发现(心脏短轴切面观察左心室腔形状、室间隔形态和运动情况),有助于临床医师作出正确的临床决策。

三尖瓣反流峰值速度的测量

连续波多普勒是确定三尖瓣反流峰值射流速度(V)的最常用方法,根据简化的Bernoulli方程可以估测右心室(RV)和右心房(RA)之间的压力差别(阶差)。连续波多普勒是确定三尖瓣反流峰值射流速度(V)最常用的方法,它利用简化的伯努利方程估算右心室(RV)与右心房(RA)之间的压差。右心室收缩压等于右心室和RA之间的压力阶差加上平均RA压力(直接测量,或估测为0～5 mmHg)。若无肺动脉瓣狭窄或右心室流出梗阻,肺动脉收缩压等于右心室收缩压,根据下面公式计算:

$$PASP = 4V^2 + RA\text{压力}$$

估测PASP的步骤如下:

1. 心脏解剖结构正常。
2. 足够的三尖瓣反流。如果没有三尖瓣反流,不能使用这种方法进行压力评估。
3. 二维图像清晰。
4. 选择以下最佳切面进行成像: a. 心尖四腔切面(图6-8); b. 胸骨旁长轴右心室流入道切面(图6-9)。
5. 对比模式(同时显示彩色多普勒血流和二维图像)最适合直观地检测异常血流。
6. 用彩色多普勒观测三尖瓣反流并确定其方向和形状,并估计其反流量。

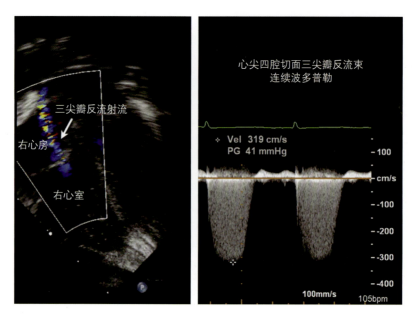

图 6-8 左图是从心尖四腔切面获得的二维彩色多普勒图像,显示三尖瓣反流(TR)。右图是三尖瓣反流的连续波多普勒血流频谱

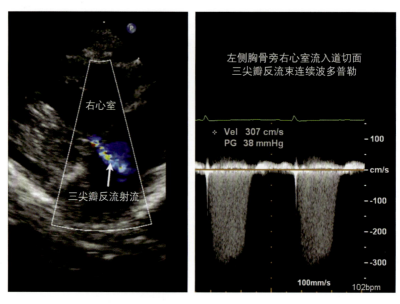

图 6-9 左图是胸骨旁长轴右心室流入道切面显示的三尖瓣反流(TR)的二维彩色多普勒图像。右图是连续波多普勒超声测量的三尖瓣反流频谱

7. 使用频谱多普勒测量血流速度。使用脉冲波多普勒超声确定异常血流的位置，如果发生血流混叠，则利用连续波多普勒超声测量可能存在的最高血流速度。

8. 确保声束与血流方向一致（声束尽可能平行于三尖瓣反流方向）。声束与反流夹角在20°以下，可最大限度地减少误差。

9. 获得完整的"铁锹形"多普勒频谱，清晰显示峰值血流速度。

10. 使用彩色多普勒筛查，然后用脉冲波多普勒、连续波多普勒超声确认是否存在右心室流出道梗阻。

11. 从多个切面获得最高血流速度。

12. 使用最高血流速度而不是几个数值的平均数。

13. 确定准确的右心房压力数值（因右心房压力只能通过侵入性方法获得；在新生儿中，可以根据通气状态和其他合并畸形，可以假设在5～10 mmHg）。

14. 不要将三尖瓣反流的严重程度（反流血流多少）与多普勒测定的三尖瓣反流速度混淆。流速高并不意味着反流多；相反，仅表明右心房与右心室之间的压力阶差梯度高，表明右心室压力高。

有研究表明通过这种方法，多普勒超声估测的右心室压力与右心导管直接测值之间相关性较好[4]。

评估动脉导管未闭的分流方向和分流速度

分析动脉导管未闭的分流方向和分流速度，获得肺动脉压力等重要的血流动力学信息[5]。使用的切面如下：

胸骨旁短轴和长轴切面。

高位胸骨旁切面（导管切面）。

胸骨上切面（主动脉弓切面）。

多普勒超声对导管分流方向和分流速度的检测可以判断是非限制性的大型动脉导管还是限制性的小型PDA。

大型非限制性PDA

动脉导管未闭较大时，在主动脉和肺动脉之间不存在明显的压力阶差，主动脉压和肺动脉压力相等，分流方向取决于肺动脉阻力和体循环血管阻力之间关系：

1. 严重肺动脉高压时，肺血管阻力高于体循环血管阻力，可以出现单纯的右向左流。

2. 当主动脉压力和肺动脉压力基本相等时，可发生双向分流。收缩期右向左分流，舒张期左向右分流（图6-10）。

3. 一旦肺动脉阻力下降，主动脉压高于肺动脉压，就会出现单纯左向右分流。

小型限制性PDA

限制性PDA，主动脉和肺动脉之间存在压力阶差。动脉导管完全左到右分流，分流速度较高。PDA高速分流时，肺动脉压力和阻力都较低，估测肺动脉实际压力并不重要（图6-11和图6-12）。

理论上，可以使用简化的伯努利方程测量主动脉与肺动脉间的压力阶差来计算PASP。右向左分流时，体循环压力加上压力阶差；左向右分流时，体循环压力减压力阶差。但这种估计PASP的方法尚未得到

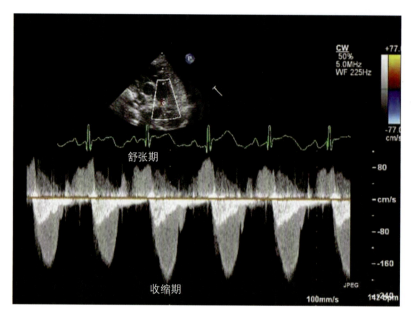

图6-10 胸骨旁主动脉瓣水平短轴切面

应用脉冲波多普勒超声在肺动脉内进行检测,显示动脉导管舒张期左向右分流,收缩期右向左分流。

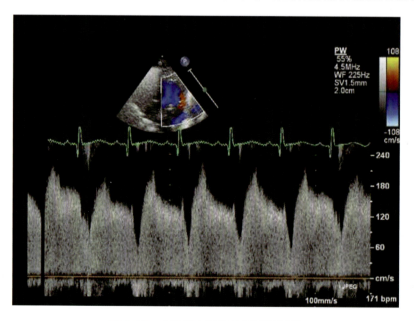

图6-11 主动脉水平胸骨旁短轴切面

脉冲波多普勒显示主肺动脉内整个心动周期的左向右分流。

第六章 脉冲波、连续波及彩色多普勒超声评估反流和测量压差

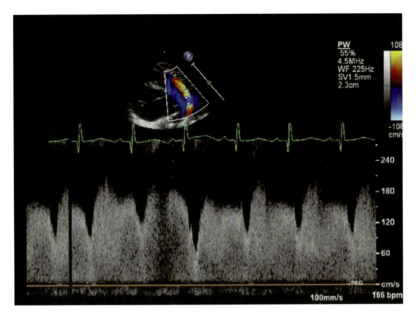

图6-12 胸骨旁长轴右心室流出道切面

脉冲波多普勒超声显示整个心动周期的连续性左向右分流。2 m/s的分流速度表明动脉导管未闭是限制性的。

充分验证。因此，估测肺动脉压力时，不能只根据分流速度的绝对数值，同时应结合分流方向及分流随时间的变化综合判断，为临床提供更有价值的信息。

如何获取和描述动脉导管多普勒分流方式和血流动力学的详细信息，请参阅第十一章。

室间隔缺损分流速度的测量

在观测经过室间隔缺损的血流方式和血流速度时，可以用类似动脉导管未闭的分析方法[6]。观测的最佳切面如下：

胸骨旁长轴切面。

主动脉瓣水平胸骨旁短轴切面。

乳头肌或心尖水平胸骨旁短轴切面观察肌部室间隔缺损。

室间隔缺损的大小决定了分流方式。

大型VSD

"大"VSD的定义为接近或等于主动脉瓣环直径的缺损。此时左、右心室压力基本相等，分流方式取决于PVR与SVR的关系。可能的生理改变包括：

1. 低速双向分流，常见于新生儿（出生后几小时到几天）。

2. 单纯右向左分流，除非室间隔缺损合并复杂心脏畸形或严重的持续性肺动脉高压，否则并不常见。

3. 一旦肺血管阻力降低到产后的较低水平，将出现单纯的左向右分流（图6-13和图6-14）。

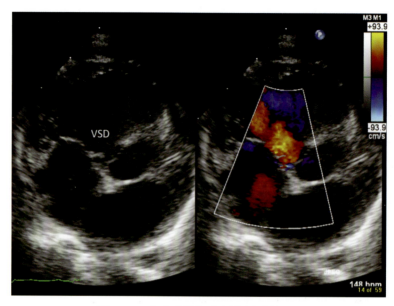

图6-13 主动脉瓣水平胸骨旁短轴切面

彩色对比模式下,二维彩色多普勒超声显示左向右分流的大型室间隔缺损(VSD)。没有彩色混叠表明室缺分流速度较低。

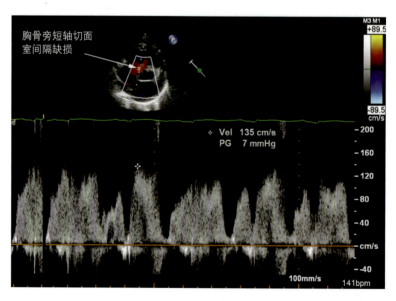

图6-14 获取主动脉瓣水平胸骨旁短轴切面的二维图像,频谱多普勒超声显示室间隔缺损的分流方向和分流速度

由于分流在彩色模式下为红色(朝向探头),在频谱模式下位于基线上方,判断为左向右分流。

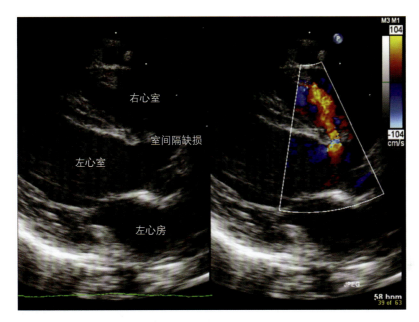

图6-15　以彩色对比模式显示的胸骨旁长轴切面二维彩色多普勒图像

分流为朝向探头的红色,判断为左向右分流。彩色混叠表明为高速分流,提示为限制性室间隔缺损。

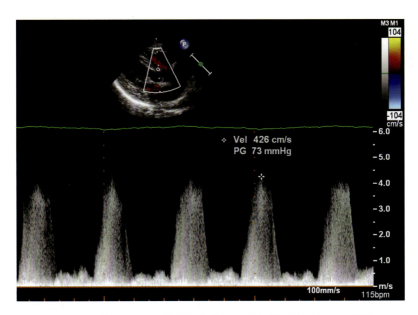

图6-16　从图6-15二维彩色多普勒图像获得连续波多普勒频谱

多普勒血流位于基线上方,提示左向右分流;分流速度较高提示为限制性室间隔缺损。计算出的两个心室之间的多普勒压差为73 mmHg。

心室间分流较大时（大的膜周部室间隔缺损、心内膜垫缺损、法洛四联症等），心室压力基本相等，肺血管阻力与/体循环血管阻力的关系决定分流方式。

限制性VSD

小的VSD或所谓的"限制性"VSD，由于缺损较小，会在两个心室之间产生压力阶差（图6-15和图6-16）。理论上，通过测量分流速度，应用简化的伯努利方程，可以计算出右心室压力；但有研究表明，根据室缺分流速度估测的右心室压力与心导管测值并不总是完全符合，因此这些推导出的压力值只是近似值。可以肯定的是，室间隔缺损（VSD）左向右分流的峰值速度大于4 m/s通常表明婴儿肺动脉压力正常，而小于3 m/s表明肺动脉压力可能升高（在没有右心室流出道梗阻的情况下）。孕龄、年龄和当时的血压也是评估VSD分流束的重要影响因素。

（闫慧娜　张玉奇　译）

参考文献

[1] MERTENS L, SERI I, MAREK J, et al. Targeted Neonatal Echo-cardiography in the Neonatal Intensive Care Unit: Practice Guidelines and Recommendations for Training. J Am Soc Echocardiogr, 2011, 24: 1057–1078.

[2] LANCELLOTTI P, MOURA L, PIERARD L A, et al. European Asso-ciation of Echocardiography recommendations for the assessment of valvular regurgitation. Part 2: mitral and tri-cuspid regurgitation (native valve disease). Euro J of Echo, 2010, 11: 307–332.

[3] LANCELLOTTI P, MOURA L, PIERARD L A, et al. European Asso-ciation of Echocardiography recommendations for the assessment of valvular regurgitation. Part 1: aortic and pulmonary regurgitation (native valve disease). Euro J of Echo, 2010, 11: 223–244.

[4] SKINNER J R, STUART A G S, O'SULLIVAN J, et al. Validation of right heart pressure determination by Doppler in infants with tricuspid regurgitation. Arch Dis Child, 1993, 69: 216–220.

[5] MUSEWE N N, POPPE D, SMALLHORN J F, et al. Doppler echocardiographic measurement of pulmonary artery pressure from ductal Doppler velocities in the newborn. J Am Coll Cardiol, 1990, 15: 446–456.

[6] HOUSTON A B, LIM M K, DOIG W B, et al. Doppler assessment of intraventricular pressure drops in patients with ventricular septal defects. BMJ, 1988, 60: 50–56.

第七章

脉冲波、连续波多普勒超声测量与评估心脏和体循环血流量*

谢哈布·努里

- 引言
- 左心室输出量
- 右心室输出量
- 上腔静脉血流量
- 二尖瓣和三尖瓣血流多普勒
- 局部和器官血流
- 脑血流量
  - 大脑中动脉
  - 大脑前动脉
- 肠系膜上动脉
- 肾动脉
- 参考文献

■ 引言

应用超声波技术测量通过任意血管的血流量都需要两项基本信息：血流速度和血管的横截面积。血流速度可以应用频谱多普勒来测量。在频谱多普勒中，首选使用脉冲波多普勒（PW）测量血流速度，因为脉冲波多普勒可以准确测量血管中某一位置的血流速度（即距离分辨率较高）。需要注意的是，在测量血流速度时，操作者需尽可能保证超声波声束与血流方向平行。

如果超声波声束与血流方向呈一定角度时，血流速度将被低估（见第六章）。在临床工作中，通常认为两者夹角小于20°是可以接受的，因为此时对血流速度测量的影响可以忽略不计。当两者夹角大于20°时则需要进行角度校正，即使做角度校正，其测量重复性仍然较差。速度测量的另一个重点是，血流存在湍流的情况下，PW多普勒测量的速度不能用于评估血流量，因

* 本书视频可扫码直接获得。

视频二维码

为血流速度过高时,会出现频谱混叠(见第一章和第四章)。因此,操作者在通过PW多普勒获得血流速度之前,首先应使用彩色多普勒评估血流模式,当为层流时才可使用此步骤。

在测量血管横截面积时,假设血管形状为圆柱形,因此血管横截面是圆形的。通过测量血管的直径,可以使用以下公式计算面积:

$$\pi D^2 / 4$$

其中:π是常数3.14,D是血管的直径。

可以使用以下2个公式中的任何一个来计算血流量:

血流量 = 速度时间积分 × 横截面积 × 心率
血流量 = 平均速度 × 横截面积 × 60

速度-时间积分(VTI)是每个心动周期的多普勒包络曲线下的面积。平均速度是整个心动周期的时间-平均速度(见下文)。

重要提示:临床工作中,血管横截面为圆形的假设可以应用于动脉系统血流量评估。然而,对于静脉系统(例如上腔静脉,由于静脉的可塌陷性),这种假设则存在问题,这将在下面进行讨论。

在本章节中,将讨论左、右心室输出量和上腔静脉血流量的评估。随后将简要介绍二尖瓣和三尖瓣血流多普勒。使用二尖瓣和三尖瓣血流多普勒评估心室舒张功能将在第八章讨论。最后,将回顾应用血流多普勒参数评估器官血流。

■ 左心室输出量

当动脉导管闭合时,左心室输出量(LVO)代表全身血流量。相反,在动脉导管未闭(PDA)的情况下,LVO可能会高估或低估全身血流量,这取决于通过PDA的分流主要是从左到右(高估)还是从右到左(低估)。虽然有各种不同的技术(例如,热稀释法和磁共振成像)用于评估心输出量,但超声心动图是唯一可用于床边的无创临床检查。最近有研究报道的生物电阻抗无创心排量检测仪是基于胸部生物电阻抗设计,具有无创和连续监测心输出量的潜力[1-3]。对于超声心动图来说,考虑到高达30%的测量误差,除非特别重要,评估全身血流量时谨慎应用LVO的绝对值。相反,通过连续测量LVO来动态观察LVO变化将是反映患者血流动力学状态的更可靠指标。

由于研究方法不同,LVO的正常值会有差异,平均值一般从100 mL/(kg·min)到高达300 mL/(kg·min)不等[4-15]。有文献表明出现这种明显差异的原因有几个。测量时机似乎是非常重要的。新生儿刚出生后,LVO相对较低,但随着肺血管阻力的下降和通过PDA左向右分流量的增加而增加[8,15]。随后,LVO随动脉导管的闭合而下降[8,15],并在第一年保持稳定或略有增加[6,10,13]。此外,早产儿LVO的变异性更大,尤其是在产后早期[9,12]。LVO差异较大的另一个原因是评估方法不同。尤其是对主动脉直径的测量:当在主动脉瓣根附着处测量主动脉瓣环直径时主动脉直径最小，而当在升主动脉和Valsalva窦处测量主动脉直径时，直径值逐渐增大；当应用M型超声而不是二维（2D）超声测量时，主动脉直径高估的可能性更大。在实际应用中，LVO的平均值为200 mL/（kg·min），变化范围为150～300 mL/（kg·min）[4-15]。

测量技术

A. 血流速度的测量

体位 患者应采取仰卧位或稍向左侧卧位。

探头 使用高频（10～12 MHz）探头可以最大限度地提高空间分辨率。但是，在某些情况下（例如较大婴儿或使用剑下切面时），使用低频探头可获得更好的穿透力（见第一章和第二章中探头频率相关内容）。

切面 心尖五腔切面是保证较小超声入射角度（<20°）的最佳切面（图和视频7-1）。也可以使用胸骨上窝切面，尤其是在评估来自升主动脉的血流量时。当肺部存在严重病变时，如积气或肺纤维化时，心尖和胸骨上窝切面可能不清晰。这种情况下，可以选择剑下切面，尽管此切面通过主动脉瓣的声束入射角度不可能是最佳的。

步骤 获取心尖切面，应将探头置于左锁骨中线稍外侧的第6或第7肋间水平（见第三章中的标准切面）。探头的标记点应指向患者的左侧。获得左心室流出道的二维图像后，将PW多普勒光标置于主动脉瓣水平以获得血流频谱（图7-2）。之后，

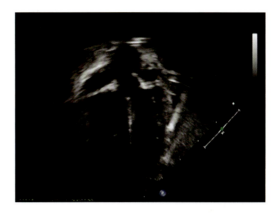

▶ **图和视频7-1** 心尖五腔切面常用于左心室流出道和主动脉瓣血流多普勒的测量

经实践证明，可将入射角度降至接近0°。

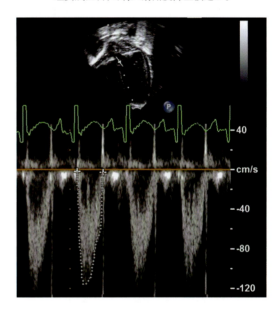

图7-2 从心尖五腔切面获得主动脉瓣水平的PW多普勒

描记多普勒包络线得到速度时间积分（VTI）。

描记频谱多普勒包络线获得VTI（图7-2）。最好使用超声仪器的分析系统，适当测定

某个测量值（如主动脉VTI），这样可以节省时间，因为机器的软件包将执行必要的计算。根据不同的超声心动图系统，心率可通过床边监护仪记录的EKG图像自动获取或通过手动放置电极导联来获取，也可以通过EKG或血流多普勒（超声屏幕上的RR间期）相同点之间的时间来计算心率。

B. 主动脉瓣环的测量

体位 患者应取仰卧位。

探头 尽量使用高频探头（10～12 MHz）以获得更好的空间分辨力。某些情况下（例如较大的婴儿或使用剑下切面时），可使用低频探头以获得更好的穿透力（见第一章和第二章中探头频率相关内容）。

切面 胸骨旁长轴切面是测量主动脉瓣环的首选切面（图和视频7-3）。

步骤 将探头置于左锁骨中线偏内侧

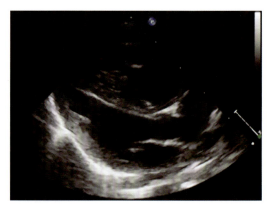

▶ 图和视频7-3　胸骨旁长轴切面是测量主动脉直径的首选方法

的第4或第5肋间水平（见第三章）。探头的标记点指向患者的右肩。由于瓣环结构不易随体积或压力的变化而扩张，便于测量主动脉瓣环直径（图7-4）。必须注意获得标准的心脏长轴切面，以保证主动脉瓣尖（舒张期）的闭合点位于管腔中心，这样

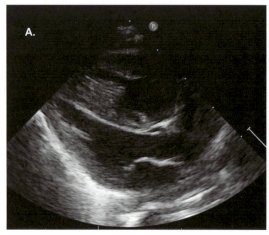 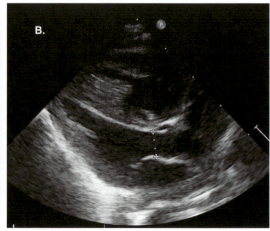

图7-4　胸骨旁长轴切面（A、B）显示主动脉瓣二维图像

用于计算左心室输出量的主动脉直径（B），是在收缩期测量两个瓣根附着点之间的距离。

可以保证主动脉瓣环直径测量值准确。瓣环直径应在收缩期主动脉瓣开放时测量，也可以使用升主动脉直径（Valsalva窦远端）计算横截面积，这种方法更容易测量。但如果心输出量变化较大时，则动态中测量升主动脉直径的可靠性会降低。无论应用瓣环直径还是升主动脉直径，重要的是要在同一位置进行直径和血流多普勒的测量。

■ 右心室输出量

如前所述，当PDA存在时，LVO并不能代表全身血流量。在PDA较常见的循环过渡时期，使LVO测量的效用受到了很大的限制。这种情况下，右心室输出量（RVO）可用于评估全身血流量。在卵圆孔（PFO）没有明显分流的情况下，返回右心系统再经肺动脉射出的血流量即为全身输出量。尽管PFO在过渡时期常见，但其分流量通常较小。然而，值得注意的是估测的RVO（无创测量方法）通常高于LVO[9, 11, 13, 15, 16]。与新生儿血液循环是串联的事实不符，LVO和RVO应该相等。存在这种差异的原因可能与肺动脉瓣根附着点不易显示（在直径测量中产生误差）或PFO的存在有关。大部分研究显示LVO和RVO之间的差异约为20～50 mL/(kg·min)[9, 15, 16]，但有些作者报道差异高达120～130 mL/(kg·min)[11, 13]。并且在早产儿中，LVO和RVO之间的差异似乎更大。因此，与LVO类似，多次测量判断其动态变化来评价患者的血流动力学状态比单次测量RVO更有临床意义。

测量技术

A. 血流速度的测量

体位 患者应取仰卧位。

探头 与LVO测量相同。

切面 肺动脉血流速度可以从改良心尖（图和视频7-5）、改良胸骨旁长轴（图和视频7-6）、胸骨旁短轴（图和视频7-7）和剑下切面进行评估。当存在严重的肺部疾病（例如积气或肺纤维化）导致其他切面无法探查时，剑下切面可能是唯一的选择。

步骤 当应用心尖切面获得主动脉瓣水平血流多普勒图像时，也可以通过调整切面获得肺动脉血流多普勒的图像。方法是在获得主动脉血流多普勒图像后，将探头向中线平移1～2 cm，稍微顺时针旋转

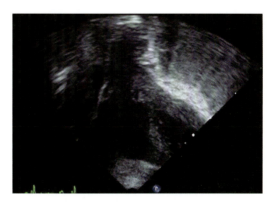

▶ **图和视频7-5** 肺动脉血流速度可以从不同的切面进行评估

这个视频显示了从改良的心尖切面探查肺动脉。由于主动脉和肺动脉血流均可从心尖切面进行评估，所以该切面更适合于血流动力学评估。与从不同的声窗和切面评估主动脉和肺动脉血流相比较，该切面可以短时间内获取两个血流多普勒频谱，并最少地打扰患者，是其主要优势。

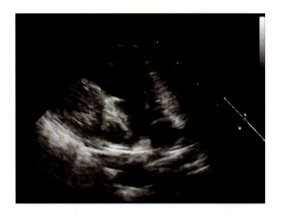

▶ 图和视频 7-6　改良的胸骨旁长轴切面

探头顺时针旋转后前倾,该切面肺动脉直径和血流速度均可测量。

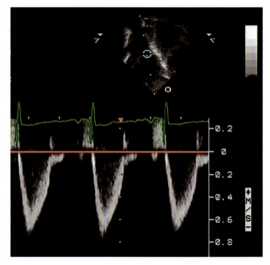

图 7-8　从剑突下切面获得肺动脉瓣水平的多普勒频谱

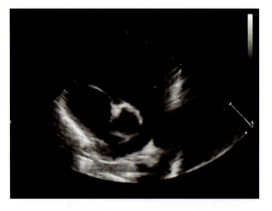

▶ 图和视频 7-7　从标准的胸骨旁短轴切面测量肺动脉血流速度

探头,然后再前倾探头以观察右心室流出道、肺动脉瓣和肺动脉。将多普勒取样光标置于肺动脉瓣口水平即可得到频谱多普勒超声图(图7-8)。使用改良的胸骨旁长轴切面时,则将探头放置在左锁骨中线稍内侧第4肋间水平(见第三章),探头的标记点应指向右肩,此时可显示心脏的标准长轴

切面。接着顺时旋转并前倾探头可显示肺动脉瓣和肺动脉,将PW多普勒取样光标置于肺动脉瓣口水平以获得速度剖面,描记频谱多普勒包络线和测量心率的方法与估测LVO相同(见上文)。

B. 血管直径的测量

体位　患者应取仰卧位。

探头　与测量LVO时相同。

切面　以上四个切面均可测量肺动脉直径,首选的方法是胸骨旁长轴切面。

步骤　使用的切面和操作步骤与测量血流速度时相同。肺动脉瓣环直径应在收缩期测量。由于肺动脉瓣叶附着面与经胸超声声束平行,因此,在上述所有切面都很难清晰显示肺动脉瓣根附着点(图7-9),使得肺动脉瓣环直径的测量不如主动脉瓣环的准确;也可以测量Valsalva窦远端的主肺

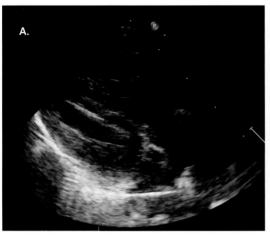
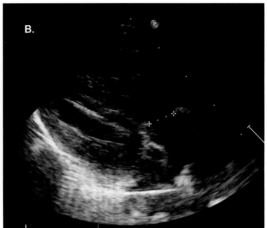

图7-9 改良的胸骨旁长轴切面获得肺动脉瓣的二维图像（A和B）

用于计算右心室输出量的直径是在收缩期测量肺动脉瓣两瓣根附着点之间的距离来确定的（B）。

动脉（肺动脉总干）直径（图7-10）。然而，使用该直径来计算RVO通常会高估实际的右心输出量，且该测量的重复性比肺动脉瓣环差[16]。

■ 上腔静脉血流量

如上所述，应用LVO和RVO来估测体循环血流量时可能分别受到PDA和PFO

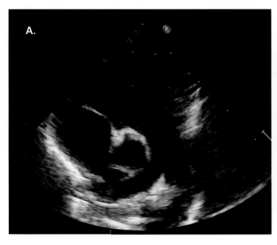
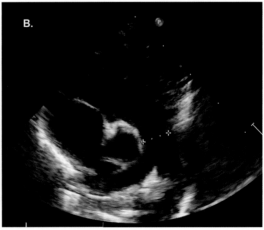

图7-10 胸骨旁短轴切面测量肺动脉总干直径（A和B）

测量Valsava窦远端的肺动脉总干直径代替肺动脉瓣环径计算右心室输出量（B）。

的影响。Kluckow 和 Evans 建议将 SVC 血流量作为脑和全身血流量的替代指标[17]。SVC 血流量相对于心室输出量来说有一些优点。SVC 血流量测量不受 PDA 或 PFO 的影响。由于在产后过渡早期，一般来说局部血流量，尤其是脑血流量评估比全身循环血流量更受关注，因此测量 SVC 血流量是有优势的。然而，SVC 血流量估测也有其自身的局限性。由于静脉的可塌陷性，圆形横截面的假设（适用于动脉）是无效的；脑血流量占早产儿 SVC 血流量的比例尚不清楚。然而，当与全身血流量的其他指标相结合使用或应用于临床研究，SVC 血流量指标还是有价值的。表 7-1 显示了早产儿和足月儿的正常 SVC 血流量范围[11, 17, 18]。极早产儿出生后第一天 SVC 血流量 <30～45 mL/(kg·min) 认为减低，有研究显示，SVC 血流量减低与脑室内出血风险的增加和神经系统发育落后相关[19-22]。

技术

A. 血流速度的测量

体位 患者应取仰卧位。

探头 与测量 LVO 时相同。

切面 剑下切面（图和视频 7-11）。

步骤 将探头置于剑突和脐部之间的腹部（见第三章）。探头标记点指向患

■ 表 7-1 早产儿在过渡时期上腔静脉血流量范围

作者	n	速度-时间积分	最大直径	最小直径	血流量
5 h					
Kluckow & Evans[17]	25	9.7（6.3～13.0）	3.0（2.1～4.5）	2.4（1.6～3.5）	62（30～140）
Groves et al[11]	80	10.0（5.5～12.2）			90（41～132）
12 h					
Kluckow & Evans[17]	25	9.3（5.4～15.5）	3.4（2.0～4.1）	2.6（1.6～3.6）	75（34～117）
Groves et al[11]	80	9.0（5.0～15.4）			101（40～183）
Holberton et al[18]	165				114（82、150）a
24 h					
Kluckow & Evans[17]	24	11.0（4.3～17.6）	3.5（2.4～4.3）	2.5（1.6～3.3）	82（42～150）
Groves et al[11]	80	11.0（7.6～16.6）			112（64～193）
48 h					
Kluckow & Evans[17]	21	10.6（5.7～17.2）	3.5（2.4～4.3）	2.5（1.6～3.3）	86（46～140）
Groves et al[11]	80	12.6（8.0～17.3）			113（82～179）

除标注 "a" 的数据以中位数（四分位数）表示外，其余数据以中位数（范围）表示。
数据来自参考文献［11］、［17］和［18］。

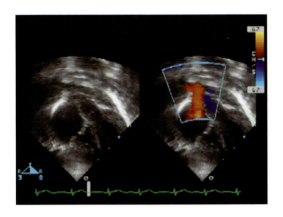

▶ 图和视频 7-11　剑突下冠状切面可用于测量上腔静脉血流速度

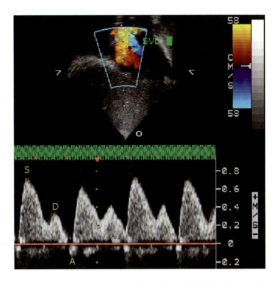

图 7-12　剑突下切面获得的上腔静脉典型的三相波频谱图

S 和 D 波代表正向血流，分别代表收缩期和舒张早期血流。A 波为逆向血流，代表心房收缩期血流。

者左侧，稍微向后倾斜探头。在二维图像中显示右心房后，可以使用彩色多普勒图像识别 SVC。将 PW 多普勒取样光标置于 SVC 近右心房开口处，获得血流多普勒频谱图，并识别典型的三相波形（图 7-12）。描记血流多普勒包络线和确定心率的方法与测量 LVO 相同（见上文）。至少描记 3～5 个心动周期以得到多普勒频谱的变化，这是非常重要的。有时多普勒频谱形态的变化非常显著，如图 7-13 所示。如通过血流多普勒确定心动周期不可行时，也可以通过 EKG 识别心动周期（图 7-13D）。

B. 直径的测量

体位　患者应取仰卧位。

探头　与测量 LVO 时相同。

切面　SVC 直径可在改良的胸骨上窝或胸骨旁长轴切面进行测量（图和视频 7-14）。

步骤　胸骨上窝切面，首先通过逆时针旋转探头识别头臂静脉（无名静脉），然后在彩色多普勒引导下向下移动探头，可追踪显示无名静脉引流至 SVC 和右心房（见第三章）。在二维或 M 型模式下测量 SVC 直径。由于随心动周期血管内径的变化显著，所以在评估血流量时，取最大径和最小径的平均值。M 型模式比二维模式更易显示同一心动周期中血管内径的变化。然而，M 型模式使取样线垂直于 SVC 具有一定的挑战性。在 M 型模式下得到 SVC 的斜截面积，会因斜截面积的高估而高估了 SVC 血流量。因此，通常优先选择二维模式测量血管直径（图 7-15）。

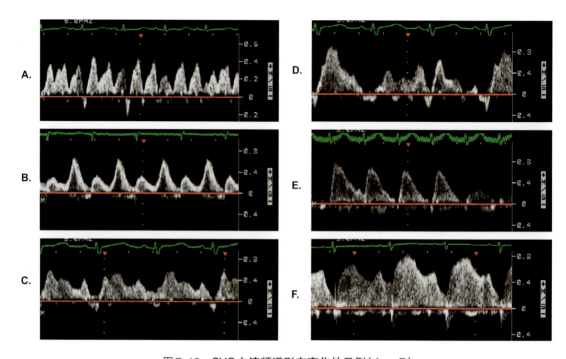

图7-13 SVC血流频谱形态变化的示例(A～F)

当应用SVC血流频谱无法确定心动周期时,同时采集的EKG图像有助于确定心动周期。

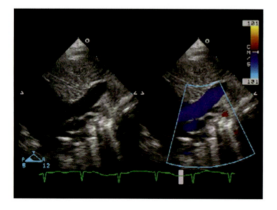

▶ 图和视频7-14 高位胸骨旁切面测量SVC直径

■ 二尖瓣和三尖瓣血流多普勒

由于无法准确测量二尖瓣、三尖瓣瓣口面积,通过二尖瓣和三尖瓣估测血流量是不准确的。PW多普勒可用于评估血流模式而不是估测血流量。血流模式的特征可用于评估舒张功能,这部分内容将在第八章详细讨论。

技术

血流速度测量

体位 患者仰卧位或稍微左侧卧位。

探头 同LVO测量。

切面 虽然可以从剑突下和胸骨旁切面观察房室瓣,但心尖四腔切面是首选切面(图和视频7-16)。

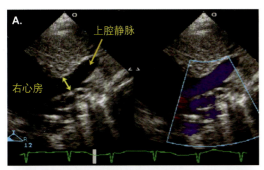

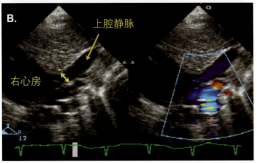

图7-15 高位胸骨旁长轴切面获得上腔静脉（SVC）的二维和彩色多普勒图像（A和B）

双箭头显示SVC直径的测量。最大（A）和最小（B）直径取平均值用于计算SVC血流量。

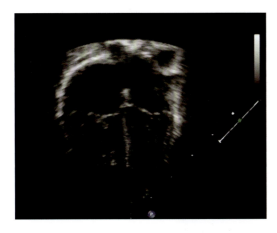

▶ 图和视频7-16 心尖四腔切面可用于评估二尖瓣和三尖瓣

步骤 将探头放置在左侧锁骨中线偏外侧第6或第7肋间水平可显示心尖四腔切面（见第三章），探头标记点应指向患者的左侧。将PW多普勒光标置于二尖瓣或三尖瓣瓣尖水平，以获得血流频谱。多普勒血流频谱通常是双相的，类似于字母"M"（图7-17，见第八章）。

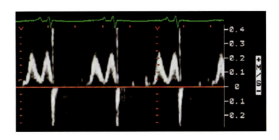

图7-17 二尖瓣和三尖瓣典型的"M形"多普勒血流频谱图像

■ 局部和器官血流

局部和器官血流可通过血流多普勒进行评估。然而，由于供应单个器官的动脉管径较细，大部分超声诊断仪不能准确测量血管直径，因此，血流量的定量评估通常是不准确的。尽管评估血流量有限制，多普勒频谱中仍包含丰富的信息。多普勒频谱衍生的各种血流参数（而不是血流）（图7-18）可以应用于临床评估。例如，收缩期血流速度的变化可以反映每搏量的变化。相反，器官内血管阻力的改变主要影响舒张期血流速度。平均血流速度（MV）和速度时间积分（VTI，曲线下面积）受血流量的影响；因此，这些参数的测量可以作为血流量的替代指标。在这两种情况下，假设血管的直径是恒定的，不随时间变化。虽然这一假设并不一定准确，但有研究显示MV和VTI与有创测量的血流量有良好的相关性[23-25]。因为MV不受心率变化的影响，它可能是比VTI更优越的血流量指标。

搏动指数和阻力指数的设定是为了克服无法测量动脉直径的限制，并在一定程度上克服超声入射角度的可变性。虽然这些指标与血流量之间有很好的相关性，但最好将它们作为阻力指标，而不是血流量指标。

脑血流量

大脑的血液供应来自颈内动脉和椎动脉。成对的椎动脉汇合形成椎基底动脉，椎基底动脉与左右颈内动脉一起形成位于大脑底部的Willis环（图7-19）。值得注意的是，Willis环的血管内径有很大的变异。

一般来说，在新生儿人群中，评估颅内主要动脉还是相对容易的。除标准切面外，开放的囟门为评估颅内动脉提供了额外声窗。虽然基底动脉、大脑后动脉、眼动脉和Willis环都可以用来评估，但大脑中动脉（MCA）和大脑前动脉（ACA）是新生儿评估颅内动脉最常用的方法。

大脑中动脉

每条颈内动脉的末端分为大脑中动脉和大脑前动脉。大脑中动脉横向走行，进入大脑侧裂。MCA走行的过程使其成为多普

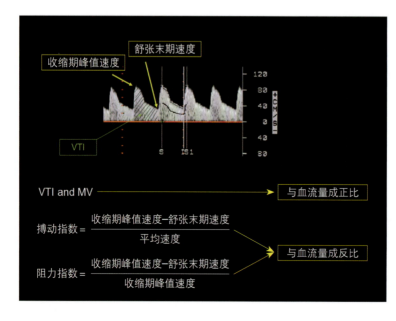

图7-18 描记动脉的多普勒频谱（此例为大脑中动脉），流速衍生的多普勒指数及其与血流量的关系

血流-速度时间积分（VTI）和平均速度（MV）与血流量呈正比，搏动指数和阻力指数与血流量呈反比。

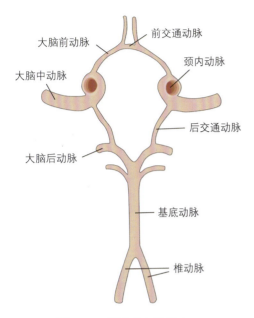

图7-19 颅内的血流供应

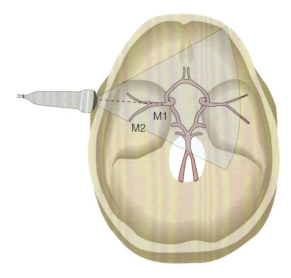

图7-20 获取大脑中动脉血流频谱时,超声探头位置和PW多普勒取样光标在大脑中动脉近端(M1)位置的示意图

勒评估最理想的部位,因为从头部颞骨区域扫查,超声的声束与其夹角几乎为0°。它是颈内动脉最大的分支,供应基底神经节以及额叶、顶叶和颞叶。MCA分为两段:近端M1段和远端M2段(图7-20)。进行脑血流量(CBF)评估时,优选M1段血流多普勒参数。

MCA多普勒血流参数取决于胎龄和实足年龄[26-29]。越成熟的新生儿流速越高,并且随着实足年龄的增加而增加。由于CBF容易受血压、心输出量、二氧化碳、氧气、血细胞比容和新陈代谢等诸多因素的影响,因此在分析多普勒参数时必须考虑到这些因素的变化。表7-2和表7-3展示了基于人群的不同胎龄和实足年龄的MCA血流多普勒参考值范围[26-29]。

技术

血流频谱形态的评估和血流速度的测量

体位 理想情况下,患者应处于仰卧位,头部位于中线。然而,为了尽量减少打扰患者,不论任何体位,只要探头能接近颞区即可。

探头 专门的血管探头最为理想,然而,心脏超声探头,例如8 MHz或12 MHz相控阵探头也可以使用。

切面 头部的颞区。

步骤 将探头置于颧弓上方并平行于颧弓,探头标记指向前方(图7-21)。将图像深度设置为5~10 cm。彩色多普勒条件下轻轻倾斜或滑动探头以识别大脑底部

■ 表 7-2　新生儿出生后 5 天内大脑中动脉和大脑前动脉频谱多普勒参数

	第 1 天	第 3 天	第 5 天
MCA			
PSV (cm/s)	45.4 ± 9.3	53.5 ± 11.0	56.9 ± 8.6
EDV (cm/s)	16.5 ± 5.6	21.5 ± 7.9	21.2 ± 5.6
MV (cm/s)	27.8 ± 6.6	34.0 ± 10.0	34.9 ± 6.4
RI	0.63 ± 0.09	0.60 ± 0.08	0.62 ± 0.07
ACA			
PSV (cm/s)	29.1 ± 7.2	31.2 ± 7.4	32.6 ± 7.1
EDV (cm/s)	11.3 ± 2.7	13.0 ± 3.9	13.7 ± 3.8
MV (cm/s)	18.6 ± 3.7	19.7 ± 5.0	21.0 ± 4.6
RI	0.59 ± 0.09	0.57 ± 0.08	0.57 ± 0.08

ACA=大脑前动脉；EDV=舒张末期流速；MCA=大脑中动脉；MV=平均流速；PSV=收缩期峰值流速；RI=阻力指数。
引自 OZEK E, KÖROĞLU T F, KARAKOÇ F, et al. Transcranial doppler assessment of cerebral blood flow velocity in term newborns, Eur J Pediatr, 1995, 154(1): 60-63.

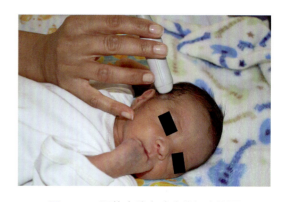

图 7-21　评估大脑中动脉的探头位置

将探头放置在颧弓上方并与颧弓平行，探头标记点指向前方。

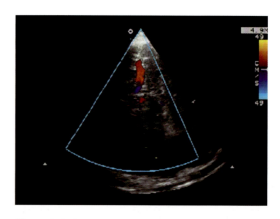

▶ 图和视频 7-22　颞区切面观察 Willis 环的彩色多普勒图像

朝向探头（红色）的大动脉为大脑中动脉。

的 Willis 环（图和视频 7-22），即可显示朝向探头的 MCA，且血流颜色显示为红色。如怀疑脑血流量减低时，则将血流标尺设置较低尤为重要（例如 10～20 cm/s）；否则，很难通过彩色多普勒识别血管结构。相反，如果存在彩色血流混叠现象，则需要将彩色标尺调高以防止混叠，尤其在准备测量血管直径时。然而，如前所述，由于血管管径较细，颅内动脉的直径并不作为常规测量。由于 MCA 的管径细，PW 取样容积应设置为最小的尺寸。

将 PW 多普勒取样光标置于大脑中动脉的近端（M1）部分来测量血流速度（图 7-18）。

大脑前动脉

大脑前动脉从颈内动脉分出后，向前内侧走行，随后通过前交通动脉与对侧大脑前动脉相连。此后，ACA 走行于大脑纵裂内并围绕胼胝体膝部走行。其后 ACA 被分为两个节段：起始段或交通前节段 A1 和远段或交通后节段 A2（图 7-23）。因为远

表 7-3 早产儿出生后 1 个月大脑中动脉频谱多普勒参数

	MCA-PSV (cm/sec)			MCA-EDV (cm/sec)			MCA-RI			MCA-MV (cm/sec)			MCA-PI		
	10th	50th	90th	10th	50th	90th	10th	50th	90th	10th	50th	90th	10th	50th	90th
GA ≤ 28 周															
日龄															
1	16.40	21.00	32.50	5.00	6.00	7.00	0.70	0.75	0.78	8.20	12.00	18.90	1.09	1.37	1.58
3	27.00	33.75	37.90	7.00	8.75	12.00	0.67	0.70	0.79	12.10	19.00	23.80	1.16	1.31	1.55
7	34.30	39.75	47.80	7.00	8.75	18.60	0.67	0.74	0.81	18.00	23.00	37.80	1.05	1.31	1.72
14	37.20	45.00	52.90	8.00	10.00	17.70	0.66	0.76	0.79	18.10	25.50	31.80	1.09	1.42	1.92
21	40.00	48.00	58.70	7.20	11.00	14.00	0.70	0.79	0.82	12.30	26.00	31.90	1.19	1.56	1.92
28	47.70	58.50	75.40	11.00	13.50	18.60	0.74	0.76	0.82	22.60	31.00	37.50	1.23	1.46	1.90
GA=29~30 周															
日龄															
1	22.80	21.0	32.60	5.00	7.17	9.60	0.64	0.73	0.81	12.00	14.17	20.60	1.18	1.27	1.68
3	30.80	35.33	43.40	5.80	9.25	14.20	0.66	0.74	0.81	15.40	21.67	32.20	1.04	1.30	1.64
7	33.00	43.50	54.60	6.00	9.33	17.80	0.65	0.77	0.84	15.80	20.17	37.60	1.03	1.51	1.80
14	37.00	49.07	60.40	8.00	11.17	14.60	0.71	0.77	0.83	20.40	27.83	30.80	1.11	1.47	1.75
21	48.00	55.83	60.80	7.00	11.83	18.20	0.70	0.78	0.84	24.80	29.00	35.00	1.22	1.47	1.81
28	44.40	57.50	67.80	7.40	12.33	19.60	0.70	0.79	0.84	21.80	31.83	42.00	1.16	1.44	1.76
GA=31~32 周															
日龄															
1	24.70	28.75	35.60	4.70	8.00	11.00	0.68	0.73	0.85	12.70	15.50	21.60	1.12	1.28	1.95
3	30.70	38.50	44.90	7.00	10.00	12.30	0.70	0.75	0.78	16.40	20.00	27.00	1.08	1.31	1.47
7	38.40	44.50	49.20	6.00	10.00	15.60	0.64	0.77	0.83	19.50	23.50	32.50	0.91	1.44	1.73
14	46.20	51.50	56.30	6.00	11.50	14.60	0.72	0.77	0.84	17.80	27.00	31.30	1.22	1.47	1.77
21	47.70	54.50	62.30	6.00	12.50	17.00	0.73	0.78	0.86	19.90	30.00	36.00	1.09	1.43	1.88
28	52.10	64.00	81.40	8.00	13.00	22.00	0.68	0.79	0.85	26.40	33.50	48.30	1.00	1.46	1.74
GA > 32 周															
日龄															
1	23.40	31.83	39.60	4.20	8.00	13.00	0.67	0.74	0.84	12.20	18.17	25.60	1.03	1.35	1.68
3	33.20	38.00	47.80	7.00	10.00	12.80	0.70	0.75	0.79	17.00	20.83	28.00	1.20	1.39	1.60
7	40.00	46.00	55.60	8.20	12.00	17.40	0.68	0.73	0.81	18.60	26.00	35.60	1.10	1.35	1.55
14	47.20	55.00	59.00	7.20	12.00	17.00	0.70	0.77	0.83	20.00	30.83	40.20	1.15	1.35	1.94
21	54.20	62.17	66.00	10.00	13.25	18.80	0.70	0.75	0.82	28.20	35.25	42.60	1.10	1.32	1.75
28	61.40	71.17	86.00	12.00	18.83	25.00	0.69	0.74	0.85	33.00	42.00	51.60	1.03	1.29	1.71

EDV=舒张末期流速；GA=胎龄；MCA=大脑中动脉；MV=平均流速；PI=搏动指数；PSV=收缩峰值流速；RI=阻力指数。
引自 ROMAGNOLI C, GIANNANTONIO C, DE CAROLIS MP, et al. neonatal color doppler us study: normal values of cerebral blood flow velocities in preterm infants in the first month of life, Ultrasound. Med Biol, 2006, 32(3): 321-331.

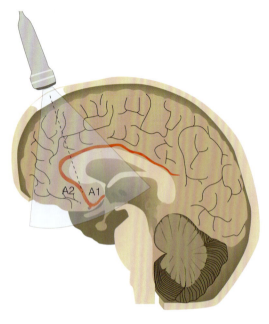

图7-23 获取大脑前动脉血流频谱时,显示超声探头位置和PW多普勒取样容积在大脑前动脉远段(A2)位置的示意图

段(A2)走行更直,所以远段更利于血流频谱形态和血流速度的评估。ACA主要供应基底神经节以及大脑的额叶和顶叶。

如前所述,CBF受许多因素的影响,因此,为新生儿定义正常值时需要考虑胎龄和实足年龄等因素。表7-4显示了不同孕胎龄和实足年龄新生儿ACA血流多普勒参考值范围[29]。

技术

血流模式的评估和血流速度的测量

体位 理想情况下,患者应保持仰卧位,头部位于正中。然而,为减少对患儿的打扰,可以接触颞区和前囟门的体位均可以。

探头 与MCA相同(见上文)。

切面 总体而言,前囟门是最好的切面,因为A2段在该切面显示最清晰。如果不能使用前囟门切面或必须评价A1段时可使用颞区切面。

步骤 将探头放在正中线的前囟门上,探头标记点指向前方(图7-23和图7-24),将图像深度设置为5~10 cm。二维超声模式下,在矢状面识别大脑结构后,再应用彩色取样框,轻微倾斜或滑动探头识别向上弯曲且朝向探头走行的ACA的血流信号。值得注意的是,如怀疑脑血流量较低时,可将血流速度标尺调节低一些(例如,10~20 cm/s);否则使用过高的速度标尺,很难显示血管结构。由于ACA管径较细,取样容积应设置为最小尺寸。然后将PW多普勒取样容积置于ACA的远段(A2段),可获得ACA的血流频谱(图7-23)。在颞窗探查时,其扫查过程类似于MCA。不同的是在确定Willis环和MCA后,将探头轻微

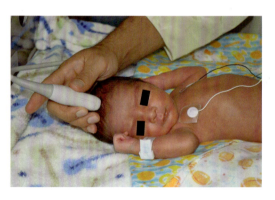

图7-24 评估大脑前动脉的探头位置

将探头放在正中线的前囟门上,探头标记指向前方。

表 7-4 早产儿出生后 1 个月大脑前动脉多普勒参数

	ACA-PSV (cm/sec)			ACA-EDV (cm/sec)			ACA-RI			ACA-MV (cm/sec)			ACA-PI		
	10th	50th	90th	10th	50th	90th	10th	50th	90th	10th	50th	90th	10th	50th	90th
GA ≤ 28 周															
日龄															
1	13.20	16.00	21.70	5.00	4.50	3.10	0.68	0.74	0.82	7.10	10.00	12.80	1.27	1.13	1.74
3	17.30	25.00	33.90	9.90	8.00	4.00	0.64	0.71	0.80	9.10	15.25	20.00	1.18	0.99	1.71
7	23.30	32.75	41.70	8.80	6.00	4.10	0.73	0.79	0.86	12.20	18.00	21.00	1.38	1.19	1.71
14	24.30	36.75	45.60	13.60	8.00	5.10	0.70	0.77	0.81	10.50	19.75	25.60	1.46	1.12	1.79
21	30.20	38.50	42.90	10.00	8.00	6.10	0.71	0.76	0.82	10.00	20.00	25.70	1.37	1.18	1.92
28	35.20	45.50	48.00	11.90	8.75	6.10	0.74	0.80	0.86	18.10	23.50	28.00	1.54	1.28	1.91
GA = 29 ~ 30 周															
日龄															
1	17.40	18.83	26.00	7.00	4.83	3.40	0.68	0.71	0.85	7.00	10.83	16.60	1.31	0.95	1.64
3	24.20	27.83	37.60	12.20	8.00	4.40	0.67	0.75	0.82	12.60	16.33	24.60	1.28	1.03	1.62
7	28.00	37.17	47.20	11.60	8.00	4.40	0.64	0.74	0.85	13.00	18.25	24.20	1.36	1.04	1.75
14	27.40	41.25	47.60	12.00	9.17	5.40	0.71	0.75	0.85	15.40	21.17	25.20	1.34	1.24	1.86
21	37.20	44.25	51.60	13.80	9.50	5.80	0.70	0.78	0.85	17.20	24.00	30.60	1.49	1.18	1.77
28	36.40	47.67	61.60	19.20	11.67	6.40	0.67	0.74	0.86	21.00	28.17	36.00	1.51	1.03	1.98
GA = 31 ~ 32 周															
日龄															
1	17.00	21.50	29.30	7.00	5.00	3.00	0.72	0.76	0.86	9.70	12.00	16.00	1.39	1.08	1.67
3	24.10	30.00	35.30	10.00	7.50	4.70	0.70	0.74	0.80	11.70	16.00	20.00	1.33	1.12	1.90
7	30.00	35.00	39.80	10.30	8.00	4.00	0.69	0.74	0.85	14.40	19.00	22.30	1.28	1.11	1.64
14	35.40	40.00	45.30	13.50	9.50	4.70	0.66	0.76	0.87	14.40	21.00	26.50	1.38	1.08	1.95
21	37.70	45.00	56.70	14.30	9.75	5.70	0.68	0.78	0.85	15.80	23.50	32.60	1.36	1.12	1.89
28	39.70	51.50	70.30	15.00	11.50	8.00	0.74	0.78	0.85	20.10	28.50	36.30	1.57	1.18	1.84
GA > 32 周															
日龄															
1	16.00	22.33	28.80	9.80	6.00	3.00	0.70	0.75	0.85	7.20	12.83	19.80	1.39	1.04	1.80
3	27.00	32.00	37.80	10.80	8.00	6.00	0.67	0.75	0.81	15.00	18.00	21.00	1.30	1.06	1.56
7	30.40	37.17	41.60	12.00	8.17	6.00	0.70	0.75	0.83	14.20	19.83	25.00	1.29	1.11	1.73
14	35.20	40.00	45.00	12.80	8.83	5.20	0.69	0.74	0.81	15.00	21.83	26.80	1.31	1.10	1.65
21	38.00	45.00	54.00	13.80	9.83	6.00	0.69	0.76	0.83	15.20	24.83	28.00	1.35	1.17	1.83
28	44.40	55.83	65.80	18.00	12.00	8.00	0.69	0.78	0.84	20.40	31.00	42.00	1.39	1.09	1.73

EDV=舒张末期流速；GA=胎龄；ACA=大脑前动脉；MV=平均流速；PI=搏动指数；PSV=收缩期峰值流速；RI=阻力指数。

引自 ROMAGNOLI C, GIANNANTONIO C, DE CAROLIS M P, et al. Neonatal color doppler US study: normal values of cerebral blood flow velocities in preterm infants in the first month of life.Ultrasound Med Biol, 2006, 32(3): 321–331.

向前倾斜以显示 ACA 的近段部分（A1 段）。

■ 肠系膜上动脉

腹腔干和肠系膜上动脉（SMA）是最早从腹主动脉发出的动脉。腹腔干从腹主动脉前部横膈膜下方发出，而 SMA 位于腹腔干下方几毫米处。SMA 供应几乎整个小肠（除了十二指肠的上半部分）和大肠的大部分（盲肠、升结肠和横结肠的前半部分）。SMA 的频谱形态与腹腔干典型的低阻力循环（舒张期高向内流动）有很大差异，且其频谱形态取决于喂养状态。禁食状态下，SMA 血流频谱呈舒张期较低或无舒张期血流的高阻型，相反，餐后 SMA 的频谱形态则呈舒张期较高的低阻型。在早产儿中，空腹和餐后血流频谱形态差异可能很小。此外，如肝右动脉起自 SMA 而不起自腹腔干时（一种正常的解剖变异），SMA 的血流频谱形态与腹腔干会相似，即使在禁食状态下也是如此。

SMA 多普勒血流随胎龄和实足年龄的变化而变化，但也有显著的变异性[30]。关于 SMA 多普勒的标准值，已发表的数据也有所不同[30-34]。表 7-5 显示了基于不同孕龄和实足年龄分组后的 SMA 多普勒参考值范围[34]。

技术

血流模式的评估和血流速度的测量

体位 患儿应处于仰卧位。

探头 一般情况下，较低频率（5～8 MHz）是合适的。

切面 腹部。

步骤 将探头放在剑突下方，中线稍偏左，探头标记指向上方（图 7-25）。二维超声模式下，在矢状面上识别腹主动脉。激活彩色多普勒超声，然后显示几乎垂直朝向探头的腹腔干血流和朝向探头但略成角的 SMA 血流（图和视频 7-26）。将彩色标尺调到足够低以显示低速血流或者足

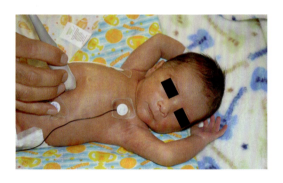

图 7-25　扫查肠系膜上动脉的探头位置

将探头放置在剑突下中线稍偏左的位置，探头标记指向上方。

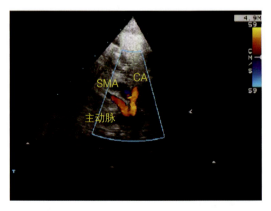

▶ 图和视频 7-26　腹腔干（CA）和肠系膜上动脉（SMA）的彩色多普勒血流图像

■ 表 7-5　早产儿和足月儿出生后第 1 天肠系膜上动脉多普勒参数

	日龄	25～28 周	29～32 周	33～36 周	37～41 周
PSV（cm/s）	1	26 ± 6	35 ± 6	40 ± 8	75 ± 14
	3	31 ± 5	50 ± 11	59 ± 9	86 ± 14
	7	38 ± 5	56 ± 12	63 ± 8	90 ± 13
	14	43 ± 8	64 ± 11	71 ± 9	
	21	55 ± 9	66 ± 11	75 ± 10	
	28	62 ± 8	75 ± 9	88 ± 12	
EDV（cm/s）	1	6 ± 2	9 ± 2	10 ± 3	15 ± 4
	3	8 ± 2	10 ± 2	13 ± 4	20 ± 7
	7	8 ± 2	12 ± 4	14 ± 3	25 ± 11
	14	10 ± 4	12 ± 3	15 ± 4	
	21	12 ± 4	15 ± 4	16 ± 6	
	28	13 ± 4	17 ± 4	21 ± 9	
MV（cm/s）	1	12 ± 4	19 ± 4	19 ± 6	35 ± 11
	3	17 ± 5	22 ± 6	27 ± 6	36 ± 8
	7	17 ± 5	24 ± 5	31 ± 7	38 ± 9
	14	19 ± 5	27 ± 6	32 ± 8	
	21	28 ± 9	32 ± 6	33 ± 11	
	28	29 ± 7	34 ± 8	38 ± 17	
RI	1	0.78 ± 0.06	0.73 ± 0.05	0.75 ± 0.05	0.80 ± 0.02
	3	0.74 ± 0.07	0.79 ± 0.04	0.78 ± 0.06	0.77 ± 0.05
	7	0.79 ± 0.05	0.78 ± 0.05	0.78 ± 0.03	0.74 ± 0.10
	14	0.76 ± 0.05	0.80 ± 0.04	0.79 ± 0.04	
	21	0.80 ± 0.05	0.77 ± 0.06	0.78 ± 0.05	
	28	0.80 ± 0.05	0.78 ± 0.05	0.79 ± 0.07	
PI	1	1.76 ± 0.58	1.41 ± 0.37	1.67 ± 0.47	1.78 ± 0.35
	3	1.57 ± 0.93	1.83 ± 0.45	1.77 ± 0.46	1.89 ± 0.37
	7	1.84 ± 0.56	1.85 ± 0.49	1.69 ± 0.32	1.82 ± 0.50
	14	1.73 ± 0.35	1.94 ± 0.48	1.69 ± 0.32	
	21	1.71 ± 0.58	1.69 ± 0.58	1.80 ± 0.49	
	28	1.79 ± 0.50	1.82 ± 0.53	1.97 ± 0.65	

EDV=舒张末期流速；MV=平均流速；PI=搏动指数；PSV=收缩峰值流速；RI=阻力指数。
引自 PAPACCI P, GIANNANTONIO C, COTA F, et al. Neonatal color doppler ultrasound study: normal values of abdominal blood flow velocities in the neonate during the first month of life. Pediatr Radiol, 2009, 39(4): 328-335.

够高防止色彩混叠。向一侧滑动和倾斜探头以减小超声入射角度。由于SMA管径较细，取样容积应设置为最小尺寸。将PW多普勒取样光标置于SMA处，应避免腹腔干血流的干扰，因为这两条动脉起始处非常接近可能受呼吸运动的影响而发生干扰。

■ 肾动脉

肾动脉在平第一至第二腰椎水平几乎成直角从腹主动脉发出，在肾门水平肾动脉分成前支和后支。应在肾动脉发出分支前评估肾动脉的血流动力学。

肾动脉多普勒参数受常见因素的影响，如低血压、PDA以及常用药物如多巴胺和消炎痛等。多普勒参数也随胎龄和实足年龄的变化而变化。多普勒参数在不同研究中，其平均值有差异。不同发表刊物的平均值范围如表7-6所示[35-41]。

技术

血流模式的评估和血流速度的测量。

体位 仰卧位探查肾动脉近段，轻微侧卧位探查肾脏和肾动脉中远段。

探头 一般而言，适合使用低频探头（5～8 MHz）。

切面 将探头置于腹部正中可显示肾动脉的起始段，侧腰部可探查肾脏和肾动脉的中远段。

步骤 评估正常肾脏的血流动力学和肾动脉的血流频谱形态，侧腰部肾脏声像图可满足需求。将探头置于脐上方几厘米处的侧腰部，标记点指向上方（图7-27）。二维超声模式识别肾脏长轴，然后激活彩色多普勒超声显示从腹主动脉到肾门的血流，朝向探头走行（图和视频7-28）。轻轻

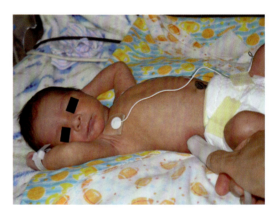

图7-27 评估肾动脉的探头位置

将探头置于脐水平上方几厘米处的侧腰部，探头标记点指向上方。

■ 表7-6 不同研究显示的常见肾动脉多普勒参数平均值范围					
	PSV（cm/s）	EDV（cm/s）	MV（cm/s）	RI	PI
早产儿	22～53	5～7	19～22	0.75～0.87	1.51～1.79
足月儿	27～69	2～16	12～29	0.70～0.88	1.49～1.67

EDV=舒张末期流速；MV=平均流速；PI=搏动指数；PSV=收缩峰值流速；RI=阻力指数。
数据来源于参考文献[35]～[41]。

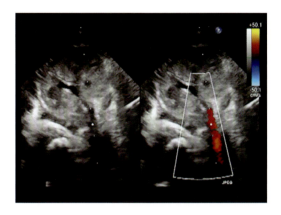

▶ 图和视频7-28　使用彩色对比模式显示肾动脉血流

滑动和倾斜探头以减小超声入射角度。由于肾动脉直径较小,取样容积应设置为最小尺寸。PW多普勒取样光标应置于肾动脉发出分支之前。如果肠道气体过多,会不能清晰显示肾动脉。

（薛丽　马宁　译）

参考文献

[1] NOORI S, DRABU B, SOLEYMANI S, et al. Continuous noninvasive cardiac output measurements in the neonate by electrical velocimetry: a comparison with echocardiography. Arch Dis Child Fetal Neonatal Ed, 2012, 97(5): F340-343.

[2] TORIGOE T, SATO S, NAGAYAMA Y, et al. Influence of patent ductus arteriosus and ventilators on electrical velocimetry for measuring cardiac output in very-low/low birth weight infants. J Perinatol, 2015, 35: 485-489.

[3] TRINKMANN F, BERGER M, DOESCH C, et al. Comparison of electrical velocimetry and cardiac magnetic resonance imaging for the noninvasive determination of cardiac output. J Clin Monit Comput, 2016, 30: 399-408.

[4] ALVERSON D C, ELDRIDGE M W, JOHNSON J D, et al. Noninvasive measurement of cardiac output in healthy preterm and term newborn infants. Am J Perinatol, 1984, 1: 148-151.

[5] WALTHER F J, SIASSI B, RAMADAN N A, et al. Pulsed Doppler determinations of cardiac output in neonates: normal standards for clinical use. Pediatrics, 1985, 76: 829-833.

[6] ALVERSON D C, ALDRICH M, ANGELUS P, et al. Longitudinal trends in left ventricular cardiac output in healthy infants in the first year of life. J Ultrasound Med, 1987, 6: 519-524.

[7] MANDELBAUM V H, ALVERSON D C, KIRCHGESSNER A, et al. Postnatal changes in cardiac output and haemorheology in normal neonates born at full term. Arch Dis Child, 1991, 66: 391-394.

[8] AGATA Y, HIRAISHI S, OGUCHI K, et al. Changes in left ventricular output from fetal to early neonatal life. J Pediatr, 119: 441-445.

[9] EVANS N, KLUCKOW M. Early determinants of right and left ventricular output in ventilated preterm infants. Arch Dis Child Fetal Neonatal Ed, 1996, 74: F88-F94.

[10] SCHMITZ L, STILLER B, PEES C, et al. Doppler-derived parameters of diastolic left ventricular function in preterm infants with a birth weight <1500 g: reference values and differences to term infants. Early Hum Dev, 2004, 76: 101-114.

[11] GROVES A M, KUSCHEL C A, KNIGHT D B, et al. Does retrograde diastolic flow in the descending aorta signify impaired systemic

perfusion in preterm infants? Pediatr Res, 2008, 63: 89-94.

[12] SEHGAL A, MAK W, DUNN M, et al. Haemodynamic changes after delivery room surfactant administration to very low birth weight infants. Arch Dis Child Fetal Neonatal Ed, 2010, 95: F345-F351.

[13] SLOOT S C, DE WAAL K A, VAN DER LEE J H, et al. Central blood flow measurements in stable preterm infants after the transitional period. Arch Dis Child Fetal Neonatal Ed, 2010, 95: F369-F372.

[14] NOORI S, DRABU B, MCCOY M, et al. Non-invasive measurement of local tissue perfusion and its correlation with hemodynamic indices during the early postnatal period in term neonates. J Perinatol, 2011, 31: 785-788.

[15] NOORI S, WLODAVER A, GOTTIPATI V, et al. Transitional changes in cardiac and cerebral hemodynamics in term neonates at birth. J Pediatr, 2012, 160: 943-948.

[16] TSAI-GOODMAN B, MARTIN R P, MARLOW N, et al. The repeatability of echocardiographic determination of right ventricular output in the newborn. Cardiol Young, 2001, 11: 188-194.

[17] KLUCKOW M, EVANS N. Superior vena cava flow in newborn infants: a novel marker of systemic blood flow. Arch Dis Child Fetal Neonatal Ed, 2000, 82: F182-F187.

[18] HOLBERTON J R, DREW S M, MORI R, et al. The diagnostic value of a single measurement of superior vena cava flow in the first 24 h of life in very preterm infants. Eur J Pediatr, 2012, 171(10): 1489-1495.

[19] KLUCKOW M, EVANS N. Low superior vena cava flow and intraventricular haemorrhage in preterm infants. Arch Dis Child Fetal Neonatal Ed, 2000, 82: F188-F194.

[20] HUNT R W, EVANS N, RIEGER I, et al. Low superior vena cava flow and neurodevelopment at 3 years in very preterm infants. J Pediatr, 2004, 145: 588-592.

[21] OSBORN D A, EVANS N, KLUCKOW M, et al. Low superior vena cava flow and effect of inotropes on neurodevelopment to 3 years in preterm infants. Pediatrics, 2007, 120: 372-380.

[22] PARADISIS M, EVANS N, KLUCKOW M, et al. Randomized trial of milrinone versus placebo for prevention of low systemic blood flow in very preterm infants. J Pediatr, 2009, 154: 189-195.

[23] HANSEN N B, STONESTREET B S, ROSENKRANTZ T S, et al. Validity of Doppler measurements of anterior cerebral artery blood flow velocity: correlation with brain blood flow in piglets. Pediatrics, 1983, 72: 526-531.

[24] GREISEN G, JOHANSEN K, ELLISON P H, et al. Cerebral blood flow in the newborn infant: comparison of Doppler ultrasound and 133xenon clearance. J Pediatr, 1984, 104: 411-418.

[25] RAJU T N. Cerebral Doppler studies in the fetus and newborn infant. J Pediatr, 1991, 119: 165-174.

[26] OZEK E, KÖROĞLU T F, KARAKOÇ F, et al. Transcranial Doppler assessment of cerebral blood flow velocity in term newborns. Eur J Pediatr, 1995, 154: 60-63.

[27] PEZZATI M, DANI C, BIADAIOLI R, et al. Early postnatal doppler assessment of cerebral blood flow velocity in healthy preterm and term infants. Dev Med Child Neurol, 2002, 44: 745-752.

[28] EVANS N, KLUCKOW M, SIMMONS M, et

al. Which to measure, systemic or organ blood flow? Middle cerebral artery and superior vena cava flow in very preterm infants. Arch Dis Child Fetal Neonatal Ed, 2002, 87: F181-184s.

[29] ROMAGNOLI C, GIANNANTONIO C, DE CAROLIS M P, et al. Neonatal color Doppler US study: normal values of cerebral blood flow velocities in preterm infants in the first month of life. Ultrasound Med Biol, 2006, 32: 321-331.

[30] HAVRANEK T, MILADINOVIC B, WADHAWAN R, et al. Factors that affect the postnatal increase in superior mesenteric artery blood flow velocity in very low birth weight preterm infants. J Perinat Med, 2012, 40: 565-570.

[31] LEIDIG E. Pulsed Doppler ultrasound blood flow measurements in the superior mesenteric artery of the newborn. Pediatr Radiol, 1989, 19: 169-172.

[32] VAN BEL F, VAN ZWIETEN P H, GUIT G L, et al. Superior mesenteric artery blood flow velocity and estimated volume flow: duplex Doppler US study of preterm and term neonates. Radiology, 1990, 174: 165-169.

[33] MARTINUSSEN M, BRUBAKK A M, VIK T, et al. Mesenteric blood flow velocity and its relation to transitional circulatory adaptation in appropriate for gestational age preterm infants. Pediatr Res, 1996, 39: 275-280.

[34] PAPACCI P, GIANNANTONIO C, COTA F, et al. Neonatal color Doppler ultrasound study: normal values of abdominal blood flow velocities in the neonate during the first month of life. Pediatr Radiol, 2009, 39: 328-335.

[35] BÖMELBURG T, JORCH G. Investigations of renal artery blood flow velocity in preterm and term neonates by pulsed Doppler ultrasonography. Eur J Pediatr, 1988, 147: 283-287.

[36] AGATA Y, HIRAISHI S, MISAWA H, et al. Regional blood flow distribution and left ventricular output during early neonatal life: a quantitative ultrasonographic assessment. Pediatr Res, 1994, 36: 805-810.

[37] CLEARY G M, HIGGINS S T, MERTON D A, et al. Developmental changes in renal artery blood flow velocity during the first three weeks of life in preterm neonates. J Pediatr, 1996, 129: 251-257.

[38] PEZZATI M, DANESI G, POZZESSERE A, et al. Renal blood flow velocity in preterm and term neonates during the fourth day of life: changes in relation to gestational age and birth weight. Biol Neonate, 1998, 73: 19-23.

[39] ANDRIANI G, PERSICO A, TURSINI S, et al. The renal-resistive index from the last 3 months of pregnancy to 6 months old. BJU Int, 2001, 87: 562-564.

[40] YILDIRIM H, GUNGOR S, CIHANGIROGLU M M, et al. Doppler studies in normal kidneys of preterm and term neonates: changes in relation to gestational age and birth weight. J Ultrasound Med, 2005, 24: 623-627.

[41] ILVES P, LINTROP M, TALVIK I, et al. Developmental changes in cerebral and visceral blood flow velocity in healthy neonates and infants. J Ultrasound Med, 2008, 27: 199-207.

第八章

收缩、舒张与整体心功能的评估*

谢哈布·努里

- 引言
- 收缩功能
  - 缩短分数
  - 射血分数
  - 左心室短轴线性测量
  - 改良 Simpson 双平面法
  - 周向纤维缩短速度
  - 应力-速度指数
- 壁应力
- 舒张功能
  - 二尖瓣和三尖瓣多普勒血流
  - 组织多普勒
  - 肺静脉多普勒
- 整体心肌功能
  - 心肌做功指数
- 参考文献

引言

在前一章中,讨论了心输出量和器官血流量的评估方法,这些是超声心动图评估心血管功能的重要组成部分。本章重点介绍心脏收缩和舒张功能的无创评估。

收缩功能

缩短分数

收缩功能评估是功能性超声心动图的基本组成部分。短轴缩短率(SF),也称为缩短分数,是儿童左心室收缩功能最常用

视频二维码

* 本书视频可扫码直接获得。

的指标。该指标反映收缩期心肌纤维缩短的程度。由于负荷条件影响初始心肌纤维长度(前负荷效应)和缩短程度(后负荷效应),心脏收缩功能的这一指标认为是负荷依赖性的。因此,负荷条件的变化会影响SF评估心肌收缩性,而不一定改变固有的心功能状态。此外,测量SF最常用的方法有很大的局限性(见下文)。尽管如此,SF为临床医师提供了一种简单、快速评估心肌收缩功能的方法。SF的评估通常采用M型超声心动图(见第五章)。

所有胎龄和生后新生儿SF的正常值为27%～42%。在血流动力学稳定的早产儿中,胎龄小于等于30周的,出生后前3天的SF平均值34%±5%(范围23%～48%),出生后4～14天的SF平均值38%±6%(范围25%～51%)[1]。

技术

体位 患者取仰卧位。

探头 为了获得更好的分辨率,最好使用高频探头(10～12 MHz)。

切面 标准胸骨旁短轴或长轴切面可以清晰显示左心室(LV),新生儿最好使用胸骨旁短轴切面。

步骤 使用胸骨旁短轴切面,获取左心室乳头肌或二尖瓣瓣尖水平短轴图像(图8-1)。新生儿首选二尖瓣瓣尖水平短轴切面。获取左心室短轴二维图像时注意要使二尖瓣关闭呈水平线,M型取样线垂直于室间隔、左心室后壁、二尖瓣关闭的水

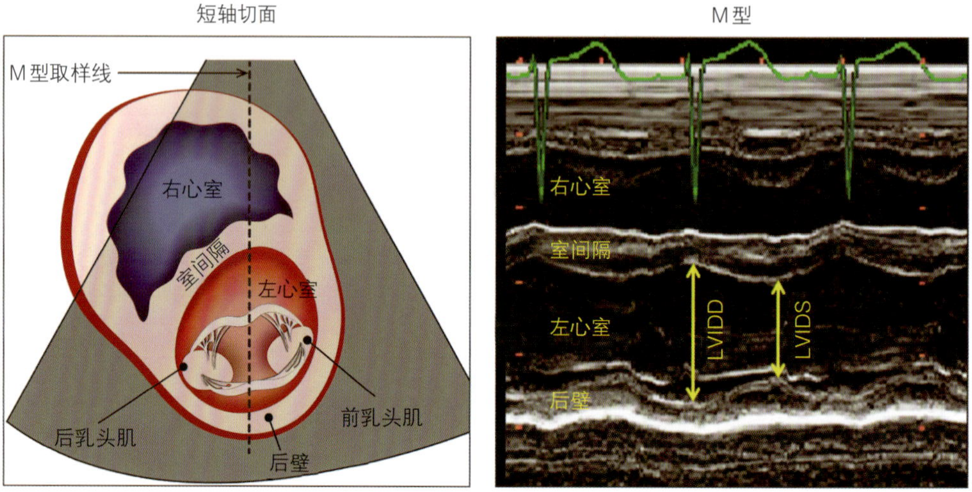

图8-1 二尖瓣瓣尖水平的心脏短轴切面示意图

图中的虚线表示M型取样线的放置位置。沿该虚线的各种结构的运动显示在M型描记曲线中。为了测量缩短分数,在乳头肌或二尖瓣瓣尖水平获得心脏短轴切面M型描记曲线。新生儿最好在二尖瓣瓣尖水平获得M型描记曲线。如图所示测量左心室舒张末期内径(LVIDD)和收缩末期内径(LVIDS)。

平线；与两组乳头肌之间的距离大致相等。点击超声仪器M型模式按键将出现对应结构的M型运动曲线。

测量 通常先测量舒张期右心室内径，然后依次测量室间隔厚度、左心室内径（LVIDD）和左心室后壁厚度。随后，收缩期测量室间隔厚度、左心室内径（LVIDS）和左心室后壁厚度。上述测量的正常值因胎龄和体重不同而异[2-4]。估算SF只需要LVIDD和LVIDS值。根据提供的测量值，系统应用分析软件包自动计算SF。SF计算公式［(LVIDD–LVIDS)/LVIDD］×100。也可以使用二维图像进行上述测量。但M型超声具有更好的时间分辨率，更适用于新生儿群体[5]。

局限性 SF在估计收缩力和收缩功能方面的主要局限性是M型超声根据取样线沿室间隔和左心室后壁心内膜边界两点的相对线性运动来反映整个左心室心肌收缩运动情况。

正常心肌可以这样测量，但病理情况下，准确估测收缩功能更为重要，SF可能不能反映左心室的整体收缩功能。心肌功能障碍时，不同部位心肌可以有不同程度的心肌纤维缩短。例如，与前后方向相比，左心室在左右方向上可能会有更大的缩短。此时，根据前后方向测量心腔内径计算的SF会低估左心室整体收缩功能（图和视频8-2至图8-4）。肺动脉压力升高时，室间隔可能变平或偏向左心室，室壁也可能出现矛盾运动（图和视频8-5）。同样，在

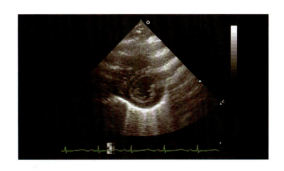

▶ 图和视频8-2 极早产儿的左心室短轴切面

视频中请注意，与前后方向相比，左心室横向内径的变化更大（图8-3和图8-4也可以看出）。

扩张型心肌病中，室间隔和左心室后壁运动幅度较小，根据SF估测心肌功能的价值有限（图和视频8-6）。在这些情况下，测量面积变化可能比SF更有意义。测量面积缩短分数，使用胸骨旁短轴切面（类似于SF测量）获得二尖瓣瓣尖水平左心室二维短轴切面。使用公式［(LVAD–LVAS)/LVAD］×100计算面积变化分数，其中LVAD和LVAS分别是舒张末期和收缩末期的左心室面积（通过面积法描记）。新生儿缺乏正常参考值；成人大于36%是正常的[6]。当室壁运动异常时，也可以使用容积变化来计算射血分数，这种方法将在后面介绍。SF的另一个局限性是负荷依赖性；但是大多数超声心动图收缩功能指标都具有这一局限性。

射血分数

射血分数（EF）是评估左心室收缩功能的另一个指标。该指标是对每个心动周期射血期左心室容积变化比例的估测。有许多方法可以计算EF。超声心动图用于计算

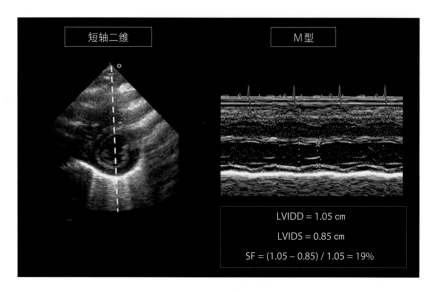

图8-3 左图显示二尖瓣瓣尖水平左心室短轴切面

请注意虚线表示获得M型运动曲线的心脏结构。右图显示左心室舒张末期内径（LVIDD）和收缩末期内径（LVIDS）的M型描记测量。这些测值可以得出缩短分数（SF）为19%。

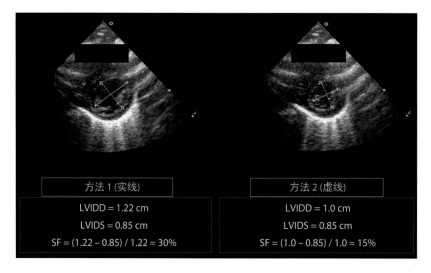

图8-4 左心室舒张期（左）和收缩期（右）的二维切面

短轴缩短分数（SF）是根据在2个不同方向（实线和虚线）的左心室舒张末期内径（LVIDD）和收缩末期内径（LVIDS）的二维测值计算得出。在本例中，SF 在估计收缩功能方面的局限性很明显，因为使用不同的方向会产生完全不一样的结果。

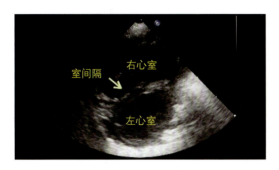

▶ 图和视频 8-5　婴幼儿肺动脉高压的左心室短轴切面

注意视频中增大的右心室（RV）和平直的室间隔（箭头所示）。

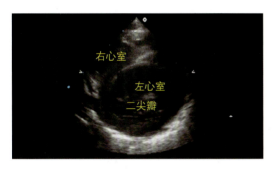

▶ 图和视频 8-6　婴幼儿扩张型心肌病的左心室短轴切面

注意视频中室间隔和左心室（LV）游离壁的异常运动。

EF 的方法包括 2 种：① 基于线性左心室短轴 M 型测量；② 改良的 simpson 双平面法。面积-长度或子弹头法是另一种估计 EF 的方法[7]，这种方法由于涉及短轴和长轴的测量，比较费力，因此不再进一步讨论。

左心室短轴线性测量

该方法与测量 SF 基本相同。胸骨旁心脏短轴切面 M 型用于测量 LVIDD 和 LVIDS。EF 的计算公式为 $[(LVIDD^3 - LVIDS^3)/LVIDD^3] \times 100$，正常值范围为 56%～78%。该方法使用了 SF 法所用内径的 3 次方，该指标的局限性与上文中 SF 的局限性相同。当存在干扰 SF 估测的情况时（如上所述），计算 EF 的价值也不大。

改良 Simpson 双平面法

技术

体位　患者取仰卧位或左侧卧位。

探头　为了提高分辨率，最好使用高频探头（10～12 MHz）。

切面　为了更好地显示左心室，可以使用心尖四腔或两腔切面（图和视频 8-7）。

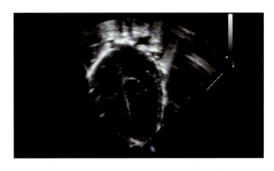

▶ 图和视频 8-7　心尖四腔切面

步骤　使用心尖切面，通过二尖瓣获取左室长轴切面。调节图像增益和对比度（压缩），更好地区分血液与心肌组织的分界面，清晰显示心内膜边界。应注意获取心内膜边界清晰可见的二维图像。此外，必须了解左心室缩短的潜力。

测量　首先，描记舒张期心内膜和二尖瓣平面曲线，然后通过测量从心尖到二尖瓣平面中点的距离来确定左心室长轴

（图8-8）。二尖瓣叶分别与左心室外侧壁和室间隔附着点的连线为二尖瓣平面。根据左心室呈圆锥形并由一系列平面组成的假设，超声心动图仪内置软件计算出舒张末期容积（EDV）。然后在收缩末期重复相同的操作以确定收缩末期容积（ESV）。EF（%）计算公式为[（EDV-ESV）/EDV]×100，正常值范围56%～78%。该方法也可用于估测每搏输出量（EDV-ESV）和心室输出量（[EDV-ESV]×心率）。需注意，当描记血液-心内膜界面时，通常包括血池中的乳头肌。新的超声心动图仪器大多具有自动追踪功能。

局限性

改良Simpson法估测EF的主要局限性一方面是难以获得具有足够分辨率的高质量图像来清晰显示心内膜边界。另一方面，与SF测量相比，该方法操作较费时。最后一个局限性是负荷依赖性。

周向纤维缩短速度

周向纤维缩短速度（VCF）是评价收缩力和收缩功能的另一个指标。类似于SF，VCF也具有负荷依赖性，对前负荷依赖性较小，对异常室壁运动也不太敏感。

VCF受心率变化的影响较明显，因此通常会根据心率（VCF_c）对其进行矫正。这个评价心肌收缩力的指标目前不是常规评估心功能的方法。然而，如下文所述，为了评估应力速度指数（一种与负荷无关的收缩力指数），需要计算VCF_c。

技术

体位 患者取仰卧位。

探头 为了获得更好的分辨率，最好使用高频探头（10～12 MHz）。

切面 需要2个心脏切面来测量VCF。

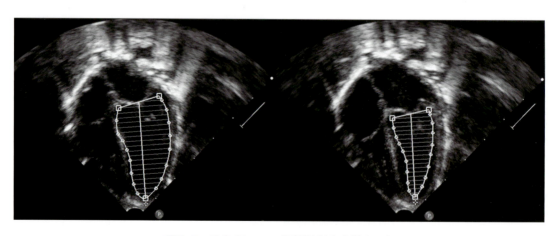

图8-8 改良Simpson法测量射血分数（EF）

如本例所示，一些超声心动图系统可以自动追踪心内膜。舒张末期容积（EDV）和收缩末期容积（ESV）分别为6 mL和2 mL。使用[（EDV-ESV）/EDV]×100，EF为67%。

第一个切面可以是胸骨旁短轴（优选）或标准胸骨旁长轴切面。这与测量 SF 的切面相同。第二个切面是心尖五腔切面。

步骤 第一步与测量 SF 的步骤相同（见上文），室间隔与左心室后壁的相对运动通过 M 型超声评估。第二步从心尖五腔切面主动脉瓣膜水平获得主动脉多普勒血流频谱。获得心尖四腔切面后，稍逆时针旋转并向前倾斜探头，显示左心室流出道和升主动脉近端部分。注意获取直立的心脏二维图像。接着，将多普勒取样线置于主动脉瓣水平。激活 PW-多普勒按钮将出现主动脉多普勒血流速度频谱。根据主动脉血流频谱上主动脉血流时间来测量左心室射血时间（LVET）。或者，选择胸骨旁长轴切面，应用 M 型超声描记主动脉瓣运动曲线，根据主动脉瓣开放的持续时间来计算 LVET。

测量 测量 VCF 的第一步与测量 SF 相同，这一步测量 LVIDD 和 LVIDS。接着，在心尖五腔切面（上文所述）中获得主动脉血流频谱来测量 LVET。必须确保在 M 型和多普勒图像采集期间心率相近。或者选择在主动脉瓣水平胸骨旁长轴切面，应用 M 型超声描记，根据主动脉瓣开放的持续时间来计算 LVET。超声系统将根据上述测值，应用软件包自动计算 VCF。

VCF 计算公式为 [(LVIDD-LVIDS)/LVIDD]/LVET。然而，VCF 受心率变化的影响（因为 LVET 与心率有关）。因此，通常根据心率矫正 VCF 得出 VCF_c。为了计算 VCF_c，测量心动周期（R-R 间期），这可以从用于测量 LVIDD 和 LVIDS 的 M 型图像中获得；在这个图像中，心电图（ECG）或 M 型追踪两个相同点来测量 RR 间期。或者，可以使用主动脉瓣血流频谱来测量（前提是心率与 M 型超声检测时相近）；ECG 上 2 个相同点之间或从一个多普勒频谱开始到下一个多普勒频谱开始的时间跨度用于测量 R-R 间期。获得 R-R 间期后，超声心动图仪软件将使用以下公式计算 VCF_c：$VCF_c = VCF \times \sqrt{RR}$。足月新生儿 VCF_c 正常值 1.28 ± 0.22 周/秒，较大儿童 VCF_c 的正常值为 1.08 ± 0.14 周/秒[8]。在血流动力学稳定的早产儿中，出生后前 3 天的平均 VCF_c 为 1.22 ± 0.26 周/秒（范围 0.78～1.77），出生后 4～14 天的平均 VCF_c 为 1.45 ± 0.27 周/秒（范围 0.89～2.21）[1]。

局限性

一般来说，VCF_c 的局限性与 SF 相似，但是它对心室的几何形状异常变化不太敏感（见上文）。

应力-速度指数，第 1 部分

应力-速度指数是评估心肌收缩力的一个指标，受负荷变化影响较小。换句话说，应力-速度指数代表心肌的真实收缩功能，而 SF 和 VCF_c 代表心肌在特定前负荷和后负荷条件下的收缩功能。负荷相关和负荷无关的收缩力指标都提供了重要的临床相关信息。SF 和 VCF_c 提供当前负荷条件下心肌收缩功能。相反，应力速度指数可以了解相对于正常心脏的心肌收缩能力，与任何负荷条件无关。应力-速度指数反映 VCF_c 与壁应力（WS）之间的相互关系。在进一步讨论该指数之前，首先描述 WS 的概念很重要，这将在后文中叙述。

壁应力

壁应力（WS）是后负荷指标；后负荷是指 LV 在收缩期间将血液从心室泵入主动脉所必须克服的阻力。壁应力可以估计，因为它在长轴方向（径向）或短轴方向（周向）上对每单位面积施加影响。与周向 WS 相比，因为径向 WS 更容易估测，并且与周向 WS 相关性很好，所以径向 WS 更常用。在本书中，所有关于 WS 的评价和讨论均为径向 WS。

心室舒张末期容积代表前负荷相对容易理解，而后负荷可能更难理解。事实上，后负荷常常与体循环血管阻力（SVR）混淆。WS 和 SVR 虽然相关，但却是心血管功能的两个不同指标。SVR 是由血管床、血管张力和血液黏度产生的流动时的阻力，根据欧姆定律 SVR=ΔP/Q 计算，其中 ΔP 是压力阶差（平均血压-中心静脉压），Q 是心输出量。另一方面，根据拉普拉斯定律，WS 取决于左心室腔压力、内径以及左心室壁厚度。拉普拉斯定律指出，表面张力（如WS）与左心室腔压力和内径呈正比，与左心室壁厚度成反比。由于压力、内径和室壁厚度随心动周期发生变化，因此 WS 在心动周期中也会发生变化。收缩末期 WS 是反映限制心肌收缩的后负荷的最佳指标。超声心动图可以无创测量左心室腔内径和室壁厚度，但收缩末期心室压力只能有创测量。追踪动脉压力波形可能是有帮助的，因为压力波形上出现重搏切迹时的动脉压对应于收缩末期的心室压。但该方法比较繁琐，应用困难。幸运的是，一些研究表明平均动脉血压与收缩末期心室压相关性较好。由于平均动脉血压更容易测量，因此可用于计算收缩末期 WS[9]。

技术

体位　患者取仰卧位。

探头　为了获得更好的分辨率，最好使用高频探头（10～12 MHz）。

切面　使用胸骨旁短轴切面测量壁应力。

步骤　该步骤与测量 SF 相同（见上文）。

测量　使用 M 型超声测量 LVIDS 和收缩期后壁厚度（PWS），同时记录动脉血压（如上所述，平均血压可以代替收缩末期心室压）。超声系统根据上述测值自动计算 WS。WS=（0.334P×LVIDS）/（PWS[1+（PWS/LVIDS）]）。足月新生儿 WS 正常值为 30.2±8.7 g/cm^2，较大儿童的正常值[8]为 37.3±8.8 g/cm^2。血流动力学稳定的早产儿，出生后前 3 天平均 WS 为 28.4±12.3 g/cm^2（范围 8.2～86.6 g/cm^2），出生后 4～14 天的平均 WS 为 20.1±8 g/cm^2（范围 7.4～43.6 g/cm^2）[1]。

局限性

由于室间隔运动异常而导致的 LVIDS 测量误差，会影响 WS 的准确性。

应力-速度指数,第2部分

已经阐明了 VCF$_C$ 和 WS 的定义,下面讨论应力-速度指数。根据相应 WS 值获取 VCF$_C$ 生成的图表称为应力-速度指数。由于两个参数之间存在反比关系,生成的图形是呈线性负相关的:壁应力越高,VCF$_C$ 越低(图8-9)。与较大儿童相比,新生儿回归线的 y 截距更高,斜率更陡。换句话说,新生儿的心肌在较高的基础收缩状态下做功,对后负荷的变化更敏感。有研究发现,与足月新生儿相比,早产儿的 y 截距更高,斜率更陡[10,11],但也有研究发现不存在这种差异[12]。

应力-速度指数通常用 Z 值表示。Z 值是基于人群正常数据,一个 Z 值相当于一个标准差。正常收缩力被认为是 ±2 个标准差以内的;因此,Z 值 ±2 代表正常,其中 >+2、<-2 分别代表高动力状态和低收缩性。对于给定的收缩末期 WS,Z 值估算如下:[VCFc(实测值)-VCF$_C$(计算值)]/SD,其中 VCF$_C$(实测值)是心率矫正的周向纤维缩短速度;VCF$_C$(计算值)是基于测量的 WS,按照 VCF$_C$ 与 WS 之间的正态关系(基于正常人群)计算得出的;SD 是正常人群 VCF$_C$ 的标准差。根据足月新生儿的标准数据[8],VCF$_C$(计算值)计算为 −0.020 mWS + 1.88。正常人群 VCF$_C$ 的标准偏差(SD)为 0.22。例如,如果测得的 VCF$_C$ 和 WS 分别为 0.91 circ/s 和 10 g/cm²,则 VCF$_C$(计算值)为(−0.020×10)+ 1.88= 1.68 circ/s。z 值为 [0.91-1.68]/0.22=−3.5。在这个例子中,收缩力降低(比正常人群的平均值低 3.5 个 SD)。血流动力学稳定的早产儿,过渡期(前3天)VCF$_C$(计算值)可以使用 −0.012 3 mWS +1.58,SD 为 0.23,出生后第 4~14 天为 −0.024 1 mWS +1.93,SD 为 0.27 来计算[1]。

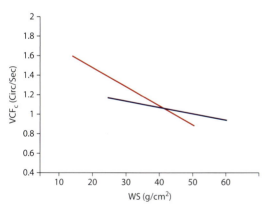

图8-9 蓝线表示儿童中心率矫正后周向纤维缩短速度(VCF$_C$,心肌收缩力)与壁应力(WS,后负荷)之间存在的反比关系

在新生儿中,回归线(红色)的 y 截距比较大儿童更高,斜率更陡。换句话说,心肌在较高的基线收缩状态下做功,随着后负荷的增加,未成熟心肌的收缩力比较大儿童成熟心肌下降的更多(使用插图得到 ROWLAND D G 和 GUTGESELL H P 许可. Noninvasive assessment of myocardial contractility, preload, and afterload in healthy newborn infants. Am J Cardiol, 1995, 75(12): 818-821.)

■ 舒张功能

舒张功能的评估对于心血管疾病的诊断和治疗非常重要。这对新生儿更为重要,因为早产儿和足月新生儿心肌未成熟,顺应性差,可导致舒张功能降低。目前缺少准确的估测舒张功能的超声心动图方法,现有可用的超声心动图指标缺乏特异性，常规超声心动图检查常常忽略了对舒张功能的评估。

舒张的两个主要组成部分是心室松弛和顺应性。心室松弛是一个主动的、复杂的、消耗能量的过程。在成人中，松弛异常可在疾病的早期出现，导致舒张早期充盈不足，心房收缩充盈相对增加。心室松弛异常可用心导管有创测量来估测，左心室压力最大下降速率（−dP/dt）及松弛时间常数（τ）是常用的指标。另一方面，心室顺应性是被动的，定义为压力变化导致的容积变化。如前所述，新生儿未成熟心肌顺应性较差。心肌僵硬、心包压迫（如心包积液）和心室内容积增加等可导致心肌顺应性进一步降低。其他可能影响舒张的因素包括收缩功能、左心房压力和胸腔内压力。

为了分析舒张功能，有必要将舒张分为4个时期：① 等容舒张期，取决于收缩功能和松弛；② 舒张早期快速充盈，取决于心室松弛和顺应性；③ 缓慢心室充盈（舒张后期），取决于心率和心室顺应性；④ 心房收缩期，代表心房收缩（对应于心电图上的P波），取决于心房功能和心室顺应性。

评估舒张功能的金标准是松弛时间常数（τ）和压力-容积曲线（顺应性）。然而，这2种方法都需要进行心导管检查，这种侵入性检查不适用于新生儿和婴儿。不管怎样，超声心动图可以用来无创评估舒张功能。

在本章中，评估舒张功能较常用的超声心动图方法包括：二尖瓣和三尖瓣多普勒血流、组织多普勒和肺静脉多普勒血流。左心房面积（容积）用于评估较大儿童和成人的舒张功能[7, 13]；由于缺乏新生儿相关数据，本书未对其进行讨论。最后，心肌做功指数作为评估收缩和舒张整体功能的指标进行介绍。关于前负荷的评估，请参阅第十章。

二尖瓣和三尖瓣多普勒血流

通过二尖瓣和三尖瓣的血流是舒张功能最常用的测量方法。然而，基于房室瓣多普勒血流指标的敏感性和特异性较差。房室瓣的多普勒频谱呈M形（图8-10），有两个血流波形：早期被动充盈（E峰）和心房收缩（A峰）。E峰和A峰血流模式不仅取决于心室舒张功能，还取决于其他因素，如年龄、前负荷、心房功能、心率和房室瓣功能。当心率较快时，两个波形可能会融合。舒张早期松弛异常导致E峰血流减少、A峰血流增加。另一方面，顺应性差会导致心房压力升高，从而导致E峰血流增加而非A峰。在成人中，舒张早期功能障碍的特点是松弛异常，导致E/A比值逆转（E < A）[14]。随着舒张功能恶化，顺应性也受到影响，导致左心房压力增加和E值增加。这导致E/A比值恢复正常，尽管舒张功能恶化，E/A比值仍正常称为假性正常化。

技术

体位 患者应取仰卧位。

探头 为了获得更好的空间分辨率，

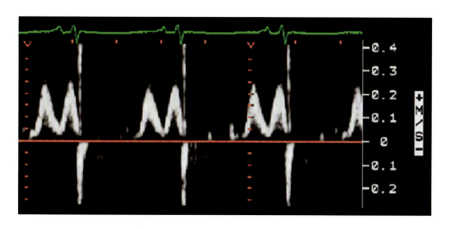

图8-10 典型的二尖瓣和三尖瓣的M型多普勒血流频谱

波形中,第一个峰是E波,早期被动充盈形成;第二个峰是A波,心房收缩引起。

首选高频探头(10～12 MHz)。为了获得最佳的多普勒血流频谱,需使用较低频率的探头(5～8 MHz)。

切面 心尖四腔切面。

步骤 获得心脏四腔切面后,需要关注房室瓣,注意其回声、瓣叶附着点和瓣膜平面(三尖瓣低于二尖瓣)有无异常。接下来,将彩色多普勒取样框放在二尖瓣和三尖瓣口,显示关闭不全的反流或狭窄的湍流。将脉冲波多普勒取样框置于瓣膜平面下方,然后点击PW多普勒按钮首先获得二尖瓣多普勒血流频谱,然后是三尖瓣多普勒血流频谱。

测量 通常测量E峰和A峰血流速度。这些速度及比值(E/A)在早产儿和足月儿中有所不同,并随年龄的变化而变化[15-17]。在年龄较大的儿童中,E/A比值大于1。如上所述,由于心肌不成熟性,新生儿心脏的顺应性低于较大年龄的儿童,导致早期充盈(E)的较少。因此,在新生儿,尤其是早产儿,E/A比值小于1。表8-1显示了早产儿和足月儿在新生儿期和婴儿期的E、A和E/A比值的正常参考值。如果通过瓣膜的血流量增加(例如,前负荷增加或反流)或瓣膜狭窄,峰值血流速度增加。虽然增加前负荷可以提高E波速度,但速度通常不超过1.2 m/s。当E波峰值速度大于1.5 m/s时,应怀疑瓣膜狭窄。

可以从多普勒血流频谱获得的其他有用信息是E波减速时间。随着顺应性恶化,舒张功能减低,E波减速时间缩短。

局限性

房室瓣多普勒血流指标的主要局限性是缺乏特异性。如前所述,通过房室瓣的血流模式和由此产生的多普勒指数不仅受心室松弛和顺应性的影响,还受其他变量的影响,包括负荷条件。此外,随着心室舒张功能不全从轻度进展到中度,心房压力增

表 8-1　早产儿、足月儿在新生儿期和婴儿期的组织多普勒早期被动充盈血流（E）、心房收缩血流（A）和早期被动充盈血流 / 心房收缩血流（E/A）比值的正常值

	年　龄	n	E（cm/s）	A（cm/s）	E/A	作　者
早产儿						
生后早期（天）						
<1 000（g）	13±10	34	32.7±12.3	36.9±10		Schmitz et al.[17]
1 000~1 499（g）	12±9	29	38.5±11.4	43.6±11.8		Schmitz et al.[17]
26~32（周）	14±4	18	31±9	33±7	0.93±0.19	Harada et al.[12,15,24]
32~36（周）	≤4	15	40.1±5.6	43.2±6	0.93±0.03	Kozak-Barany et al.[16]
晚　期（天）						
<1 000（g）	132±33	22	82±14.5	66.5±24.5		Schmitz et al.[17]
1 000~1 499（g）	138±70	25	79±10.9	75.1±10.7		Schmitz et al.[17]
26~32（周）	94±17	18	78±14	61±12	1.29±0.18	Harada et al.[12,15,24]
32~36（周）	30	15	61.5±5.2	56.9±4.8	1.08±0.04	Kozak-Barany et al.
足月儿						
生后早期（天）						
	≤5	19	46.9±5.2	44.3±5.7	1.06±0.05	Kozak-Barany et al.
	7±1	13	58±8	49±10	1.21±0.21	Harada et al.[12,15,24]
	15±14	74	56.2±16.4	5.08±13.9		Schmitz et al.[17]
晚　期（天）						
	30	19	62.8±6.1	56.9±5.4	1.11±0.05	Kozak-Barany et al.
	135±36	28	86.2±10.5	70.6±13.1		Schmitz et al.[17]

加导致 E 波和 A 波速度变化, E/A 恢复到正常模式, 出现如前所述的假性正常化。

组织多普勒

组织多普勒是一种相对较新的舒张功能评估方法。在该方法中,多普勒用于评估心肌运动速度,在舒张期主要反映心肌舒张。与房室瓣血流多普勒指标相比,组织多普勒指标受负荷变化影响较小。组织多普勒有收缩期(S')和舒张期(E'和 A')组成。E'和 A'分别代表舒张早期和晚期,对应于房室瓣流入道的 E 波和 A 波。E'速度减低,E/E'比值增高提示舒张功能不全[1,14]。

在成人中,如果存在其他阳性体征,二尖瓣 E'<10 cm/s 或 E/E' >13 提示舒张功能不全[13]。据报道,E/E'临界值可用于评价先天性心脏病患儿术后的舒张功能,特别是在预测心房压力增高[18,19]。

技术

体位 患者取仰卧位。

探头 为了获得更好的空间分辨率,通常首选高频探头(10 ~ 12 MHz)。然而,为了获得最佳的组织多普勒频谱,则需使用较低频率的探头(5 ~ 8 MHz)。

切面 心尖四腔切面。

步骤 获得心脏四腔切面后,将多普勒取样框置于二尖瓣环外侧,激活超声机器上的组织多普勒模式,可显示典型的组织多普勒曲线图(图 8-11)。由于心肌运动速度值相对较低(远低于房室瓣血流速

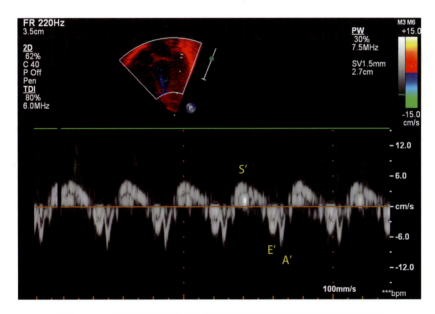

图 8-11 7 日龄极低出生体重儿二尖瓣环外侧的组织多普勒频谱
S'代表左心室(LV)收缩,E'和 A'对应于左心室舒张的早期和晚期。

度），应降低多普勒速度标尺，更好地显示组织多普勒曲线，更准确地测量心肌运动速度（大多数超声心动图仪具有组织多普勒成像的预设条件）。获得四腔切面的直立图像并使超声束平行于心室壁运动方向非常重要。否则，会低估心肌运动速度。组织多普勒取样框也可以置于室间隔和三尖瓣环获得心肌运动曲线。

测量 为了测定舒张功能，需测量 E′和 A′的最大速度。最大 S′速度可用作估测收缩功能。早产儿和足月儿的正常值见表 8-2[20-22]。

局限性

组织多普勒的局限性主要在于将局部运动作为整体舒张功能的预测指标。此外，E′不受负荷变化影响最近受到质疑，因为它会受到前负荷急剧变化的影响。

肺静脉多普勒

肺静脉多普勒血流频谱可用来评估较大儿童和成人的舒张功能。遗憾的是，对于新生儿正常的肺静脉多普勒血流频谱[23-25]以及它在新生儿舒张功能评估中的应用知之甚少[5]。此外，这种舒张功能的评估不仅受负荷变化的影响，PDA 和 PFO 分流量较大时也会影响该方法的准确性。

肺静脉多普勒血流频谱类似于上腔静脉（SVC），由 3 个波形组成：S、D 和 A（图 8-12）。"S"代表收缩期，波形代表收缩期房室瓣水平向心尖部的前向血流。"D"代表舒张期，该波形是舒张早期随着二尖

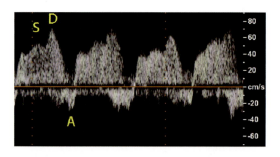

图 8-12 出生 24 小时足月儿的右上肺静脉多普勒图
注意 S、D 和 A 波形。与上腔静脉相似，多普勒血流模式变化很大。因此前向血流似乎是三相波。

瓣开放的前向血流（对应二尖瓣血流的 E 波）。"A"代表心房，波形代表在舒张晚期心房收缩导致的逆向血流（对应于二尖瓣血流的 A 波）。在胎儿期和产后早期，血流是双相的，仅由 S 波和 D 波组成；当心率过快时，S 波和 D 波可融合。此外，在出生后的最初几天，血流可能是连续的。在一项研究中，出生后 1 周血流从连续性变为间歇性，在 D 波后会出现短暂的零血流量；1 个月时血流变为三相，包括 A 波[25]。除了血流频谱形态外，新生儿的肺静脉血流速度峰值也不同于较大年龄的儿童。在最初的几小时内，S 波和 D 波速度可以 >80 cm/s，在随后的几小时和几天内，速度降低到平均约 50 cm/s。1 周到 1 个月时，速度已降至约 40 cm/s，其中 S 波速度略高于 D 波。

在新生儿中，S 波和 D 波峰值速度要么大致相同，要么 S 波略小于 D 波。第一周后，S 波峰值速度可能略高于 D 波。在较大的儿童和成人中，正常的频谱形态是以 S≥D 为特征。如前所述，舒张功能不全

表 8-2 早产儿、足月儿在新生儿期和婴儿期的组织多普勒早期被动充盈血流（E'）与心房收缩血流（A'）正常值

	年龄	二尖瓣			室间隔			三尖瓣			作者
		n	E' (cm/s)	A' (cm/s)	n	E' (cm/s)	A' (cm/s)	n	E' (cm/s)	A' (cm/s)	
早产儿	生后早期（天）										
23～26（周）	7	85	4(4～5)	7(6～8)	88	4(3～5)	6(5～7)	81	5(4～6)	9(8～10)	Di Maria et al.[22]
27～29（周）	7	80	5(4～7)	6(5～8)	85	4(4～5)	6(5～7)	75	6(5～7)	9(8～10)	Di Maria et al.[22]
30～33（周）	7	21	5(5～6)	5(4～7)	22	4(3～5)	6(5～7)	21	5.5 (5～7)	8(7～9)	Di Maria et al.[22]
34.3±1.5	3.8±2.1	20	7.6±1.2	7.3±1.3	20	5.7±0.7	6.2±0.7	20	6.2±1.3	9.4±1.1	Ciccone et al.[22]
	晚期										
23～26（周）	36周 PMA	76	7(6～9)	8 (6～10)	75	6(5～7)	8(6～9)	61	9 (7～11)	11(9～13)	Di Maria et al.[22]
27～29（周）	36周 PMA	66	7(6～9)	9 (7～11)	68	6(5～7)	8 (7～10)	56	9 (7～11)	11(9～13)	Di Maria et al.[22]
30～33（周）	36周 PMA	23	8 (6～10)	7(6～9)	21	6(6～7)	7(6～7)	13	7(5～8)	9(8～11)	Di Maria et al.[22]
足月儿	生后早期（天）										
	<1	130	7.5±1.5	6.2±1.4	130	5.0±1.0	4.9±1.0	130	7.5±1.4	9.2±1.6	Mori et al.[20]
	3.9±2	135	7.7±1.5	6.5±1.2	135	5.4±0.9	5.2±0.9	135	7.5±1.3	9.2±1.5	Mori et al.[20]
	3.8±2.1	33	7.9±1.2	7.3±1.3	33	5.8±0.7	5.9±1.0	33	7.9±1.1	9.5±1.5	Ciccone et al.[21]

数值为中位数（四分位数）或平均值±标准差。

对新生儿肺静脉多普勒血流的影响研究较少。在舒张功能不全的较大儿童和成人中，最初S波超过D波；随着左心房压力的增高，D波将高于S波。另外，A波速度较高或持续时间较长反映左心房压力的增高（在没有二尖瓣疾病的情况下），大多由左心室顺应性降低所致。在成人中，肺静脉A峰持续时间超过二尖瓣A峰的持续时间提示左心室舒张末期压力升高[26]。

技术

体位 患者取仰卧位。

探头 为了获得更好的空间分辨率，通常首选高频探头（10～12 MHz）。然而，为了获得最佳的频谱多普勒频谱，则需使用较低频率的探头（5～8 MHz）。

切面 心尖四腔切面。

步骤 标准心脏四腔切面中识别上肺静脉。结合多普勒超声，右上肺静脉更容易显示；这个切面上声束与血流方向几乎平行（图和视频8-13）。接下来，将多普勒取样容积置于肺静脉进入左心房开口处，激活超声心动图仪上的PW多普勒血流模式。由于肺静脉血流速度低于肺动脉，需要降低血流速度标尺清晰显示肺静脉血流多普勒频谱。此外，由于SVC靠近右上肺静脉，应注意避免取样错误。心尖切面显示不理想时容易出现误测。

测量 为了评估舒张功能，需要测量S波和D波的峰值血流速度。此外，还应测量A波的最大峰值血流速度和持续时间。与SVC相似，肺静脉血流受呼吸影响。因此，在测量S波、D波和A波速度时，需要测量3～5个心动周期取平均值。

局限性

肺静脉多普勒血流评估舒张功能的主要局限性是受负荷变化影响。虽然罕见，但肺静脉狭窄会影响多普勒频谱形态；因此肺静脉狭窄时多普勒频谱不能用于评估舒张功能。此外，二尖瓣功能障碍（尤其是二尖瓣反流）也会影响肺静脉血流形态；但是，除了新生儿窒息外，不合并先天性心脏病的二尖瓣功能障碍并不多见。

■ 整体心肌功能

心肌做功指数

心肌做功指数（MPI），也称为Tei指数，可以评估包括收缩和舒张功能在内的整体心肌功能[27]。Tei指数与心导管术测量的左心室功能指标相关性较好[28]。

近10年来，Tei指数越来越多地用于评

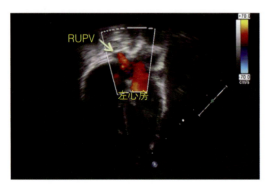

▶ 图和视频8-13　心脏标准四腔切面的彩色多普勒血流图

注意箭头所示右上肺静脉（RUPV）。

估心脏整体功能，并作为早产和足月新生儿的预后判断指标。例如，与传统指标相比，MPI可以更加敏感地反映PDA结扎后心功能的恶化[29]。出生后MPI持续升高可能有助于识别支气管肺发育不良的早产儿[30]。此外，MPI异常可作为新生儿肺动脉高压时右心室功能障碍的指标[31]。MPI与心功能呈负相关：MPI数值越高，心功能越差。MPI是一种快速简便的评估心功能的方法。

然而，与大多数其他心功能指标类似，MPI受心脏负荷变化的影响[32,33]。

技术

体位 患者取仰卧位。

探头 为了获得更好的空间分辨率，通常首选高频探头（10～12 MHz）。然而，为了获得最佳的多普勒频谱，则需使用较低频率的探头（5～8 MHz）。

切面 标准、改良的心尖四腔和五腔切面。

步骤 右心室或左心室均可获得MPI。这是一个简单的比率，由等容收缩时间（IVCT）、等容舒张时间（IVRT）和射血时间（ET）计算得出（图8-14）。有两种方法可以获得这些测值：通过房室瓣/半月瓣的多普勒血流频谱评估，或通过二尖瓣/三尖瓣环的组织多普勒频谱评估。笔者更喜欢用房室瓣和半月瓣的多普勒血流频谱来估测MPI。使用这种方法，无论通过右心还是左心获取多普勒血流，步骤都是一样的。对于左心，获得主动脉多普勒血流频谱，然后记录二尖瓣血流频谱（图8-15）。对于右

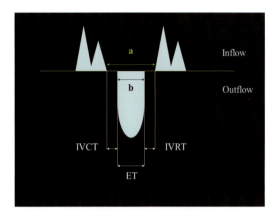

图8-14 流入道和流出道血流脉冲波多普勒频谱示意图

测量等容收缩时间（IVCT）、等容舒张时间（IVRT）以及射血时间（ET）。"a"定义为从一个流入道血流频谱结束到下一个血流频谱开始之间的时间。"b"定义为ET。心肌做功指数（MPI）计算公式为(a−b)/b。参见图8-15和图8-16。

心，同样可以获得肺动脉和三尖瓣多普勒血流频谱。检查时尽量减少对患者的打扰，因为流入道和流出道血流采集时心率的变化会影响时间间期的测量。因此，描记流入道和流出道多普勒血流频谱时心率一致很重要。

或者将多普勒取样容积置于流入道和流出道之间，同时获取2个血流频谱（图8-16）。这种方法虽然解决了心率不一致的问题，但多普勒血流频谱可能不清晰（右心更明显），可能产生其他误差。

测量 对于左心，通过测量主动脉血流的持续时间来记录左心室射血时间。为了计算MPI，该时间段称为b。接下来，记录二尖瓣多普勒血流频谱，从一个二尖瓣血流频谱的结束到下一个频谱开始之间的时间段称为a，包括IVCT、ET（b）和IVRT。因此，a−b将产生IVCT和IVRT的时间和。

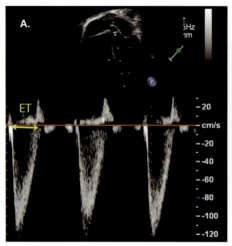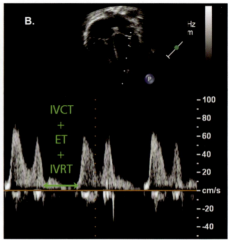

图 8-15 分别测量主动脉和二尖瓣血流频谱计算左心室心肌做功指数（MPI）

A. 射血时间（ET）的测量。B. 从一个二尖瓣血流频谱的结束到下一个二尖瓣血流频谱开始之间的时间间期；包括等容收缩时间（IVCT）、等容舒张时间（IVRT）以及 ET。如果将"a"定义为该时间间期，"b"定义为ET，那么(a−b)/b 将就等于MPI。在本例中，"a"或 IVCT+ET+IVRT 为 0.240秒，"b"或 ET 为 0.187秒，MPI 计算值 0.28。

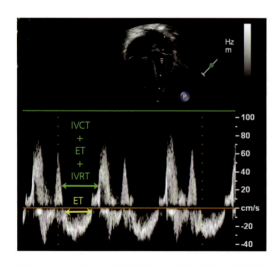

图 8-16 与图 8-8 所示同一患儿和同一时间段，同时显示主动脉和二尖瓣血流频谱计算左心室 MPI

取样框置于二尖瓣和流出道之间，同时获取流入道和流出道多普勒血流频谱。在本例中，"a"或 IVCT+ET+IVRT 为 0.246秒，"b"或 ET 为 0.190秒，MPI 计算值 0.29。

然后可以按如下公式计算 MPI：

$$MPI=(a-b)/b$$

同样，必须确保采集流入道（b）和流出道（a）血流频谱时心率一致。

应用三尖瓣和肺动脉血流时间间期，重复上述步骤可以计算右心 MPI。婴幼儿左心和右心 MPI 正常值分别为 0.33 ± 0.08 和 0.29 ± 0.09[34]。早产、足月新生儿期及其在婴幼儿期的 MPI 正常值基本相似。在血流动力学稳定的早产儿中，发现出生后前3天左心和右心 MPI 的平均值分别为 0.29 ± 0.10（范围 0.04～0.57）和 0.31 ± 0.14（范围 0.06～0.86）。出生后第 4～14天，左心和右心 MPI 分别为 0.34 ± 0.13（范围 0.11～0.66）和 0.31 ± 0.16（范围 0.07～0.95）[1]。

局限性

MPI 的主要局限性在于负荷依赖性。MPI 反映的是心脏的整体功能,并没能将收缩功能与舒张功能区分开。因此,当获得异常 MPI 时,必须使用其他方法来确定是收缩功能不全还是舒张功能不全,抑或收缩与舒张功能都不全。

(朱旭　张玉奇　译)

参考文献

[1] NOORI S, WU T W, SERI I. pH Effects on cardiac function and systemic vascular resistance in preterm infants. J Pediatr, 2013, 162(5): 958-963.

[2] KAMPMANN C, WIETHOFF C M, WENZEL A, et al. Normal values of M mode echocardiographic measurements of more than 2000 healthy infants and children in central Europe. Heart, 2003, 83: 667-672.

[3] ZECCA E, ROMAGNOLI C, VENTO G, et al. Left ventricle dimensions in preterm infants during the first month of life. Eur J Pediatr, 2001, 160: 227-230.

[4] GÜELTAS A, EROĞLU A G. Reference values for echocardiographic measurements of healthy newborns. Cardiol Young, 2012, 22: 152-157.

[5] MERTENS L, SERI I, MAREK J, et al. Targeted Neonatal Echocardiography in the Neonatal Intensive Care Unit: practice guidelines and recommendations for training. Writing Group of the American Society of Echocardiography(ASE) in collaboration with the European Association of Echocardiography (EAE) and the Association for European Pediatric Cardiologists (AEPC). J Am Soc Echocardiogr, 2011, 24: 1057-1078.

[6] URBANOWICZ J H, SHAABAN M J, COHEN N H, et al. Comparison of transesophageal echocardiographic and scintigraphic estimates of left ventricular end-diastolic volume index and ejection fraction in patients following coronary artery bypass grafting. Anesthesiology, 1990, 72: 607-612.

[7] LOPEZ L, COLAN S D, FROMMELT P C, et al. Recommendations for quantification methods during the performance of a pediatric echocardiogram: a report from the Pediatric Measurements Writing Group of the American Society of Echocardiography Pediatric and Congenital Heart Disease Council. J Am Soc Echocardiogr, 2010, 23: 465-577.

[8] ROWLAND D G, GUTGESELL H P. Noninvasive assessment of myocardial contractility, preload, and afterload in healthy newborn infants. Am J Cardiol, 1995, 75: 818-821.

[9] ROWLAND D G, GUTGESELL H P. Use of mean arterial pressure for noninvasive determination of left ventricular end systolic wall stress in infants and children. Am J Cardiol, 1994, 74: 98-99.

[10] IGARASHI H, SHIRAISHI H, ENDOH H, et al. Left ventricular contractile state in preterm infants: relation between wall stress and velocity of circumferential fiber shortening. Am. Heart J, 1994, 127: 1336-1340.

[11] BARLOW A J, WARD C, WEBBER S A, et al. Myocardial contractility in premature neonates with and without patent ductus arteriosus. Pediatr Cardiol, 2004, 25: 102-107.

[12] HARADA K, TAKAHASHI Y, TOYONO M,

et al. Peak systolic stress-rate-corrected mean velocity of fiber shortening in preterm and fullterm infants. Tohoku J Exp Med, 1998, 184: 13-20.

[13] NAGUEH S F, SMISETH O A, APPLETON C P, et al. Recommendations for the Evaluation of Left Ventricular Diastolic Function by Echocardiography: An Update from the American Society of Echocardiography and the European Association of Cardiovascular Imaging. J Am Soc Echocardiogr, 2016, 29: 277-314.

[14] KHOURI S J, MALY G T, SUH D D, et al. A practical approach to the echocardiographic evaluation of diastolic function. J Am Soc Echocardiogr, 2004, 17: 290-297.

[15] HARADA K, TAKAHASHI Y, TAMURA M, et al. Serial echocardiographic and Doppler evaluation of left ventricular systolic performance and diastolic filling in premature infants. Early Hum Dev, 1999, 54: 169-180.

[16] KOZÁK-BÁRÁNY A, JOKINEN E, SARASTE M, et al. Development of left ventricular systolic and diastolic function in preterm infants during the first month of life: a prospective follow-up study. J Pediatr, 2001, 139: 539-545.

[17] SCHMITZ L, STILLER B, PEES C, et al. Doppler-derived parameters of diastolic left ventricular function in preterm infants with a birth weight <1500g: reference values and differences to term infants. Early Hum Dev, 2004, 76; 101-114.

[18] LARRAZET F, BOUABDALLAH K, LE BRET E, et al. Tissue Doppler echocardiographic and color M-mode estimation of left atrial pressure in infants. Pediatr Crit Care Med, 2005, 6: 448-453.

[19] FIGUERAS-COLL M, SANCHEZ-DE-TOLEDO J, GRAN F, et al. Echocardiography in the Assessment of Left Atrial Pressure After Pediatric Heart Surgery: A Comparison Study with Measurements Obtained from Left Atrial Catheter. World J Pediatr Congenit Heart Surg, 2015, 6: 438-442.

[20] MORI K, NAKAGAWA R, NII M, et al. Pulsed wave Doppler tissue echocardiography assessment of the long axis function of the right and left ventricles during the early neonatal period. Heart, 2004, 90: 175-180.

[21] CICCONE M M, SCICCHITANO P, ZITO A, et al. Different functional cardiac characteristics observed in term/preterm neonates by echocardiography and tissue doppler imaging. Early Hum Dev, 2011, 87: 555-558.

[22] DI MARIA M V, YOUNOSZAI A K, SONTAG M K, et al. Maturational Changes in Diastolic Longitudinal Myocardial Velocity in Preterm Infants. J Am Soc Echocardiogr, 2015, 28: 1045-1052.

[23] AGATA Y, HIRAISHI S, OGUCHI K, et al. Changes in pulmonary venous flow pattern during early neonatal life. Br Heart J, 1994, 71: 182-186.

[24] HARADA K, TAKAHASHI Y, SHIOTA T, et al. Changes in transmitral and pulmonary venous flow patterns in the first day of life. J Clin Ultrasound, 1995, 23: 399-405.

[25] HONG Y M, CHOI J Y. Pulmonary venous flow from fetal to neonatal period. Early Hum Dev, 2000, 57: 95-103.

[26] ROSSVOLL O, HATLE L K. Pulmonary venous flow velocities recorded by transthoracic Doppler ultrasound: relation to left ventricular diastolic pressures. J Am Coll Cardiol, 1993, 21: 1687-1696.

[27] TEI C, LING L H, HODGE D O, et al. New index of combined systolic and diastolic myocardial performance: a simple and reproducible measure of cardiac function — a study in normals and dilated cardiomyopathy. J Cardiol, 1995, 6: 357-366.

[28] TEI C, NISHIMURA R A, SEWARD J B, et al. Noninvasive Doppler-derived myocardial performance index: correlation with simultaneous measurements of cardiac catheterization measurements. J Am Soc Echocardiogr, 1997, 10: 169-178.

[29] NOORI S, FRIEDLICH P, SERI I, et al. Changes in myocardial function and hemodynamics after ligation of the ductus arteriosus in preterm infants. J Pediatr, 2007, 150: 597-602.

[30] CZERNIK C, RHODE S, METZE B, et al. Persistently elevated right ventricular index of myocardial performance in preterm infants incipient bronchopulmonary dysplasia. PLoS ONE, 2012, 7: e38352.

[31] PATEL N, MILLS J F, CHEUNG M M H. Use of the myocardial performance index to assess right ventricular function in infants with pulmonary hypertension. Pediatr Cardiol, 2009, 30: 133-137.

[32] LAVINE S J. Effect of heart rate and preload on index of myocardial performance in the normal and abnormal left ventricle. J Am Soc Echocardiogr, 2005, 18: 133-141.

[33] LAVINE S J. Index of myocardial performance is afterload dependent in the normal and abnormal left ventricle. J Am Soc Echocardiogr, 2005, 18: 342-350.

[34] EIDEM B W, MCMAHON C J, COHEN R R, et al. Impact of cardiac growth on Doppler tissue imaging velocities: a study in healthy children. J Am Soc Echocardiogr, 2004, 17: 212-221.

第九章

卵圆孔未闭的分流*

比詹·西亚西

- 引言
- 卵圆孔的解剖与生理
  发育解剖学
  欧氏瓣
  过渡循环期间心房间压力差
- 房间隔超声心动图
  卵圆孔二维超声心动图
  彩色血流和脉冲波多普勒评估通过PFO的分流
- 过渡循环期间心房水平分流
  健康足月新生儿通过PFO的左向右分流
  健康早产新生儿通过PFO的左向右分流
- 合并动脉导管未闭或体肺侧支循环早产新生儿通过PFO的左向右分流
- 评估左向右分流流量
  肺/体循环血流流量比
  彩色多普勒血流直径
- 通过卵圆孔的右向左分流
  检测心房水平右向左分流
  继发于哭泣、Valsalva动作、深吸气的一过性右向左分流
  继发于欧氏瓣冗长的发绀
  继发于持续性肺动脉高压、右心室功能障碍或重症肺部疾病中的右向左分流
- 先天性心脏缺陷新生儿的心房水平分流
- 参考文献

引言

卵圆孔未闭、动脉导管未闭和静脉导管未闭是确保胎儿正常循环的三个重要生理通道。通过卵圆孔的右向左分流增加左心室的输出量,左心室与右心室平行运作

---

* 本书视频可扫码直接获得。

视频二维码

以确保胎儿正常的心输出量。本章重点介绍卵圆孔未闭在胎儿循环中的重要作用，以及在胎儿出生后的作用和影响。值得注意的是，本章不讨论其他类型房间隔缺损造成的分流。这将在第十五章中讨论。

■ 卵圆孔的解剖与生理

发育解剖学

在胎儿早期的心脏发生过程中，心房间隔发育的第一部分被称为原发隔。原发隔起源于共同心房的顶部，并开始将心房分为左右心房。从妊娠第5周开始，原发隔发育并向心内膜垫方向生长[1]。生长中的原发隔与心内膜垫之间逐渐缩小的空间被称为原发孔。在原发孔完全闭合之前，于原发隔的上部又出现一个孔。同时，在原发隔右侧又出现一隔膜，称继发隔或第二房间隔，继发隔发育和延伸，与原发隔的边缘重叠。原发隔和继发隔之间的狭缝状间隙称为卵圆孔（图9-1）。在胎儿期，覆盖卵圆孔的原发隔部分凸入左心房，形成较大的右向左分流。这部分房间隔被称为卵圆孔膜。卵圆孔大小与妊娠9周时下腔静脉大小相同，出生时缩小至40%～55%[2]。小的未闭卵圆孔（PFO）可以在出生后至成年一直保持开放，在对965名心脏正常的患者（所有年龄组）进行尸检发现，其发病率约为27%[3]。在大多数此类病例中，PFO在临床上是隐匿的，但它可以作为成年后矛盾栓塞的重要来源[4]。

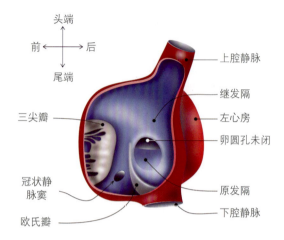

图9-1 超声心动图双腔静脉矢状切面显示卵圆孔和欧氏瓣的示意图

欧氏瓣

欧氏瓣[5]是静脉窦右瓣的残余物。它主要作用于下腔静脉（IVC），将IVC的血流分成两股血流：① 主要将来自静脉导管内的携带相对较高氧含量的血引导至左心房；② 另一部分血流与上腔静脉（SVC）血流汇合，并被引导至右心室。胎儿出生后，随着脐循环的消除和静脉导管的关闭，任何由欧氏瓣导致的通过PFO的右向左分流都会导致动脉血氧饱和度降低和发绀[6]。

过渡循环期间心房间压力差

在胎儿循环期间，右心房压力高于左心房压力，导致通过PFO的大量右向左分流。心房压力包括以下波形：a波，在心房收缩期间产生；c波，在三尖瓣关闭期间产生；v波，在心室收缩心房快速充盈期间产生。在右心房压力描记中，通常a波是3个中最高的,而v波在左心房压力描记中占主导地位。在胎儿期,这些压力在右心房中较高。然而,正常新生儿出生后,随着右心房血流量迅速减少,左心房血流量增加,除了心房收缩期的短暂时期外,左心房压力均超过右心房压力,从而导致左向右分流(图9-2)。

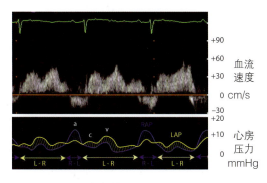

图9-2 卵圆孔未闭的分流方向,以及相应的心房压力波形

R-L,右向左;L-R,左向右;RAP,右心房压力;LAP,左心房压力;a,a波;c,c波;v,心房压v波。

■ 房间隔超声心动图

卵圆孔二维超声心动图

剑突下冠状后切面(图和视频9-3)和剑突下双腔静脉矢状切面(图和视频9-4)是评估房间隔解剖的最佳切面(见第三章)。通常可以从这些切面显示是否存在PFO并测量大小。原发隔和继发隔的重叠在双腔静脉矢状切面中最明显,而两个隔之间的间隙最好在冠状切面显示。因此,从单个切面观测PFO的左向右分流有可能是错误的,特别是没有明显彩色血流通过时。房间隔凸向右心房或左心房可以很好地提示2个心房之间的压力阶差。其他切面,例如胸骨旁长轴切面(图和视频9-5)、心尖四腔切面(图和视频9-6)和胸骨旁短轴切面,因为房间隔与超声束平行或成锐角,导致

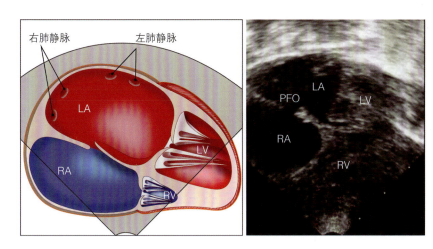

图和视频9-3 房间隔的剑突下冠状位及冠状后切面示意图及超声心动图

PFO:卵圆孔未闭;RA:右心房;LA:左心房;LV:左心室;RV:右心室。

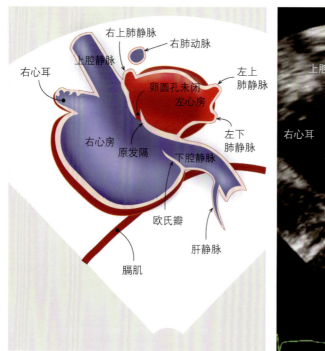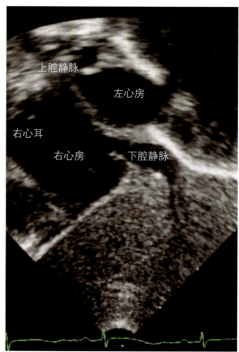

▶ 图和视频9-4　剑突下双腔静脉矢状切面示意图和超声心动图

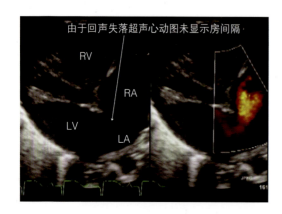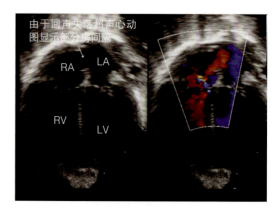

▶ 图和视频9-5　胸骨旁长轴四腔切面

彩色血流多普勒显示心房水平左向右分流。RV：右心室；RA：右心房；LV：左心室；LA：左心房。

▶ 图和视频9-6　心尖四腔切面

由于回声失落，房间隔部分可见，彩色血流多普勒显示通过PFO的左向右分流。RV：右心室；RA：右心房；LV：左心室；LA：左心房。

回波失落,房间隔不能完全显示(虽然部分包含在扫查切面中)。

彩色血流和脉冲波多普勒评估通过PFO的分流

脉冲波多普勒和彩色血流多普勒对于显示通过PFO或房间隔缺损的分流至关重要。当超声波束垂直于房间隔时,房间隔的成像是最好的;与房间隔的成像相反,血流方向应平行于超声束以获得最佳多普勒测量。对于胸骨旁长轴和心尖四腔切面,房间隔与超声束平行或成锐角,导致回声失落,但流向三尖瓣的心房分流可能与超声束平行或成锐角,从而可以很好地显示心房分流(图和视频9-5和图和视频9-6)。剑突下切面心房分流通常与超声束平行或成锐角,可以较好地进行彩色血流多普勒检查判断分流方向。然而,SVC血流与PFO分流速度和方向大致相同,可以掩盖小的心房水平的左向右分流;逐帧回放观察彩色血流图像,来区分小型PFO分流(图和视频9-7)。大的PFO分流通常可以很好地显示,并且易于与SVC血流区分开来(图9-8)。评估静脉血流(包括通过房间隔的分流)时的一个重要条件是将彩色血流增益设置在30~70 cm/s,将多普勒增益范围设置为小于100 cm/s,以检测低速血流。通常,对于低速血流,首选脉冲波多普勒,并选择分流区域为感兴趣区域。

■ 过渡循环期间心房水平分流

健康足月新生儿通过PFO的左向右分流

出生时心房水平可以检测到明显的右向左分流。然而,几乎所有足月新生儿出生1小时后,彩色血流多普勒显示PFO左向右分流为主[7](图9-9)。尽管在所有出生

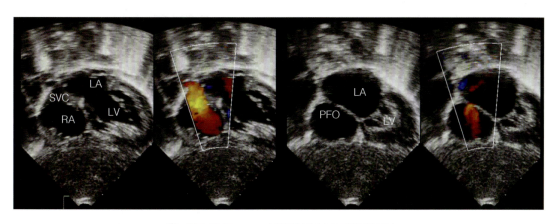

▶ 图和视频9-7 房间隔剑突下冠状后切面

PFO少量左向右分流被上腔静脉(SVC)大量血流掩盖。在右边的图像上,继续向后扫查除外SVC血流,可显示心房水平少量的左向右分流。PFO:卵圆孔未闭;RA:右心房;LV:左心室;LA:左心房。

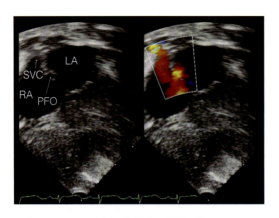

图9-8 房间隔剑突下冠状后切面

尽管存在大量SVC血流,但仍能清晰显示PFO分流。SVC:上腔静脉;RA:右心房;PFO:卵圆孔未闭;LA:左心房。

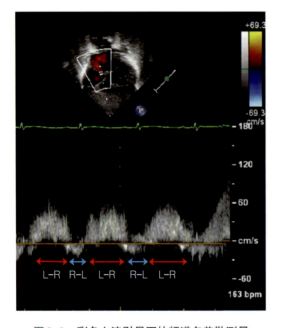

图9-9 彩色血流引导下的频谱多普勒测量

显示心房水平主要的左向右(L-R)和较少的右向左(R-L)分流。

后18天的新生儿中都可以检测到PFO分流[8],但它通常非常细小,出生5天后新生儿50%以上很难检测到[7]。在大多数婴儿中,PFO分流会随着时间的推移而消失;特殊情况下,1岁时仍可检测到[9]。根据尸检研究报告,1岁时卵圆孔未闭的发生率为80%[3]。

健康早产新生儿通过PFO的左向右分流

早产新生儿如果不合并动脉导管未闭(PDA)或严重的肺部疾病,通过PFO的分流与足月新生儿没有太大区别。

合并动脉导管未闭或体肺侧支循环早产新生儿通过PFO的左向右分流

存在明显左向右分流的PDA会增加左心房的血流量,导致其扩张和压力增加,PFO的左向右分流增多(图和视频9-10)。一些早产儿,特别是极低出生体重的婴儿,需要延长辅助通气并增加氧气供给,即使在新生儿期之后,也会存在左向右分流的PFO[10]。在大多数存在明显PFO左向右分流的婴儿中,可能会发现体循环-肺循环侧支血管形成(见第十三章),这将再次导致左心房容量超负荷[11](图和视频9-11,图和视频9-12)。在没有合并PDA或体肺侧支血管的早产新生儿中,可能会检测到通过PFO的微量左向右分流。

■ 评估左向右分流流量

肺/体循环血流流量比

在没有其他心脏分流的情况下,通过

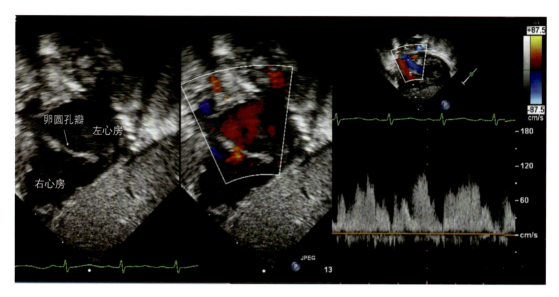

▶ 图和视频9-10 剑突下双腔静脉矢状切面

显示PFO及卵圆孔瓣,心房水平高速左向右分流,峰值流速超过110 cm/s。

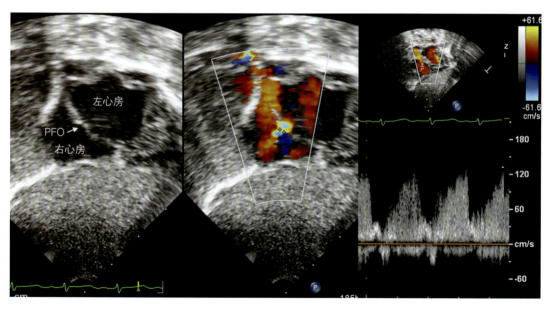

▶ 图和视频9-11 3个月大的极低出生体重婴儿的剑突下双腔静脉矢状切面

患儿存在体肺动脉侧支和PFO(卵圆孔未闭)高速的左向右分流,峰值流速超过130 cm/s。

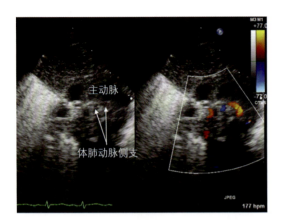

▶ 图和视频9-12　3个月大的极低出生体重婴儿的胸骨上主动脉弓超声心动图切面

显示存在体肺动脉侧支血流。

PFO的左向右分流将增加右心室输出量；由于左心室输出量代表全身输出量，因此比较2个输出量之间的差异将得到通过PFO的左向右分流量。然而，在大多数情况下，存在PDA或其他位置的分流，使这种测量方法不可靠。同时存在PDA和PFO左向右分流时，右心室和左心室输出量均增加，不能通过计算肺循环与体循环血流量比值来估测左向右分流量。

彩色多普勒血流直径

心房水平分流的大小和方向主要取决于左右心室的顺应性、心房间交通的大小、2个心房之间的压力阶差。除了持续性肺动脉高压的新生儿，肺动脉和右心室压力在出生后迅速下降，PFO为左向右分流。成人房间隔缺损的彩色血流束大小已被证明与肺/体循环血流量比值密切相关[12]。在新生儿中应用时应注意以下技术因素：① 由于卵圆孔为椭圆形，扇形切面对彩色血流束大小有显著影响，剑突下冠状切面显示最大的彩色血流束直径（图和视频9-13）。实际操作中可以从所有切面中获取最大直径。② 峰值流速和多普勒增益应针对低速血流进行优化。③ 双向分流时，彩色血流束大小会高估心房水平左向右分流。④ 与成人不同，没有可靠的研究表明彩色血流束大小与新生儿和婴儿早期左向右分流的程度相关。根据经验，出生后有明显左向右分流的早产儿，大多也存在体肺动脉侧支血管，使用肺循环体循环流量比来评估通过PFO的左向右分流毫无意义。初步根据彩色血流宽度来估测通过PFO的L-R分流量：< 1 mm，微量；1~1.9 mm，少量；2~4 mm，中等量；> 4 mm，

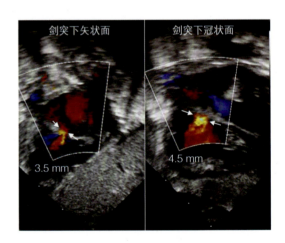

▶ 图和视频9-13　剑突下矢状和冠状切面显示心房水平通过PFO的左向右分流

与矢状面相比，冠状切面显示更宽的彩色分流束。

大量,但该方法需要进一步的研究来验证。

■ 通过卵圆孔的右向左分流

检测心房水平右向左分流

彩色多普勒超声常被用来检测心房水平右向左分流。由于心房水平分流速度较低,彩色多普勒速度范围通常需要降低到50 cm/s以下(图和视频9-14)。也可以通过彩色血流成像引导频谱多普勒检测心房水平右向左分流(图9-2)。右心声学造影也是检测心房水平少量R-L分流的敏感技术:将1 mL生理盐水快速注入外周静脉,同时从心尖四腔切面记录二维超声心动图(图和视频9-15)。

继发于哭泣、Valsalva 动作、深吸气的一过性右向左分流

在呼吸的吸气阶段,由于胸腔内负压增加,流向右心房的全身静脉血流增加。因此,哭闹、Valsalva动作和深吸气结束时,尤其是当它与心房收缩的静脉a波相一致时,通过PFO的右向左分流可能会增加。

继发于欧氏瓣冗长的发绀

少数情况下,新生儿发绀可能继发于欧氏瓣残存。在这种情况下,下腔静脉血流经欧氏瓣通过PFO流向左心房,导致发绀(图和视频9-16)。欧氏瓣冗长常合并于持续性肺动脉高压或其他先天性心脏异常,可加重发绀的程度[13,14]。

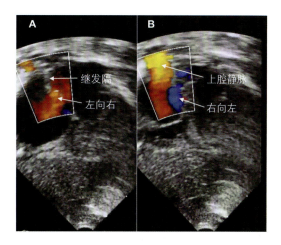

▶ 图和视频9-14　剑突下冠状后切面显示PFO双向分流

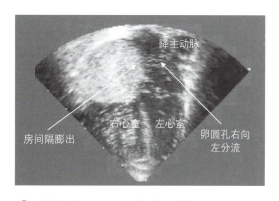

▶ 图和视频9-15　超声造影时的心尖四腔切面

注意房间隔向左膨出,PFO右向左分流,微气泡(造影剂)进入左心房。降主动脉中随后出现微气泡。

继发于持续性肺动脉高压、右心室功能障碍或重症肺部疾病中的右向左分流

健康的足月新生儿中,心房水平右向左分流大约占心动周期的30%左右[7]。大多数患有持续性肺动脉高压(PPHN)的新生儿,PDA主要是右向左分流,但心房水平

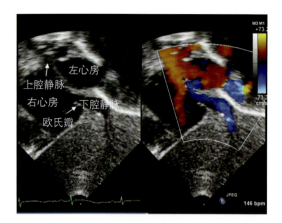

▶ 图和视频9-16 剑突下双腔静脉矢状切面显示欧氏瓣，PFO右向左分流

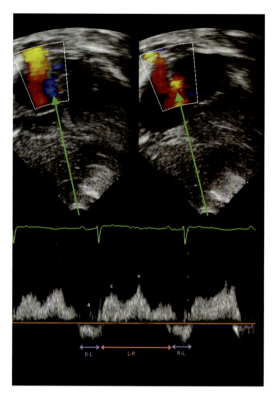

▶ 图和视频9-17 剑突下冠状后切面，彩色多普勒引导下PFO双向分流的二维频谱图像

逐帧回放显示一个非常短暂的右向左分流，一个主要的左向右分流（箭头所示）。

主要是左向右分流，这一点与不合并肺动脉高压的新生儿相同（图和视频9-17）。在这些情况下，右心室功能及其扩张性得以保留。然而，如果严重的PPHN合并右心室心肌功能不全或右心室扩张性降低，心房水平右向左分流增加（图和视频9-18），发绀加重。右心室功能不全可导致大量三尖瓣反流，右心房压力增高，进一步增加右心房向左心房的分流。右心房压力和容量负荷的增加也会导致右心房扩张，房间隔膨向左心房（图9-19），右心房到左心房的分流增加。

患有严重肺部疾病和PPHN需要辅助通气的新生儿可能面临高压设置的不利影响。虽然增加平均气道压力会通过重新打开塌陷的肺泡来改善氧合，但超过了呼吸机设置的最佳水平（这在临床上通常很难识别），实际上会导致氧合恶化，具体表现如下：高压会阻碍静脉回流至右心房，进而减少右心室输出量；高压可能会增加肺血管阻力，导致导管右向左分流进一步增加，从而严重减少肺血流量，导致静脉回流至左心房血流减少。这反过来又会对左心房和右心房压力的平衡产生不利影响，导致右心房到左心房分流增加（图和视频9-20）。在这种情况下，增加容量负荷可以改善静脉回流；降低平均气道压也会改善静脉回流，减少心房水平和动脉导管的右向左分流，增加肺血流量。

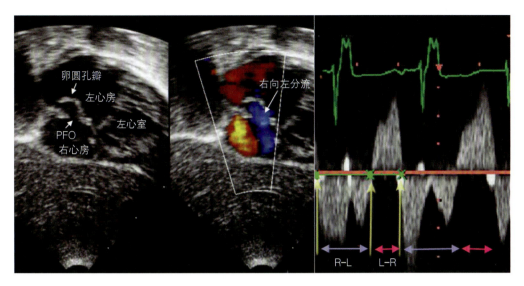

▶ 图和视频9-18 剑突下冠状后切面

彩色血流和频谱多普勒超声显示通过PFO的双向分流,以右向左分流为主。

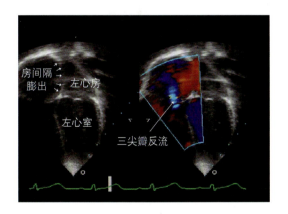

图9-19 心尖四腔切面显示房间隔向左心房膨出和明显的三尖瓣反流

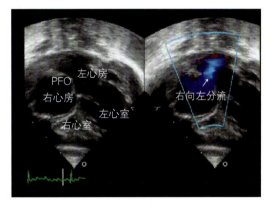

▶ 图和视频9-20 剑突下冠状后切面,高频振荡通气下新生儿心房水平R-L（右向左）分流

■ 先天性心脏缺陷新生儿的心房水平分流

在大多数严重的先天性心脏缺陷中,左向右或右向左的心房分流是整体病理生理学的重要组成部分。这些分流在第十五章中描述。

（尹书月　杨静　译）

参考文献

[1] ROJAS C A, EL-SHERIEF A, MEDINA H M, et al. Embryology and developmental defects of the interatrial septum. AJR, 2010, 195: 1100-1104.

[2] PATTEN B M. Closure of the foramen ovale. Am J Anat, 1931, 48: 19-44.

[3] HAGEN P T, SCHOLZ D G, EDWARDS W D. Incidence and size of patent foramen ovale during the first 10 decades of life: an autopsy study of 965 normal hearts. Mayo Clin Proc, 1984, 59(1): 17-20.

[4] LECHAT P, MAS J L, LASCAULT G, et al. Prevalence of patent foramen ovale in patients with stroke. N Engl J Med, 1988, 318: 1148-1152.

[5] SEHRA R, ENSING G, HURWITZ R. Persistent eustachian valves in infants: course and management in symptomatic patients. Pediatr Cardiol, 1998, 19: 221-224.

[6] RAFFA H, AL-IBRAHIM K, KAYALI M, et al. Central cyanosis due to prominence of the Eustachian and Thebesian valves. Ann Thorac Surg, 1992, 54: 159-160.

[7] HIRAISHI S, AGATA Y, SAITO K, et al. Interatrial shunt flow profiles in newborn infants: a color flow and pulsed Doppler echocardiographic study. Br Heart J, 1991, 65: 41-45.

[8] FUGELSETH D, LINDEMANN R, LIESTØL K. Ultrasonographic study of ductus venosus in healthy neonates. Arch Dis Child, 1997, 77: F131-F134.

[9] HANNU H, PENTTI K, HENRIK E, et al. Patency of Foramen Ovale: does it influence hemodynamics in newborn infants? Early Hum Dev, 1989, 20: 281-287.

[10] EVANS N, IYER P. Incompetence of the foramen ovale in preterm infants supported by mechanical ventilation. J Pediatr, 1994, 125(5 Pt 1): 786-792.

[11] ACHERMAN R J, SIASSI B, PRATTI-MADRID G, et al. Systemic to pulmonary collaterals in very low birth weight infants: color Doppler detection of systemic to pulmonary connections during neonatal and early infancy period. Pediatrics, 2000, 105: 528-532.

[12] POLLICK C, SULLIVAN H, CUJEC B, et al. Doppler color flow imaging assessment of shunt size in Atrial Septal Defect. Circulation, 1988, 78: 522-528.

[13] SEHRA R, ENSING G, HURWITZ R. Persistent Eustacian valves in infants: course and management in symptomatic patients. Pediatr Cardiol, 1998, 19: 221-224.

[14] YASUDA K, IWASHIMA S, SUGIURA H, et al. Intermittent cyanosis due to prominent eustachian valve in a newborn infant. J Matern Fetal Neonatal Med, 2009, 22: 812-815.

第十章

休克、心功能障碍与心力衰竭*

谢哈布·努里、吴太伟

- 引言
- 血压和血流
- 决定心输出量的因素
  前负荷
  心肌收缩力
  后负荷
- 血管扩张性休克
  血管扩张性休克的超声心动图表现
- 心源性休克
  心功能障碍与出生后心血管适应不良
  窒息
  脓毒症
- 低血容量性休克
  低血容量
  心包积液和心包填塞
- 参考文献

■ 引言

休克是以组织灌注不良，供氧减少，进而引起组织缺氧为特征的一种病理生理状态。如果循环障碍时间较长，可引起膜泵功能中断，能量衰竭，无氧代谢产物积累，细胞死亡，最终导致器官衰竭。

在新生儿中，休克可以按照病因（血管扩张性、心源性和低血容量性休克）、发病时间（出生后即刻或过渡期外）和严重程度（代偿性、失代偿性和不可逆性休克）进行分类。本章侧重分析不同发病机制下的休克及其超声心动图表现。理解不同病因引起休克的心血管生理学变化，临床医师能够及时有效地进行相应治疗。

目前，超声心动图对新生儿和婴幼儿早期休克患者的研究数据仍然有限。但是系统地评估心脏功能、前负荷、后负荷和体循环阻

---

* 本书视频可扫码直接获得。

视频二维码

力可以指导临床医师了解心血管损害的潜在原因,并帮助制订基于病理生理学的治疗策略。对于休克患者,超声心动图评估应作为临床评估的辅助手段,但不能替代临床评估。

■ 血压和血流

了解血压和血流之间的相互作用对判断心血管损害的原因非常重要。泊肃叶定律指出,流量与压差和管径呈正比,与流体黏度和血管长度成反比。虽然泊肃叶定律对于理解影响血流的各种因素之间的相互作用具有重要意义,但不适用于临床。相反,用来描述流量与压力之间相互作用的欧姆定律很实用于临床工作。因此:

血压阶差(即平均体循环压-
平均右心房压)=流量 × 体循环血管阻力

在这个公式中,体循环阻力是一个计算因子。因此,通过测量血压和估测心输出量,就可以计算得出体循环阻力。由于心房压不需要常规测量,公式可以改写为:

血压 ∝ 心输出量 × 体循环血管阻力

或 血压=心输出量 × 体循环血管阻力指数

在新生儿重症监护中,会常规测量血压。因此,如果能够正确估算心输出量进而获得体循环血管阻力将显著提高对血流动力学状态的理解。然而,估算心输出量有一定的局限性,尤其是在胎儿通道开放的过渡期(见第七章)。此外,上述测量仅限于主要的中心循环,而对特定器官的血流或微循环状态没有关注。如第七章所述,应用多普勒技术评估供应主要器官的大动脉可以提供有关特定器官血流状态的有用信息。对于微循环的评估,可以使用其他方法,如近红外、可见光,或激光多普勒,或正交偏振光谱成像等[1]。针对这些技术的介绍已超出本书讨论的范围。

■ 决定心输出量的因素

心输出量是每搏量和心率的乘积。每搏量由前负荷、心肌收缩力和后负荷决定。对决定心输出量因素的正确评估可以进一步协助临床医师判断心血管损害的潜在原因(图10-1)。下面将讨论超声心动图对前

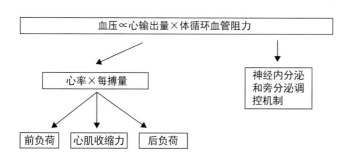

图10-1 血压是心输出量和体循环血管阻力相互作用的产物

对影响血压的相关因素进行评价有助于解释心血管疾病的潜在原因。心输出流是由心率和每搏量决定。心脏前、后负荷及心肌收缩力影响每搏量。

负荷、心肌收缩力和后负荷的评估。需要指出的是,目前针对这些因素在新生儿期对心输出量的影响方面却所知甚少。

前负荷

前负荷是指心肌在收缩之前所遇到的阻力。因此,前负荷可以用心室压或容积来描述。进行超声心动图评估时,前负荷可定义为心室舒张末期的血容量。通过该定义,可以认识到前负荷受许多因素的影响,如循环血容量、心脏的收缩和舒张功能以及心外因素如胸膜腔内压。有关收缩和舒张功能的评价,请参阅第八章。有几项指标目前用于评估前负荷,其中定量指标包括左心房内径与主动脉根部内径的比值(见第十一章)、左心室舒张末期内径(LVIDD)、下腔静脉内径(IVC)、IVC 塌陷率以及定性指标,如目测判断吸气"心室充盈不足"使下腔静脉塌陷。

LVIDD LVIDD 是最常用评价前负荷的指标,它可以通过 M 型或二维超声心动图从胸骨旁短轴或长轴切面测量,测量方法同缩短分数(FS)(见第八章)。3.5 kg 的婴儿 LVIDD 正常值是 18.8 ± 1.7 mm[2]。目前报道的早产儿 LVIDD 值差异很大[3-5]。这种差异可能是由于所研究群体的不同,也可能是由于测量方法不同。在孕周≤30 周而血流动力学稳定的早产儿中,出生后 3 天平均 LVIDD 为 11.9 ± 1.3 mm(范围 8.8 ~ 15.6 mm),出生后 4 ~ 14 天平均 LVIDD 为 11.3 ± 1.3 mm(范围 9.3 ~ 15.6 mm)[5]。

鉴于 LVIDD 与患者体重大小相关,为了使患者之间的 LVIDD 能进行比较,LVIDD 值需要进行体重矫正。从这个角度来讲,进行体重矫正后的 LVIDD(aLVIDD)要比未矫正的 LVIDD 更好,LVIDD 除以体重(kg)可得到 aLVIDD。在孕周<30 周而血流动力学稳定的早产儿中,出生后 3 天 aLVIDD 为 15.2 ± 2.5 mm/kg,出生后 4 ~ 14 天 aLVIDD 为 15.6 ± 2.3 mm/kg。如第十一章中所讨论的,心脏的大小和重量并不是完全呈正相关(即体重增加 1 倍,心脏的大小并不增加 1 倍)。因此,最好用心脏固有结构,如主动脉根部直径进行矫正。但这样又会引起另一个潜在的误差。

IVC 内径和塌陷率 人体血容量状态影响 IVC 内径(图和视频 10-2,图和视频 10-3),血容量减低时,IVC 内径变小。自主呼吸患者,吸气时下腔静脉出现塌陷。IVC 的内径通常在肋下纵切面(矢状位)临近膈肌下方,测量其与肝静脉连接后的内径。为

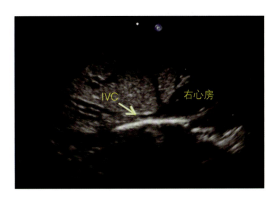

▶ 图和视频 10-2 产后第一天乳酸酸中毒的早产儿出现下腔静脉(IVC)塌陷,提示前负荷低

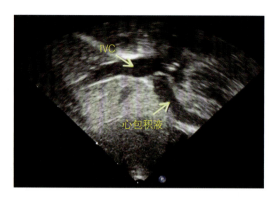

图和视频 10-3　下腔静脉(IVC)内径增宽常提示患儿液体负荷增大，但本例 IVC 增宽是由于心包积液所致的心包压力增大

了使 IVC 的内径更有价值，它需要经心脏其他结构进行矫正。在年龄较大的儿童和成人，可将 IVC 内径除以主动脉(AO)内径，其中 AO 与 IVC 应在相同切面测量。文献报道 IVC/AO 比值是评估儿童脱水和成人感染性休克时容量状态的有效参数[6,7]。另一种用 IVC 直径测量流体力学状态的方法是塌陷率：(呼气相直径-吸气相直径)/呼气相直径。由于吸气时 IVC 易出现塌陷，当循环血容量减少时这种塌陷就更加显著。在成年人，目测随呼吸变化 IVC 内径也有助于评估容量状态[8]。然而，上述测量方法或指标在新生儿中还没有得到验证，因而它们的价值尚不清楚[9]。影响 IVC 内径和塌陷率的因素除血容量外，还有心功能、心包和胸膜腔压、正压通气等。

心肌收缩力

可以不考虑心室前负荷和后负荷，单用心肌纤维缩短来描述心肌收缩力。负荷依赖的心肌收缩力测量包括 FS 和经心率矫正的周向纤维缩短速度(VCF_C)。或者心肌收缩力可定义心肌在调整前负荷和后负荷变化时的收缩力。这是真正的或不依赖于负荷的收缩性。应力-速度指数，即 VCF_C 和室壁应力之间的关系，被认为相对不依赖负荷的指标。无论是负荷依赖性，还是非负荷依赖性的心肌收缩力评价指标都提供了重要的临床相关信息。负荷依赖性指标可帮助临床医师了解心肌如何在当前负荷条件下工作；非负荷依赖性指标可以帮助临床医师判断心血管异常是否由于心肌本身的收缩力障碍而导致(而与前负荷或后负荷异常无关)。本书第八章中对每种评价方法的优缺点以及相关测量技术进行了详细讨论。

后负荷

在第八章讨论了左心室壁应力(WS)，它是后负荷的一种测量指标，WS 与左心室内径和压力呈正相关，与室壁厚度呈负相关(依据拉普拉斯定律)。WS 随心动周期发生周期性变化，收缩末期 WS 认为是后负荷的最佳指标。图 10-4 为左心室内径和室壁厚度对 WS 的影响。在相同血压条件下，继发于心力衰竭的心脏扩大或扩张型心肌病的患者，其后负荷比心室正常的患者显著增加。同时，在同等血压条件下，心肌肥厚或心室容量小的患者后负荷较低。当心室大小和厚度相同时，如果血压越高，后负

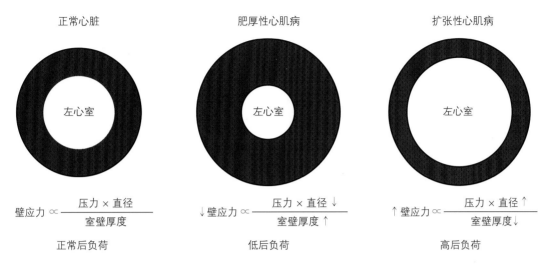

图10-4 收缩末期室壁应力被认为是测量后负荷很好的指标

左心室壁应力与左心室内径和左心室压力呈正相关（左心室压力与全身血压相关），与左心室壁厚度成反比。在肥厚性心肌病患者中，后负荷较低导致高动力状态，相反扩张型心肌病患者的后负荷增高进而损害了心脏收缩功能。

荷越大。明确SVR和后负荷的关系很重要，虽然两者相关（主要通过SVRs对血压的影响），但并不相同，也不应互换使用（更多讨论请参见第八章中的"壁应力"）。

■ 血管扩张性休克

正常的血管张力是通过无数细胞信号维持的，这些信号可以是激素、神经元或局部信号。这些介质通过第二信使或直接激活酶诱导细胞内钙离子含量的变化来调节血管张力。大多数参与调节血管张力的介质，如一氧化氮，也在血管扩张性休克的发病机制中发挥作用。在生理条件下，血管扩张和血管收缩力之间存在平衡。在病理状态下时，可能更倾向于血管过度收缩，而非血管扩张。

新生儿期可能导致血管扩张性休克的疾病包括败血症、呼吸窘迫综合征、坏死性小肠结肠炎和绝对或相对肾上腺发育不良。此外，由于其他原因所引起的长时间严重休克，也可导致外周血管扩张而引起血管扩张性休克。

临床上，血管扩张性休克的特点是低血压、四肢温红、洪脉、毛细血管再充盈时间相对较短。

血管扩张性休克的超声心动图表现

血管扩张性休克的超声心动图表现取决于机体代偿情况。在没有代偿时，可表现为继发的静脉回流减少和由于血液再分布（即前负荷减少）导致的容量状态相对不足。然而，在新生儿人群中，经常遇到一定程度的心肌高动力和高心输出量。尽管心输出量增高但计算出的SVR很低,血压也很低（不完全代偿）（图和视频10-5）。根据血管扩张性休克的原因和休克期的不同,心肌收缩力也可能受到影响。例如,在感染性休克晚期,超声心动图可表现为FS和(或)应力-速度指数明显减低。

及时发现感染性休克会降低死亡率[10]。关于新生儿休克时心功能的资料有限[11,12]。一项研究发现,患有败血症的早产儿心输出量高但血管阻力低[12]。虽然总体上存活者维持住了心输出量,并轻度提高SVR,但个体患者之间仍存在显著的血流动力学差异。死亡病例的心输出量下降,SVR突然上升。目前尚不清楚心输出量的下降是否是SVR过度增加的结果,或者SVR的上升是机体在低心输出量情况下维持灌注压力的最后努力。

■ 心源性休克

在极早产儿中,心功能障碍可由过渡期的适应不良、围生期抑郁或感染性休克引起。所有这些因素都可能导致心源性休克。休克的潜在原因是心脏泵衰竭,也可能与其他病理生理有关,如血管扩张,如感染性休克。在本章中,将不讨论其他引起心源性休克的原因,例如先天性心脏病、心肌病和心律失常等。

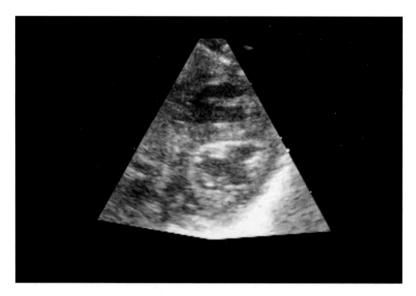

▶ 图和视频10-5　胸骨旁短轴切面显示低血压伴有坏死性小肠结肠炎的早产婴儿接受大剂量多巴胺治疗时心肌高动力状态

尽管心输出量高于正常范围［250 mL/(kg·min)］,但患儿出现严重低血压。这表明尽管心输出量有一定程度的代偿性增加,但严重的病理性外周血管扩张导致低血压。

心功能障碍与出生后心血管适应不良

在人体发育的不同阶段，心肌收缩所涉及的心肌细胞、机制和功能上有着显著差异。这也解释了早产儿、足月儿和成人心脏收缩力差异的原因。在胎儿时期和出生时，未成熟的心肌细胞体积较小，呈球形，含水量较高，单位横截面的收缩成分和肌原纤维含量较低。无序的肌原纤维方向和内部细胞成分也会导致收缩变慢和效率降低。此外，未成熟的心肌细胞收缩主要是依赖细胞外钙离子通过L型钙通道流入心肌细胞内实现。未成熟的心肌细胞较高的细胞表面积与体积比可弥补发育不全的T小管系统。相比之下，成熟心肌细胞的L型钙通道仅作为更成熟的肌浆网释放钙信号的触发器，发育成熟的肌浆网用于收缩。这些在心脏发育过程中的分子和结构变化可能解释不成熟心脏应对前负荷或后负荷急性变化的能力较低。如图10-6所示，年龄较大的儿童同新生儿相比，心脏收缩力与后负荷之间的关系存在差异[13]。与年龄较大的儿童相比，随着新生儿壁应力（一种后负荷参数）增加，VCF_C（一种收缩指标）下降更显著。这种心肌对后负荷的高度敏感性可解释早产儿出生后立即发生休克后发展为脑出血的可能发病机制。随着脐带夹闭及从低阻力胎盘循环的脱离，新生儿SVR突然增加，引起左心室后负荷增加并影响左心室输出量。当用上腔静脉血流（SVC）替代体循环血流和脑血流时，低SVC流量

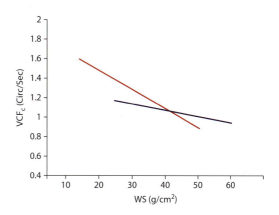

图10-6 蓝线表示在正常儿童经心率矫正的周向收缩速度（VCF_C，心肌收缩力）和室壁应力（WS，后负荷）间呈反比关系

新生儿回归线（红色）的y轴截距比年龄较大的儿童高，斜率也更陡。或者说，当心肌收缩状态处于较高水平时，随着后负荷的增加，未成熟心肌的收缩力下降幅度大于年长儿童。（引自 ROWLAND D G, GUTGESELL H R, Noninvasive assessment of myocardial contractility, preload, and afterload in healthy newborn infants. Am J Cardiol, 1995, 75(12): 818-821.）

的早产儿组VCFc和WS的相关曲线很陡直[14]。这表明，新生儿对后负荷的高敏感性与体循环流量减低有关，并可能导致一部分极早产儿出生后立即出现的低心排状态。由于低心排量和低SVC流量与脑室周围和脑室内出血的发病机制有关[15,16]，并且SVC血流减低预示着神经发育较差，因此这类心肌功能障碍的识别十分重要[17]。

窒息

围生期存在缺血缺氧性损伤的新生儿可出现心源性休克。由于以下几个原因，此时心肌功能障碍产生的原因较难准确判断。首先，窒息的潜在病因可能掩盖和延

迟临床发现心肌功能障碍，因为代谢性酸中毒可能被归因于窒息所致。其次，机体为维持灌注压而代偿性增加SVR，可使机体在心输出量低、器官血流量差的情况下仍能保持血压在正常范围内（图和视频10-7）。因此，常规应用超声心动图评估心功能有助于早期发现心源性休克[18]。此外，超声心动图有助于指导心血管疾病支持治疗和选择血管活性药物，以及处理通常与围生期缺氧缺血性损伤相关的肺动脉高压。

心功能障碍在新生儿窒息中相当常见[19]。大约1/3的窒息患儿可有心脏受累的临床或心电图证据[20,21]。然而，超声心动图检测出心功能障碍的发生率文献报道不一。一般来说，心肌收缩功能的测量值如缩短分数（SF）和VCFc预计会低于正常值。同样，心源性休克时左心室输出量（LVO）也会减低。相反，SVR可能因损伤的阶段和严重程度、神经激素代偿水平以及持续性酸中毒和缺氧的程度而显著不同，可以增高、正常或减低。此外，窒息的患儿还常存在肺动脉高压的表现（右向左分流的PDA和（或）PFO、三尖瓣反流压差增高、右心室输出量减少、室间隔平直或向左心室侧膨隆）。

有些研究表明在窒息的情况下，FS显著降低，而有些研究却认为FS在反映心肌受累时价值较低[22-26]。同样，并非所有研究都观察到窒息患儿的LVO减低。最近的研究表明，在检测窒息新生儿心肌功能障碍时，组织多普勒指数可能比传统的超声心动图测量（如M型或二维）更敏感。例如在窒息新生儿中，二尖瓣环收缩速度、心肌收缩峰值应变和应变率均减低，甚至当FS和其他传统的收缩功能的测量结果仍处在正常范围时，这些指标已出现减低[26,27]。然

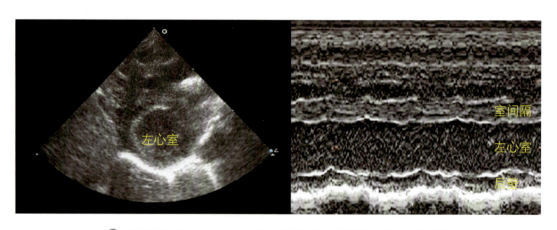

图和视频10-7　Apgar评分很低的早产儿胸骨旁左心室短轴切面

M型和二维视频显示室间隔（IVS）和左心室后壁（LVPW）运动幅度减低。患儿虽然心输出量极低［50 mL/(kg·min)］，但由于系统血管阻力的代偿性增加维持了患儿正常血压。这可能会导致患儿虽然存在明显循环损伤，但临床仍得出血流动力学稳定的错误结论。

而，这些新方法仍需要进一步的研究来确定其临床意义。同样，一些生物标志物如肌钙蛋白I和T也是如此，它们可能比超声心动图更敏感[23,24,27]，但它们在指导心血管支持治疗和护理方面的相关性尚不清楚。

窒息对大脑前动脉和中动脉多普勒参数的影响是可变的。大多数研究显示，出生后第一天血流量指数增加，重症病例增加更明显[28-30]。其他研究则得出相反的结果[25]。这些研究的差异可能（至少部分）是由于窒息的定义、疾病的严重程度和阶段以及研究时间的不同；一般来说，初期缺血后会经历血流增加的再灌注阶段。此时，脑血流的增加或减少可能取决于心肌受累程度、代谢紊乱程度，以及大脑自动调节能力的损伤程度。

脓毒症

如前所述，脓毒性休克除了导致病理性血管扩张外，还会影响心肌功能。尽管心肌缺血可能对心肌功能有一定的影响，但心肌收缩功能降低及心功能障碍主要是由于细胞因子介导的心肌抑制[31,32]。脓毒症相关心肌功能障碍引起的心源性休克是否在新生儿人群中普遍存在目前尚不清楚。在年龄较大的儿童中，与医院获得性感染性休克中的高心输出量和低SVR（血管扩张性）休克相比，低心输出量和高SVR（心源性休克）是社区获得性脓毒性休克的主要表现[33]。

在评估严重脓毒症或脓毒性休克的婴儿时，除了估计心输出量和SVR外，还应评估心肌功能。在感染性休克的患儿中，常规的收缩功能指标（如SF）仍处在正常范围，但一些新的更敏感的指标如心肌应变已经出现减低[34,35]。

■ 低血容量性休克

低血容量

在儿科人群中，休克的治疗通常以纠正循环血量失衡为中心，并进行经验性液体复苏。虽然低血容量可能是大多数儿童休克的病因，但在新生儿中并不常见。在急性胃肠液流失（呕吐、腹泻）、急性失血（子宫破裂、手术失血、胎盘早剥）、经皮失水或尿量增加（尿崩症）的情况下，可发生低血容量性休克，应进行液体复苏治疗。在临床上，严重的低血容量可导致前负荷降低，心输出量从而减少（Frank-Starling曲线的陡峭部分）。心输出量的减少是由于每搏量减少所致。由于主动脉弓和颈动脉窦的压力感受器牵张不充分，交感神经活动增加，从而导致周围血管的代偿性收缩（增加前负荷）和心率增快（维持足够的心输出量）。婴儿表现为四肢冷、苍白、心率快、血压低。

超声心动图表现包括低前负荷、低心输出量的证据，以及在更极端的情况下，由于心肌拉伸不良而导致的低SF（Frank-Starling机制）。

心包积液和心包填塞

心包积液可以是医源性的，也可以是

由许多病理如感染性和自身免疫机制引起的。在新生儿中，常见的心包积液的原因包括胎儿水肿，中心静脉导管的并发症，以及心包切开术后综合征。心包积液是否导致心包填塞取决于几个因素，包括积液的量和积液增长的速度。临床上，大量心包积液导致的心包填塞，其特征是低血压伴低脉压差（由于每搏量减小）、心音遥远和奇脉。超声心动图很容易诊断心包积液（图和视频10-8，图和视频10-9）。然而，超声心动图诊断心包填塞需要丰富的临床经验。心包积液可从胸骨旁、心尖和剑突下切面进行评估。目前还没有测量积液量的标准方法。为了保证一致性，建议采用二维模式，在舒张末期剑突下切面测量从心外膜表面到积液最深处的距离[36]。其他切面也可以进行积液测量，只要在舒张末期在同一切面

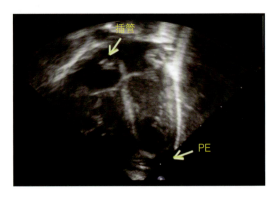

▶ 图和视频10-9　与视频10-8为同一患儿，经调整插管（Cannula）位置12小时后，心包积液（PE）几乎完全吸收

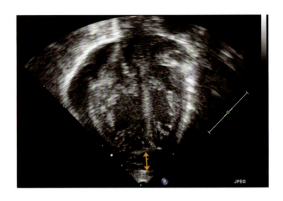

图10-10　箭头显示在心尖切面测量心包积液量

任何二维切面心包积液测量都仅作为一个粗略的估计，因为不同切面的心包积液量的变化可能存在显著差异（比较视频10-7和视频10-8）。

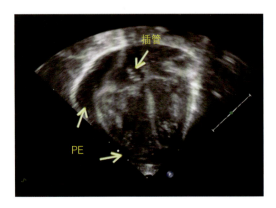

▶ 图和视频10-8　胎粪吸入综合征的足月婴儿放置静脉-静脉体外膜肺氧合数小时后，心尖切面探及心包积液（PE）

注意插管位置进入右心房位置较深，可能推压右心房壁，引起心包积液。

同一区域测量即可（图和视频10-9）。当存在明显的心包积液时，心包压力升高可导致IVC扩张（图和视频10-3）。然而，IVC扩张在其他情况下也可能发生，并非一种特异性征象。心包填塞包括收缩早期右心房塌陷，舒张期右心室塌陷，二尖瓣和三尖瓣血流频谱随呼吸变化而明显变化。在自

主呼吸的患儿，吸气时二尖瓣和三尖瓣峰值E波平均分别下降8%和增加26%[37]。然而，在机械通气的婴儿中，二尖瓣和三尖瓣流速很难解释。

（孙妍　马宁　译）

参考文献

[1] NOORI S, SERI I. Evidence-based versus pathophysiology based approach to diagnosis and treatment of neonatal cardiovascular compromise. Semin Fetal Neonatal Med, 2015, 20: 238-245.

[2] KAMPMANN C, WIETHOFF C M, WENZEL A, et al. Normal values of M mode echocardiographic measurements of more than 2000 healthy infants and children in central Europe. Heart, 2000, 83: 667-672.

[3] HARADA K, TAKAHASHI Y, TAMURA M, et al. Serial echocardiographic and Doppler evaluation of left ventricular systolic performance and diastolic filling in premature infants. Early Hum Dev, 1999, 54: 169-180.

[4] ZECCA E, ROMAGNOLI C, VENTO G, et al. Left ventricle dimensions in preterm infants during the first month of life. Eur J Pediatr, 2001, 160: 227-230.

[5] NOORI S, WU T W, SERI I. pH effects on cardiac function and systemic vascular resistance in preterm infants. J Pediatr, 2013, 162(5): 958-963.

[6] CHEN L, KIM Y, SANTUCCI K A. Use of ultrasound measurement of the inferior vena cava diameter as an objective tool in the assessment of children with clinical dehydration. Acad Emerg Med, 2007, 14: 841-845.

[7] SCHEFOLD J C, STORM C, BERCKER S, et al. Inferior vena cava diameter correlates with invasive hemodynamic measures in mechanically ventilated intensive care unit patients with sepsis. J Emerg Med, 2010, 38: 632-637.

[8] WEEKES A J, TASSONE H M, BABCOCK A, et al. Comparison of serial qualitative and quantitative assessments of caval index and left ventricular systolic function during early fluid resuscitation of hypotensive emergency department patients. Acad Emerg Med, 2011, 18: 912-921.

[9] LOPEZ L, COLAN S D, FROMMELT P C, et al. Recommendations for quantification methods during the performance of a pediatric echocardiogram: a report from the Pediatric Measurements Writing Group of the American Society of Echocardiography Pediatric and Congenital Heart Disease Council. J Am Soc Echocardiogr, 2010, 23: 465-577.

[10] DAVIS A L, CARCILLO J A, ANEJA R K, et al. American College of Critical Care Medicine Clinical Practice Parameters for Hemodynamic Support of Pediatric and Neonatal Septic Shock. Cri Care Med, 2017, 45: 1061-1093.

[11] SAINI S S, KUMAR P, KUMAR R M. Hemodynamic changes in preterm neonates with septic shock: a prospective observational study. Pediatr Crit Care Med, 2014, 15: 443-450.

[12] DE WAAL K, EVANS N. Hemodynamics in preterm infants with late-onset sepsis. J Pediatr, 2010, 156: 918-922, 922. e1.

[13] ROWLAND D G, GUTGESELL H P. Noninvasive assessment of myocardial contractility, preload, and afterload in healthy

newborn infants. Am J Cardiol, 1995, 75: 818-821.

[14] OSBORN D A, EVANS N, KLUCKOW M. Left ventricular contractility in extremely premature infants in the first day and response to inotropes. Pediatr Res, 2007, 61: 335-340.

[15] KLUCKOW M, EVANS N. Low superior vena cava flow and intraventricular haemorrhage in preterm infants. Arch Dis Child Fetal Neonatal Ed, 2000, 82: F188-F194.

[16] NOORI S, MCCOY M, ANDERSON M P, et al. Changes in cardiac function and cerebral blood flow in relation to peri/intraventricular hemorrhage in extremely preterm infants. J Pediatr, 2014, 164: 264-270.

[17] HUNT R W, EVANS N, RIEGER I, et al. Low superior vena cava flow and neurodevelopment at 3 years in very preterm infants. J Pediatr, 2004, 145: 588-592.

[18] KLUCKOW M. Functional echocardiography in assessment of the cardiovascular system in asphyxiated neonates. J Pediatr, 2011, 158: e13-e18.

[19] ARMSTRONG K, FRANKLIN O, SWEETMAN D, et al. Cardiovascular dysfunction in infants with neonatal encephalopathy. Arch Dis Child, 2012, 97: 372-375.

[20] MARTÍN-ANCEL A, GARCÍA-ALIX A, GAYÁ F, et al. Multiple organ involvement in perinatal asphyxia. J Pediatr, 1995, 127: 786-793.

[21] KANIK E, OZER E A, BAKILER A R, et al. Assessment of myocardial dysfunction in neonates with hypoxic-ischemic encephalopathy: is it a significant predictor of mortality? J Matern Fetal Neonatal Med, 2009, 22: 239-242.

[22] BARBERI I, CALABRÒ M P, CORDARO S, et al. Myocardial ischaemia in neonates with perinatal asphyxia. Electrocardiographic, echocardiographic and enzymatic correlations. Eur J Pediatr, 1999, 158: 742-747.

[23] SZYMANKIEWICZ M, MATUSZCZAK-WLEKLAK M, HODGMAN J E, et al. Usefulness of cardiac troponin T and echocardiography in the diagnosis of hypoxic myocardial injury of full-term neonates. Biol Neonate, 2005, 88: 19-23.

[24] COSTA S, ZECCA E, DE ROSA G, et al. Is serum troponin T a useful marker of myocardial damage in newborn infants with perinatal asphyxia? Acta Paediatr, 2007, 96: 181-184.

[25] LIU J, LI J, GU M. The correlation between myocardial function and cerebral hemodynamics in term infants with hypoxic-ischemic encephalopathy. J Trop Pediatr, 2007, 53: 44-48.

[26] NESTAAS E, STØYLEN A, BRUNVAND L, et al. Longitudinal strain and strain rate by tissue Doppler are more sensitive indices than fractional shortening for assessing the reduced myocardial function in asphyxiated neonates. Cardiol Young, 2011, 21: 1-7.

[27] WEI Y, XU J, XU T, et al. Left ventricular systolic function of newborns with asphyxia evaluated by tissue Doppler imaging. Pediatr Cardiol, 2009, 30: 741-746.

[28] VAN BEL F, VAN DE BOR M, STIJNEN T, et al. Cerebral blood flow velocity pattern in healthy and asphyxiated newborns: a controlled study. Eur J Pediatr, 1987, 146: 461-467.

[29] LEVENE M I, FENTON A C, EVANS D H, et al. Severe birth asphyxia and abnormal cerebral blood-flow velocity. Dev Med Child Neurol, 1989, 31: 427-434.

[30] ILVES P, TALVIK R, TALVIK T. Changes in Doppler ultrasonography in asphyxiated term infants with hypoxic-ischaemic encephalopathy. Acta Paediatr, 1998, 87: 680-684.

[31] COURT O, KUMAR A, PARRILLO J E, et al. Clinical review: Myocardial depression in sepsis and septic shock. Crit Care, 2002, 6: 500-508.

[32] JOULIN O, PETILLOT P, LABALETTE M, et al. Cytokine profile of human septic shock serum inducing cardiomyocyte contractile dysfunction. Physiol Res, 2007, 56: 291-297.

[33] BRIERLEY J, PETERS M J. Distinct hemodynamic patterns of septic shock at presentation to pediatric intensive care. Pediatrics, 2008, 122: 752-759.

[34] FENTON K E, SABLE C A, BELL M J, et al. Increases in serum levels of troponin I are associated with cardiac dysfunction and disease severity in pediatric patients with septic shock. Pediatr Crit Care Med, 2004, 5: 533-538.

[35] BASU S, FRANK L H, FENTON K E, et al. Two-dimensional speckle tracking imaging detects impaired myocardial performance in children with septic shock, not recognized by conventional echocardiography. Pediatr Crit Care Med, 2012, 13: 259-264.

[36] MERTENS L, SERI I, MAREK J, et al. Targeted neonatal echo-cardiography in the neonatal intensive care unit: practice guidelines and recommendations for training. Writing Group of the American Society of Echocardiography (ASE) in collaboration with the European Association of Echocardiography (EAE) and the Association for European Pediatric Cardiologists (AEPC). J Am Soc Echocardiogr, 2011, 24: 1057-1078.

[37] RIGGS T W, SNIDER A R. Respiratory influence on right and left ventricular diastolic function in normal children. Am J Cardiol, 1989, 63: 858-861.

第十一章

动脉导管未闭*

谢哈布·努里

- 引言
- PDA 的血流动力学影响
  - 心功能
  - 肺血流
  - 脑血流
  - 肠系膜上动脉和腹腔动脉血流
  - 肾血流
- PDA 结扎对血流动力学的影响
  - 对心脏的影响
  - 对脑血流的影响
  - 对其他器官血流的影响
- 超声心动图评价有血流动力学意义的
  PDA 的指标
  - 具有血流动力学意义的 PDA 的指标
  - PDA 直径
  - PDA 血流频谱模式
  - 左心房与主动脉根部的比值
  - 降主动脉的逆向血流
  - 左肺动脉的舒张期血流
  - 左心室输出量
  - MCA、SMA 及 RA 舒张期血流消失或逆向血流
  - 其他指标
- 参考文献

■ 引言

在本章中，讨论心脏结构正常（合并或不合并卵圆孔未闭）的新生儿中动脉导管未闭（PDA）的影响。重点讨论肺血管阻力相对较低和导管分流方向主要或完全为左向右分流的早产儿。

近来认为，PDA 的有害影响是不言而喻的，所以所有早产儿都需要关闭 PDA。目前主要问题是在此类患儿中关闭 PDA 的

---

* 本书视频可扫码直接获得。

视频二维码

最佳方法，这也是许多随机临床试验的主题[1,2]。然而，在过去的10年中，治疗PDA的方法和根本原因，特别是针对是否结扎，受到质疑。目前的趋势建议对PDA不采用激进的药物和手术治疗。这就使得识别具有血流动力学意义的动脉导管未闭（hsPDA）变得非常重要。在本章中，将回顾PDA及其结扎对血流动力学的影响，然后详细描述有助于识别hsPDA的超声心动图指标。最后，将简要讨论在肺动脉高压情况下使用PDA血流估测肺血管阻力。

■ PDA的血流动力学影响

心功能

存在左向右分流的PDA时，肺血流量增加，导致肺静脉回流到左心房（LA）的血流增加。如果卵圆孔未闭（PFO）无明显分流，左心房容积的增加可增加左心室（LV）前负荷（见下文）。根据Starling曲线，左心室前负荷的增加将增加每搏输出量[3-6]。然而，PFO可以通过降低LA压力显著改变PDA对左心室每搏输出量的影响。事实上，在存在显著的PFO（直径>4 mm）时，尽管存在显著的左向右PDA分流，右心室输出量（RVO）甚至可以大于左心室输出量（LVO）[7]。尽管未成熟心肌本身比较脆弱以及由于低舒张压可能导致心肌灌注减少，但心肌收缩力似乎不受hsPDA的影响。短时间存在hsPDA（数天），发现反映收缩功能的负荷依赖性指标（LV缩短分数或SF）和非负荷依赖性指标（压力-速度指数）的测值都是正常的[8]。

存在PDA时心率不会改变，因此，LVO的增加只是每搏输出量增加的结果。由于收缩压主要受每搏输出量的影响，而舒张压主要反映全身血管阻力（SVR）的变化，因此PDA相关的每搏输出量增加和SVR降低导致收缩压能够维持或轻度降低，而舒张压显著下降，导致出现较大的脉压，这是hsPDA的特征。然而，在出生后的最初几天，收缩压和舒张压都会受到相同程度的影响，从而保持脉压不变[9,10]。这可能是出生后早期每搏输出量补偿性增加不足和（或）PDA左向右分流量低的结果。在动物实验中，左向右的PDA分流可降低舒张压和平均压，而只有在中等到较大的PDA且左向右分流时，收缩压可降低[4]。

LVO的增加可能会代偿分流，但如下所述，这种代偿可能不够充分，远端器官血流分布往往会发生显著改变。动物研究表明，即使存在小PDA，全身血流也会重新分布[4]。hsPDA的"窃血现象"导致的血流重新分布对各个器官血流的影响各不相同。一般来说，流向大脑的血液比其他器官更有保证。皮肤、骨骼和骨骼肌是最先受到hsPDA不利影响的器官。之后，流向胃肠系统和肾脏的血流也会受到影响。重要的是，器官血流可能会受到影响，但没有任何左心衰竭的迹象[11,12]。

肺血流

肺血流来自RVO和左向右的PDA分

流血流（收缩期和舒张期）。存在 hsPDA 的情况下，全身血流（有效左心输出量）可能会受到影响，导致返回右心的静脉血减少，从而导致 RVO 减少。尽管 RVO 减少，但是存在 PDA 的左向右分流，总肺血流量增加。此外，存在明显的 PFO 或房间隔缺损时，尽管全身静脉血回流减少，RVO 仍能保持不变。事实上，存在明显的 PFO 时，PDA 越粗，RVO 就越大。

脑血流

PDA 对脑血流量（CBF）的影响因人而异，这取决于左心室输出量的代偿性增加和脑血管阻力降低。在大多数患者中，每搏输出量的代偿性增加导致收缩期 CBF 增加[12,13]，而肺动脉"窃血"导致舒张期血流减少、消失或逆向[14,15]。最终结果是血流模式异常，但能够维持正常的 CBF。有趣的是，在一部分婴儿中，大脑中可能存在有效的代偿性血管舒张，这可以通过大脑大动脉正常的舒张期血流频谱来证明。

每搏输出量的代偿性增加是维持 CBF 的关键因素[16]。这种代偿机制可能在出生后的最初几个小时内没有完全起作用。对于足月新生儿，在出生后的前 20 分钟内，大脑中动脉（MCA）的平均流速（CBF 的替代指标）与 PDA 的左向右分流量之间呈明显的负相关[17]。同样，在早产儿出生后的 12 小时内，较大的 PDA 是上腔静脉低血流量的独立预测因子，也是 CBF 的替代指标[18]。换言之，在 LVO 的代偿性增加尚未完全发挥作用之前，PDA 对 CBF 的不利影响在出生后的早期阶段最明显。

肠系膜上动脉和腹腔动脉血流

在存在 hsPDA 的情况下，流向腹部器官的血流量减少。在早产的羊羔，即使小导管的左向右分流也会使流向腹部器官的血流量明显减少[4]。多普勒超声通过显示肠系膜上动脉和腹腔动脉血流频谱进行评估，显示舒张期血流减少、消失或逆向[15,19,20]。尽管 LVO 代偿性增加，但腹部器官血流量仍然减少[12]。因此，LVO 的代偿性增加可维持足够的 CBF（尽管模式异常），但不能维持腹主动脉供血器官的正常血流。有趣的是，在早产的灵长类动物中，不仅空腹状态下肠道血流量的基线下降，而且餐后正常肠道血流量的增加也变得迟钝[21]。

肾血流

与 SMA 相似，肾血流量也受 hsPDA 的影响。舒张期血流消失或逆向使总血流量减少，标志着 hsPDA 对肾动脉血流的影响。

■ PDA 结扎对血流动力学的影响

高达 45% 的接受 PDA 结扎手术的早产儿在术后出现一段时间的心肺功能恶化[22]。这种恶化（以低血压、增加血管升压药和（或）正性肌力药物治疗以及增加呼吸支持为标志）通常在手术后几小时出现，患儿的病情在 24～48 小时有所改善[22-28]。虽然导致这种恶化的确切原因尚不清楚，但与心脏功能障碍和肾上腺功能不全有关，下面将对此进行讨论[22,24,27,29]。

对心脏的影响

结扎PDA后，LV前负荷降低，导致LVO降低。结扎后心率保持不变。因此，LVO的降低完全是由于每搏输出量的降低。在存在PDA的情况下，左心室所抵抗的血管阻力包括全身血管床和肺血管床。结扎PDA后，低阻力肺血管床的作用消失；因此，计算的血管阻力增大。尽管总血管阻力增加，但LV后负荷（由血管壁应力评估）并没有发生改变[24,30]。后负荷没有增加是因为后负荷取决于血压、心室内径和心室壁厚度（见第八章）。因此，由于血管阻力升高导致的血压升高被LV前负荷降低导致的LV内径的减小和心室壁厚度增加所抵消[24]。关于心肌收缩力，总体而言，无论是负荷依赖性指标（SF，周向纤维缩短速度）还是非负荷依赖性指标（应力-速度指数）的测值都没有显著变化[24,30]。在结扎PDA后出现血流动力学不稳定的患者中，一些患者的收缩功能较差（SF和心输出量低），而另一些患者主要是血管舒张，很可能继发于相对肾上腺功能不全[22,29]。一小部分患者结扎PDA后室间隔壁运动幅度明显减低（图和视频11-1、图和视频11-2）[1]。更为常见的是，结扎PDA后即刻测量心肌做功指数（MPI），发现整体心肌功能出现轻微恶化，并在24小时后部分恢复[24]。心肌功能的这种恶化反映了心肌纤维在长时间拉伸后"重置"心肌Starling曲线的设定值，在结扎PDA后，舒张末期心肌纤维长度的减少将导致收缩力的降低。因此，结扎PDA后LVO的减少不仅是由于前负荷的减少，也是短暂的心肌功能障碍的结果。换句话说，结扎PDA后，LVO的降低超出了单独消除动脉水平分流所预期的那样。有趣的是，MPI的变化模式与LVO的变化相似（图11-3）。结扎PDA后最能预测LVO的指标是MPI，而不是前负荷、心肌收缩力或后负荷[24]。MPI可能比传统的心脏功能指标更敏感。同样，LV做功降低定义为LVO<170 mL/(kg·min)，缩短分数<25%，或者收缩压低于3个百分位在PDA结扎后8小时内血流动力学不稳定的患者中普遍存在[27]。

鉴于结扎PDA对心功能影响的复杂性和相当数量的发生率，应用超声心动图评估心血管功能有助于指导临床制订治疗策略。

对脑血流的影响

结扎PDA对CBF的影响取决于结扎前的CBF频谱和结扎PDA后的心血管功能。如前所述，左心室代偿了左向右的PDA分流时，典型大脑中动脉多普勒频谱显示收缩期血流增高和舒张期血流减低、缺失或逆向。结扎PDA后，每搏输出量减少以及随之而来的SVR增加，导致大脑动脉收缩期血流减少而舒张期血流增加。根据收缩期和舒张期血流的相对变化，平均或总血

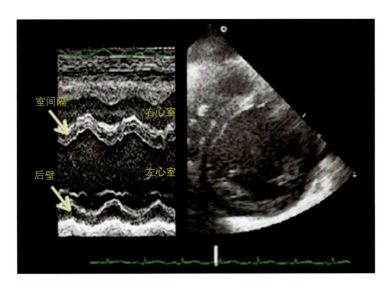

▶ 图和视频 11-1　极早产儿的胸骨旁二尖瓣水平左心室短轴切面,该患儿存在粗大 PDA

左心室扩张继发于 PDA 左向右分流导致的前负荷增加。注意 M 型曲线显示在收缩和舒张期室间隔运动正常。

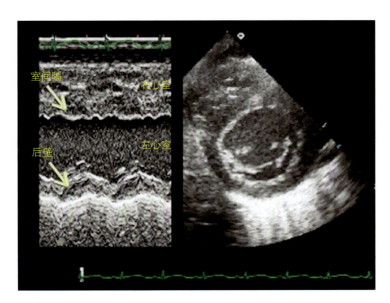

▶ 图和视频 11-2　结扎 PDA 后,极早产儿(与图和视频 11-1 为同一患儿)胸骨旁二尖瓣水平左心室短轴切面

左心室腔变小,M 型模式清楚地显示心动周期内室间隔运动幅度减低。

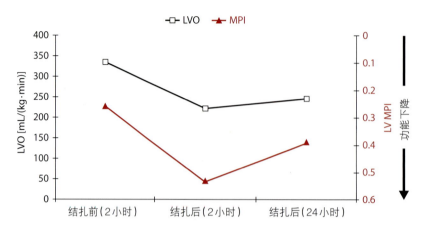

图11-3 显示结扎PDA后,左心室输出量(LVO)和心肌做功指数(MPI)的变化趋势

请注意,反映心脏整体功能的MPI的变化与LVO的变化规律相似,证明了在PDA结扎后,心肌功能障碍对心输出量下降起作用的观点。(引自 NOORI S, FRIEDLICH P, SERI I, et al. Changes in myocardial function and hemodynamics after ligation of the ductus arteriosus in preterm infants. J Pediatr, 2007, 150(6): 597-602.)

流量可以增加、减少或保持不变。

在大多数患儿中,结扎PDA前,每搏输出量的代偿性增加使CBF保持正常;结扎PDA后,收缩压和舒张压的相对变化相互抵消,最终结果是平均血流速度几乎没有变化。相反,在小部分患儿中,结扎PDA前不存在收缩期CBF代偿性增加,那么在结扎PDA后舒张期血流的改善将导致CBF的增加。此外,在少数早产儿中,CBF在结扎PDA后出现降低,可能是由于结扎前收缩期血流过多,也可能是由于结扎PDA后心肌功能障碍和(或)低血压。因此,结扎PDA后CBF取决于结扎前CBF的代偿性增加程度以及结扎后是否发生心血管功能损害。这可能解释了一些文献中关于结扎PDA后CBF变化不一致的原因[31-37]。

对其他器官血流的影响

随着PDA左向右分流的消失,RVO增加,但肺总血流量减少。除大脑以外,结扎PDA后其他器官的血流都有所改善,但前提是结扎PDA后没有明显的心血管功能受损。其他器官血流的改善主要是由于舒张期血流增加的结果[33]。

■ 超声心动图评价有血流动力学意义的PDA的指标

hsPDA的定义仍存在争议。hsPDA是一种可改变器官血流的PDA,可能与支气管肺发育不良和坏死性小肠结肠炎等常见早产儿疾病的发病机制有关。如上所述,PDA对不同的器官产生不同的影响。临床表现和血流动力学的变化取决于动脉导管的大小、肺循环与体循环的阻力以及心脏和其他器官的代偿机制。PDA引起的血流动力学改变可能对肺的影响"显著"(即引起肺水肿)，但对大脑或肾脏的影响可能并不"显著"。另一方面，PDA对肺的影响可能很小，但对肠道或肾脏的血流却有很大的影响。因此，当有人提出PDA是否具有血流动力学意义的问题时，应该明确所涉及的靶器官。此外，虽然可以评估PDA对器官血流的潜在血流动力学影响，但很难充分评估器官的代偿机制。

下文讨论hsPDA的指标中，认为导管直径是最重要的参数。然而，将测量导管直径作为评估PDA血流动力学意义的唯一指标是不全面的。hsPDA的其他指标与导管直径结合使用时，可以帮助评估分流程度[38]。为了制订hsPDA的最佳治疗策略，根据不同的临床特点、胎龄、实际年龄、靶器官的易损性以及治疗的风险和益处综合应用多个超声心动图指标[39,40]。

技术

体位 患者应仰卧。如果患者情况允许，在肩部下方放置一个卷轴可以使颈部伸展开，能够更好地显示胸骨上窝声窗，或者将头转向一侧可能会对探查胸骨上窝切面有所帮助。

探头 为了获得更高的分辨率，首选高频(10～12 MHz)探头。

切面 评估动脉导管最好的切面是胸骨上窝或高位胸骨旁短轴切面。

步骤 在胸骨上窝切面中，显示主动脉弓后，将彩色取样框放在弓的远端部分，逆时针稍微旋转探头并向前倾斜。该切面能够显示动脉导管、降主动脉和主肺动脉(图和视频11-4)。稍微调整探头的位置和方向，就可以显示整个动脉导管(图和视频11-5)。进一步微调探头将显示"三指征"：PDA(最上面)、左肺动脉(中间位置)和右肺动脉(最下面)(图和视频11-6)。还可以从左侧高位胸骨旁矢状面("导管视图")或高位胸骨旁短轴切面显示PDA。根据分流的方向，血流颜色可以是蓝色(右向左分流；图和视频11-7)、红色(左向右分流；图和视频11-8)或红蓝都有(双向；图和视频11-9)。调整(增加)标尺以最大限度地减少彩色外溢和混叠。然而，当分流流速较低时，标尺过高会导致导管内血流显示效果不佳(图和视频11-10)。

随后，将脉冲(PW)多普勒取样容积放置在PDA最窄位置获得PDA的分流频谱。由于PW能够评估特定位置的血流速度(距离分辨率)，因此它是应用多普勒评估时的首选模式。然而，当流速太高(例如，伴有导管收缩)而发生混叠时，应使用连续(CW)多普勒来准确评估通过PDA的血流速度。

测量 在胸骨上或高位左胸骨旁视图中，使用彩色血流多普勒测量最窄处(通常是肺动脉端)的PDA直径。或者，如果导管壁清晰可见，则可以在二维图像上进行PDA测量。同时使用二维和彩色模式(彩色对比

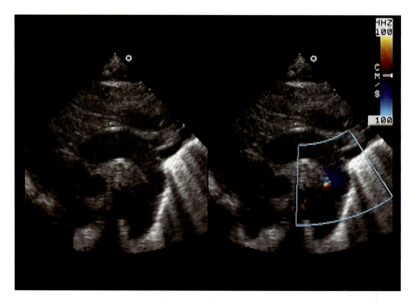

▶ 图和视频11-4　胸骨上窝切面显示PDA首先确定主动脉弓

然后通过轻微的逆时针旋转和向前倾斜探头就能清晰显示动脉导管,如本视频所示。进一步的前倾和微调探头可显示肺动脉和完整的PDA(图和视频11-5)。

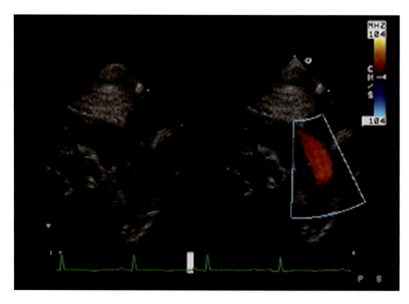

▶ 图和视频11-5　胸骨上窝导管切面

可以显示PDA从肺动脉端到主动脉端的全程。

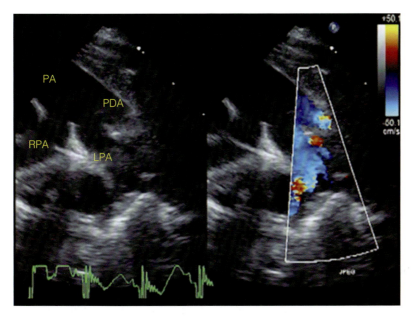

▶ 图和视频 11-6　胸骨上窝纵切显示"三指征"：PDA（最上面）、左（中间）和右（最下面）肺动脉
LPA：左肺动脉；PA：肺动脉；RPA：右肺动脉；PDA：动脉导管未闭。

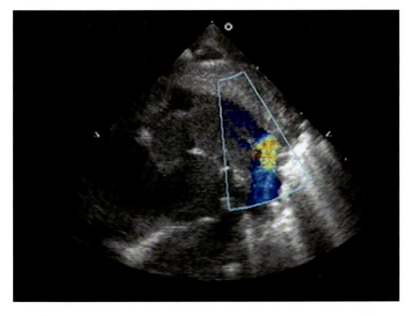

▶ 图和视频 11-7　超早产儿收缩期动脉导管内右向左分流（蓝色）

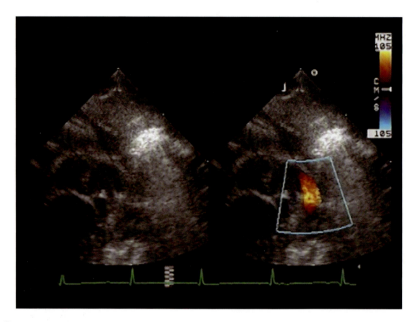

▶ 图和视频 11-8　超早产儿在出生后 16 小时粗大 PDA 内出现左向右分流（红色）

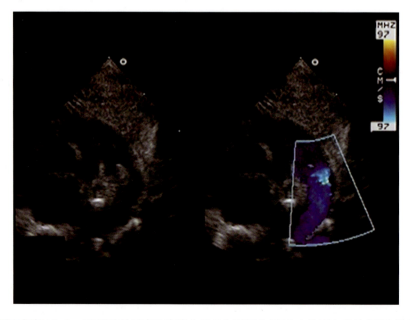

▶ 图和视频 11-9　26 周胎龄早产儿在出生后 5 小时粗大 PDA 内的双向分流（蓝色和红色）

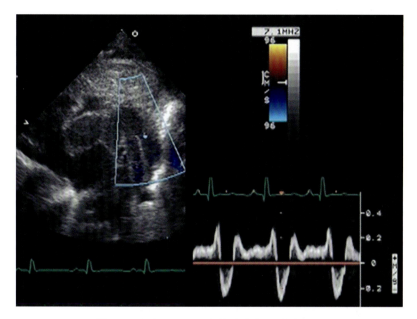

▶ 图和视频 11-10　调整彩色标尺非常重要

如图所示，不合适的彩色标尺显示粗大 PDA 内双向分流效果不佳。如标尺太高导致粗大 PDA 内的血流染色变浅。多普勒显示低血流速度（约 ± 0.25 m/s）。将彩色标尺从 96 cm/s 降低到约 30 cm/s 可以更好地显示导管内血流信号。

模式）有助于确定导管的走行，从而有助于区分肺动脉内导管射流和 PDA 内的血流。或者，在一个心动周期中冻结图像并使用"彩色抑制"，以确保被测量的彩色射流的直径准确地代表了管道的宽度。关于 PDA 直径和彩色血流多普勒模式的讨论，详见下文。

不足　如果分流方向是左向右或者是双向的，通常很容易识别 PDA，当分流完全是右向左分流时容易漏诊 PDA（图和视频 11-11）。在这种情况下，由于导管内右向左的分流方向与远端主动脉弓和左肺动脉内的血流方向相似，导管内的蓝色血流可能会被误认为是其中之一。因此，无论临

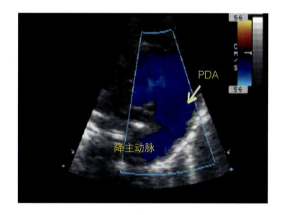

▶ 图和视频 11-11　在完全右向左分流的情况下，识别动脉导管未闭（PDA）可能更加困难。此例足月儿存在右向左分流的粗大 PDA 被超声医师检查时漏诊，并认为动脉导管已经闭合

床希望导管闭合，或者需要导管开放（如产后早期），或者希望存在右向左分流的情况（如肺动脉高压或者导管依赖性先天性心脏病，如左心发育不良综合征），都应特别注意识别主动脉弓和左、右肺动脉，然后再判断动脉导管是否已经闭合。在上文中具有左向右分流的粗大PDA通常被称为"导管弓"，因其拱形外观而得名。

具有血流动力学意义的PDA的指标

PDA直径

如前所述，导管直径是评估PDA血流动力学意义的最重要预测指标[41,42]。在极早产儿中，导管直径<1.5 mm认为无明显血流动力学意义。然而，考虑到相对大小，1.5 mm的PDA对0.5 kg和1.4 kg新生儿的影响是有差异的。因此，尝试根据体重或心脏中的其他结构来矫正PDA直径。用体重来矫正导管直径是不合适的，因为包括导管在内的心脏结构的增长与体重的增长比例并不相同。例如，0.5 kg婴儿的主动脉瓣环直径约为3.5 mm，而3 kg婴儿的主动脉瓣环直径为8 mm（不是21 mm）。有学者应用导管直径与左肺动脉直径的比值作为评估指标，该指标更合适。然而，鉴于目前针对PDA可用的超声心动图数据主要是导管直径；如用PDA/LPA指数来解释会存在问题。

PDA血流频谱模式

本文描述了5种血流频谱模式（图11-12)[43]。在肺动脉高压模式下，PDA分流为右向左（图11-12A），或以右向左为主（图11-12B）。如果PDA分流是双向（图11-12B），则收缩期为右向左，舒张期为左向右。存在肺动脉高压表明肺血管阻力升高，单纯的右向左分流时（图11-12A）肺血管阻力高于双向分流时的肺血管阻力（图11-12B）。成长模式（图11-12C）表明肺血管阻力下降，其特点是以左向右分流为主的双向分流，少量的右向左分流。搏动模式（图11-12D）为完全的左向右分流，收缩期流速较高，舒张期流速较低（因此称为搏动）。成长模式和搏动模式都与hsPDA有关。最后一种为闭合模式（图11-12E），其特点是收缩期和舒张期均为高速连续左向右分流（图11-12E，流速高于2 m/s），缺乏搏动性。闭合模式提示PDA细小，因为根据伯努利方程（见第六章），血液通过细小PDA会产生很高的速度。应注意的是，肺动脉高压模式也具有显著的血流动力学变化。然而，hsPDA通常是指存在明显的左向右分流情况。

判断PDA血流模式很重要，最重要的信息是相对肺血管阻力（即全身和肺血管阻力之间的差异）。例如，识别肺动脉高压模式很重要，因为如PDA的血流模式显示为肺动脉高压模式，PDA就不应该被关闭。这种情况下，肺血管阻力可能等于或高于系统血管阻力，关闭PDA可能导致肺动脉压力进一步增加以及发展为右心衰竭。在评估PDA的血流动力学变化时，识别其血

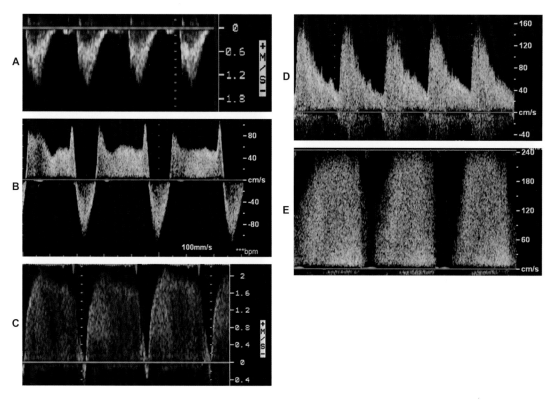

图 11-12 显示 PDA 的血流模式

A. 完全右向左分流的肺动脉高压模式,表明存在肺动脉高压。B. 双向分流提示收缩期肺动脉压力高,收缩期右向左分流,舒张期左向右分流。C. 成长模式:几乎完全的左向右分流,少量的右向左分流,表明肺动脉压降低。D. 搏动模式:完全左向右分流,收缩和舒张速度有显著差异。E. 闭合模式:完全左向右分流,分流速度快,收缩和舒张流速之间的差异很小或没有差异。闭合模式中的血流是连续的,但由于 PDA 细小,可能出现因取样线(如本例中)随着心脏运动或呼吸而进出导管而导致血流频谱中断。

流模式可以作为判断导管直径的辅助方法。虽然导管直径和血流模式之间通常存在良好的相关性[44],但需要注意的是,患者并非只表现为这5种血流模式中的1种。在一项研究中,大约14%的患儿有不太明确的血流模式[44]。

左心房与主动脉根部的比值

LA 与主动脉根部(AO)的比值是判断 hsPDA 的较传统的超声心动图指标之一。在超声心动图发展的早期阶段,当二维超声心动图和彩色血流多普勒尚未能应用时,临床医师依靠使用 M 型超声心动图评估的 hsPDA 的间接征象(即左心前负荷增加)来判断。在20世纪70年代,当无法直接显示 PDA 时,该比值是主要的诊断指标[45]。计算该比值时,LA 直径相对于 AO 值越大,比值越大,存在较大 PDA 的可能性越大。

这个比值的缺点是非特异性。一些其他情况也会导致LA值增大，例如容量超负荷或二尖瓣/左心室功能障碍等。相反，当存在较大PFO时，由于存在大量左向右分流，该比值可能会很小，此时即使存在较大的hsPDA，该比值可能也会较小。尽管如此，LA/AO确实可提供判断PDA血流动力学意义的额外信息，并可用作PDA直径之外的辅助指标。一般来说，LA/AO>1.3～1.5认为是显著的[46]。

LA/AO比值的测量在第五章中进行了描述。简而言之，LA直径是在标准的胸骨旁短轴（或长轴）切面中测量，M型曲线穿过主动脉瓣和左心房。LA直径在收缩期（最大距离）测量，AO直径在舒张期（瓣膜关闭时）测量。该比值中AO直径测量与计算LVO时测量方法不同。为了得出LA/AO比值，AO直径测量是从前壁内侧（前缘）到后壁外侧（前缘）(图11-13）。相反，在计算LVO时，主动脉瓣环径（内缘到内缘）的测量时间点是在收缩中期（见第五章）。

降主动脉的逆向血流

在动脉导管闭合的情况下，降主动脉的血流在整个心动周期中都是正向的。血流主要出现在收缩期，舒张期血流消失或者为低速血流。存在hsPDA时，收缩期血流速度可能会降低，而舒张期可能会出现逆向血流。舒张期逆向血流的程度和持续时间被认为是有血流动力学意义的指标。有研究报道极早产儿在出生后4小时就会出现舒张期逆向血流，这表明PDA在出生后不久就会变得具有明显的血流动力学意义。

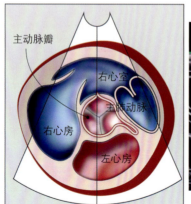
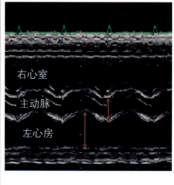

图11-13 显示左心房与主动脉瓣环比值的测量

左图是主动脉根部水平左心室短轴的示意图。图中的虚线是M型取样线的位置。沿着这条虚线，心脏各结构的运动显示为M型曲线（右侧）。如图所示，主动脉测量从前缘到前缘。

可以从胸骨上窝或剑突下切面应用多普勒超声显示降主动脉。PW多普勒取样线应放置在PDA的远端。从胸骨上切面观察是具有挑战性，应优化图像，以分辨出PDA远端的降主动脉。或者可以从剑突下观察PDA远端的胸主动脉降部切面，但从这个位置观察时，<10°的夹角进行多普勒检查可能比较困难[47]。

左肺动脉的舒张期血流

最近，左肺动脉（LPA）舒张血流速度被作为评估hsPDA的指标。在没有PDA的情况下，LPA的血流通常是单相的（即仅在收缩期出现）或者是双相的，此时舒张血流通常是非常少的。在存在连续的左向右分流的PDA时，不仅LPA内的收缩期血流速度会增加，而且血流也变成双相的——在收缩期和舒张期都可以看到（图11-14）。导管内左向右分流越大，舒张期流速越高。有文献报道，将舒张末期血流速度0.2 m/s用于定义hsPDA。该指标的缺点是它不能提供有关体循环流量的任何信息。因此，在用于评估PDA血流动力学意义时，必须与其他指标相结合。

获取LPA血流频谱的方法，在标准的胸骨旁短轴切面或改良的胸骨上窝切面（导管切面）进行观察并采用PW多普勒取得左肺动脉血流频谱。

左心室输出量

随着PDA左向右分流量的增加，LVO也增加。对于粗大PDA，LVO在400～600 mL/(kg·min)范围内[正常范围100～300 mL/(kg·min)]并不少见。因此，LVO超出正常范围越多，PDA分流量就越大。使用LVO作为评估hsPDA的指标有几个局限性。存在大的PFO或房间隔缺损时，LVO在正常范围内，但仍可能存在显著的PDA分流，PDA增加的肺静脉回流通过心房间交通分流到右心房/右心室。事实上，存在左向右分流的粗大PDA情况下，当LVO低或在正常范围内时，全身血流会受到更大的损害。因此，正常或低的LVO表示缺乏足够的代偿（参见本章开头的"PDA的血流动力学影响"；关于LVO的测量，请参阅第七章）。

MCA、SMA及RA中舒张期血流消失或逆向血流

如前所述，存在hsPDA的情况下，大脑中动脉（MCA）、肠系膜上动脉（SMA）和肾动脉（RA）等主要动脉的收缩和舒张血流都会受到影响。在MCA中，收缩期流速通常会增加，但也可能会保持不变或减少，这取决于每搏量是否发生了显著的代偿性增加。舒张期流速可以降低、消失或逆向。通过上述代偿，可以保持MCA的平均血流速度。同时，对于降主动脉的分支动脉，例如SMA和RA，收缩期流速通常会降低，而舒张期血流消失或逆向。这些动脉中收缩期和舒张期血流模式的变化导致这些动脉供应的器官的平均流速降低和潜在的低灌注。当然，上述血流模式的变化并不是

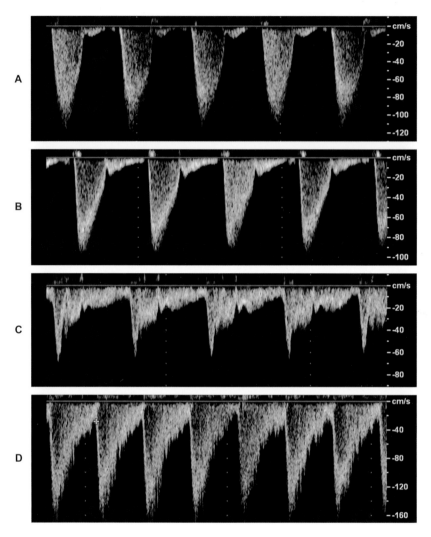

图 11-14　左肺动脉（LPA）的频谱多普勒模式

A. 4天的早产儿,孕34周出生,动脉导管闭合。B. 出生后18小时的早产儿,孕33周出生,存在左向右分流的小PDA,存在少量的舒张期血流。C. 出生2小时的早产儿,孕33周出生,存在双向分流（收缩期右向左分流,舒张左向右分流）的粗大PDA。注意LPA中明显的舒张期血流。D. 出生后21天的早产儿,孕24周出生,存在左向右分流的粗大PDA。

hsPDA独有,也可能发生在其他情况。然而,评估MCA、SMA和RA血流模式有助于确定哪些器官处于危险中。

有关MCA、SMA和RA的技术描述和流量评估的细节,请参阅第七章。

其他指标

其他几个指标已用于描述PDA的血流

动力学意义。通过导管的血流速度比定义为PDA肺动脉端的峰值流速除以PDA主动脉端的峰值流速。有研究显示，在存在较大PDA（定义为PDA直径较大，LA/AO升高，降主动脉舒张血流缺失或逆向）的早产儿中，这一比值会增大[48]。该比值的实用性是基于导管收缩首先发生在肺动脉端的前提。虽然这一比值提供了有关导管收缩的重要信息，但技术难度可能会限制其应用。该比值可以从改良的胸骨上窝切面（导管切面）测量，此时可以显示导管全程。为了测量峰值流速，PW多普勒取样点应分别放置在动脉导管的肺动脉端和主动脉端。

左心室舒张末期内径（LVIDD）是判断hsPDA的另一指标[49,50]。该指标反映了导管左向右分流导致的左心室超负荷。LVIDD指标的主要缺点是缺乏特异性。LVIDD的测量方法参见第五章中的"缩短分数"部分。

最后，除了出生后最初几小时的导管直径（>1.5 mm）外，还有其他指标也可以预测hsPDA的进展。最近一项针对超早产儿的研究显示，平均出生后9小时，从主动脉到肺动脉端的导管长度（<5.2 mm）以及收缩期肺动脉端的宽度（<1.7 mm）可预测出生后72小时hsPDA的进展[42]。

（杨娇　马宁　译）

参考文献

[1] NOORI S. Patent ductus arteriosus in the preterm infant: to treat or not to treat? J Perinatol, 2010, 30(Suppl): S31-S37.

[2] BENITZ W E. Committee on Fetus and Newborn, American Academy of Pediatrics. Patent ductus arteriosus in preterm infants. Pediatrics, 2016, 137(1).

[3] ALVERSON D C, ELDRIDGE M W, JOHNSON J D, et al. Effect of patent ductus arteriosus on left ventricular output in premature infants. J Pediatr, 1983, 102: 754-757.

[4] CLYMAN R I, MAURAY F, HEYMANN M A, et al. Cardiovascular effects of patent ductus arteriosus in preterm lambs with respiratory distress. J Pediatr, 1987, 111: 579-587.

[5] WALTHER F J, KIM D H, EBRAHIMI M, et al. Pulsed Doppler measurement of left ventricular output as early predictor of symptomatic patent ductus arteriosus in very preterm infants. Biol Neonate, 1989, 56: 121-128.

[6] LINDNER W, SEIDEL M, VERSMOLD H T, et al. Stroke volume and left ventricular output in preterm infants with patent ductus arteriosus. Pediatr Res, 1990, 27: 278-281.

[7] EVANS N, IYER P. Assessment of ductus arteriosus shunt in preterm infants supported by mechanical ventilation: effect of interatrial shunting. J Pediatr, 1994, 125: 778-785.

[8] BARLOW A J, WARD C, WEBBER S A, et al. Myocardial contractility in premature neonates with and without patent ductus arteriosus. Pediatr Cardiol, 2004, 25: 102-107.

[9] RATNER I, PERELMUTER B, TOEWS W, et al. Association of low systolic and diastolic blood pressure with significant patent ductus arteriosus in the very low birth weight infant. Crit Care Med, 1985, 13: 497-500.

[10] EVANS N, MOORCRAFT J. Effect of patency

of the ductus arteriosus on blood pressure in very preterm infants. Arch Dis Child, 1992, 67: 1169-1173.
[11] MEYERS R L, ALPAN G, LIN E, et al. Patent ductus arteriosus, indomethacin, and intestinal distension: effects on intestinal blood flow and oxygen consumption. Pediatr Res, 1991, 29: 569-574.
[12] SHIMADA S, KASAI T, KONISHI M, et al. Effects of patent ductus arteriosus on left ventricular output and organ blood flows in preterm infants with respiratory distress syndrome treated with surfactant. J Pediatr, 1994, 125: 270-277.
[13] BAYLEN B G, OGATA H, OGUCHI K, et al. The contractility and performance of the preterm left ventricle before and after early patent ductus arteriosus occlusion in surfactanttreated lambs. Pediatr Res, 1985, 19: 1053-1058.
[14] PERLMAN J M, HILL A, VOLPE J J. The effect of patent ductus arteriosus on flow velocity in the anterior cerebral arteries: ductal steal in the premature newborn infant. J Pediatr, 1981, 99: 767-771.
[15] MARTIN C G, SNIDER A R, KATZ S M, et al. Abnormal cerebral blood flow patterns in preterm infants with a large patent ductus arteriosus. J Pediatr, 1982, 101: 587-593.
[16] BAYLEN B G, OGATA H, IKEGAMI M, et al. Left ventricular performance and regional blood flows before and after ductus arteriosus occlusion in premature lambs treated with surfactant. Circulation, 1983, 67: 837-843.
[17] NOORI S, WLODAVER A, GOTTIPATI V, et al. Transitional changes in cardiac and cerebral hemodynamics in term neonates at birth. J Pediatr, 2012, 160: 943-948.
[18] KLUCKOW M, EVANS N. Low superior vena cava flow and intraventricular haemorrhage in preterm infants. Arch Dis Child Fetal Neonatal Ed, 2000, 82: F188-F194.
[19] DEEG K H, GERSTNER R, BRANDL U, et al. Doppler sonographic flow parameter of the anterior cerebral artery in patent ductus arteriosus of the newborn infant compared to a healthy control sample. Klin Padiatr, 1986, 198: 463-470.
[20] COOMBS R C, MORGAN M E, DURBIN G M, et al. Gut blood flow velocities in the newborn: effects of patent ductus arteriosus and parenteral indomethacin. Arch Dis Child, 1990, 65: 1067-1071.
[21] MCCURNIN D, CLYMAN R I. Effects of a patent ductus arteriosus on postprandial mesenteric perfusion in premature baboons. Pediatrics, 2008, 122: e1262-e1267.
[22] CLYMAN R I, WICKREMASINGHE A, MERRITT T A, et al. Hypotension following patent ductus arteriosus ligation: the role of adrenal hormones. J Pediatr, 2014, 164: 1449-1455.e1.
[23] MOIN F, KENNEDY K A, MOYA F R. Risk factors predicting vasopressor use after patent ductus arteriosus ligation. Am J Perinatol, 2003, 20: 313-320.
[24] NOORI S, FRIEDLICH P, SERI I, et al. Changes in myocardial function and hemodynamics after ligation of the ductus arteriosus in preterm infants. J Pediatr, 2007, 150: 597-602.
[25] HARTING M T, BLAKELY M L, COX CS J R, et al. Acute hemodynamic decompensation following patent ductus arteriosus ligation in premature infants. J Invest Surg, 2008, 21: 133-138.

[26] TEIXEIRA L S, SHIVANANDA S P, STEPHENS D, et al. Postoperative cardiorespiratory instability following ligation of the preterm ductus arteriosus is related to early need for intervention. J Perinatol, 2008, 28: 803-810.

[27] MCNAMARA P J, STEWART L, SHIVANANDA S P, et al. Patent ductus arteriosus ligation is associated with impaired left ventricular systolic performance in premature infants weighing less than 1000 g. J Thorac Cardiovasc Surg, 2010, 140: 150-157.

[28] NOORI S. Pros and cons of patent ductus arteriosus ligation: hemodynamic changes and other morbidities after patent ductus arteriosus ligation. Semin Perinatol, 2012, 36: 139-145.

[29] NOORI S, MCNAMARA P, JAIN A, et al. Catecholamineresistant hypotension and myocardial performance following patent ductus arteriosus ligation. J Perinatol, 2015, 35: 123-127.

[30] KIMBALL T R, RALSTON M A, KHOURY P, et al. Effect of ligation of patent ductus arteriosus on left ventricular performance and its determinants in premature neonates. J Am Coll Cardiol, 1996, 27: 193-197.

[31] SONESSON S E, LUNDELL B P, HERIN P. Changes in intracranial arterial blood flow velocities during surgical ligation of the patent ductus arteriosus. Acta Paediatr Scand, 1986, 75: 36-42.

[32] SALIBA E M, CHANTEPIE A, Gold F, et al. Intraoperative measurements of cerebral haemodynamics during ductus arteriosus ligation in preterm infants. Eur J Pediatr, 1991, 150: 362-365.

[33] HOODBHOY S A, CUTTING H A, SEDDON J A, et al. Cerebral and splanchnic hemodynamics after duct ligation in very low birth weight infants. J Pediatr, 2009, 154: 196-200.

[34] ZARAMELLA P, FREATO F, QUARESIMA V, et al. Surgical closure of patent ductus arteriosus reduces the cerebral tissue oxygenation index in preterm infants: a near-infrared spectroscopy and Doppler study. Pediatr Int, 2006, 48: 305-312.

[35] HÜNING B M, ASFOUR B, KÖNIG S, et al. Cerebral blood volume changes during closure by surgery of patent ductus arteriosus. Arch Dis Child Fetal Neonatal Ed, 2008, 93: F261-F264.

[36] VANDERHAEGEN J, DE SMET D, MEYNS B, et al. Surgical closure of the patent ductus arteriosus and its effect on the cerebral tissue oxygenation. Acta Paediatr, 2008, 97: 1640-1644.

[37] LEMMERS P M A, MOLENSCHOT M C, EVENS J, et al. Is cerebral oxygen supply compromised in preterm infants undergoing surgical closure for patent ductus arteriosus? Arch Dis Child Fetal Neonatal Ed, 2010, 95: F429-F434.

[38] EL HAJJAR M, VAKSMANN G, RAKZA T, et al. Severity of the ductal shunt: a comparison of different markers. Arch Dis Child Fetal Neonatal Ed, 2005, 90: F419-F422.

[39] SEHGAL A, PAUL E, MENAHEM S. Functional echocardiography in staging for ductal disease severity: role in predicting outcomes. Eur J Pediatr, 2013, 172: 179-184.

[40] EL-KHUFFASH A, JAMES A T, CORCORAN J D, et al. A patent ductus arteriosus severity score predicts chronic lung disease or death before discharge. J Pediatr, 2015, 167: 1354-1361. e2.

[41] KLUCKOW M, EVANS N. Early

echocardiographic prediction of symptomatic patent ductus arteriosus in preterm infants undergoing mechanical ventilation. J Pediatr, 1995, 127: 774-779.

[42] POLAT T B, CELIK I H, ERDEVE O. Early predictive echocardiographic features of hemodynamically significant patent ductus arteriosus in preterm VLBW infants. Pediatr Int, 2016, 58: 589-594.

[43] SU B H, WATANABE T, SHIMIZU M, et al. Echocardiographic assessment of patent ductus arteriosus shunt flow pattern in premature infants. Arch Dis Child Fetal Neonatal Ed, 1997, 77: F36-F40.

[44] CONDÒ M, EVANS N, BELLÙ R, et al. Echocardiographic assessment of ductal significance: retrospective comparison of two methods. Arch Dis Child Fetal Neonatal Ed, 2012, 97: F35-F38.

[45] SILVERMAN N H, LEWIS A B, HEYMANN M A, et al. Echocardiographic assessment of ductus arteriosus shunt in premature infants. Circulation, 1974, 50: 821-825.

[46] IYER P, EVANS N. Re-evaluation of the left atrial to aortic root ratio as a marker of patent ductus arteriosus. Arch Dis Child Fetal Neonatal Ed, 1994, 70: F112-F117.

[47] GROVES A M, KUSCHEL C A, KNIGHT D B, et al. Does retrograde diastolic flow in the descending aorta signify impaired systemic perfusion in preterm infants? Pediatr Res, 2008, 63: 89-94.

[48] DAVIES M W, BETHERAS F R, SWAMINATHAN M. A preliminary study of the application of the transductal velocity ratio for assessing persistent ductus arteriosus. Arch Dis Child Fetal Neonatal Ed, 2000, 82: F195-F199.

[49] BAYLEN B, MEYER R A, KORFHAGEN J, et al. Left ventricular performance in the critically ill premature infant with patent ductus arteriosus and pulmonary disease. Circulation, 1977, 55: 182-188.

[50] HIRSCHKLAU M J, DISESSA T G, HIGGINS C B, et al. Echocardiographic diagnosis: pitfalls in the premature infant with a large patent ductus arteriosus. J Pediatr, 1978, 92: 474-477.

第十二章

新生儿持续性肺动脉高压：肺动脉压力评估*

蒂娜·A.莱昂内

- 引言
- 评估肺动脉压力
  - 三尖瓣反流
  - 动脉导管未闭
- 评估肺动脉压力升高的其他超声心动图指标
  - 卵圆孔未闭的血流形态
- 收缩时间间期
- 室间隔位置
- 右心室功能
- 心肌做功指数
- TAPSE
- 总结
- 参考文献

■ 引言

肺动脉高压是部分新生儿疾病的一种病理表现。在新生儿早期，由于肺血管阻力持续升高，导致胎儿血流循环无法适应产后新生儿循环改变，进而导致新生儿持续性肺动脉高压（persistent pulmonary hypertension of the newborn, PPHN）。PPHN可以是原发病理改变，也可以继发于肺部疾病，如：胎粪吸入综合征、肺炎、肺发育不良或其他肺和胸内异常。此外，慢性肺部疾病如支气管肺发育不良或者合并先天性心脏病也可能导致新生儿早期发生肺动脉高压（pulmonary hypertension, PH）。肺动脉高压是由于肺血管阻力增加、肺血流增加或肺静脉回流梗阻所致。但无论何种原因，肺动脉压的测量结果均相似，但与此相关的超声心动图发现及临床表现会有所不同。

视频二维码

---

* 本书视频可扫码直接获得。

仅凭超声心动图检查可能无法识别肺动脉高压的病因。然而，对血流动力学的评估有助于临床医师做出合理的临床处理决策。

了解正常的循环转变以及肺动脉高压的生理变化对于解释超声心动图的发现很有必要。胎儿循环的特点是高肺血管阻力及低肺血流量。胎儿的肺动脉压高于产后新生儿肺动脉压。在生后的前3天，正常的血流循环过渡包括肺血管阻力和肺动脉压力的降低。出生3天后肺血管阻力及肺动脉压力均下降。一项对正常足月新生儿出生后3天内进行心导管检查的研究表明，出生后的最初10小时，肺动脉收缩压峰值与体循环压力大致相等。出生3天后，随着年龄的增加，肺动脉压逐渐降低[1]。PPHN正是因为没有沿着正常的时间轴线由胎儿循环模式过渡到新生儿循环模式，并出现低氧血症，因此之前也被称为持续性胎儿循环（persistent pulmonary hypertension, PFC）。

为了解释PPHN超声心动图表现，了解其过渡期的预期结果非常重要。PPHN的生理机制包括肺血管阻力增加引起肺动脉压力升高和肺血流减少。右心室需要更大的力量来克服肺血管阻力。由于肺血流量减少，返回左心房的肺静脉血流减少，左心室前负荷降低。由于右心室压力增加，室间隔被推向左侧，可能损害左心室的功能。在这些因素的共同作用下，体循环血流量会减少。超声心动图可用于评估肺动脉压力，提供肺动脉与主动脉压力阶差，评估整体血流动力学情况。此外，超声心动图可以鉴别肺动脉高压和其他原因引起的发绀。

本章回顾了与正常新生儿相比，肺动脉高压的超声心动图表现。虽然每个方法都是单独讲解，但临床医师必须查看超声心动图提供的所有信息（包括解剖和功能），并结合临床信息解释影像学数据，以便作出最佳治疗决策。

■ 评估肺动脉压力

三尖瓣反流

肺动脉压可通过多种超声心动图方法估计，其中最直接、最准确的方法是根据三尖瓣反流（tricuspid regurgitation, TR）估算肺动脉收缩压。三尖瓣反流是由于收缩期三尖瓣受压时不能容纳右心室的全部血液而发生的逆向血流。通过多普勒超声心动图可以测量血液通过三尖瓣口从右心室流入右心房的速度。利用改良的伯努利方程，根据2个心腔之间的血流速度估算2个心腔之间的压力阶差：

$$\Delta P = 4V^2$$

其中：P=压力，V=速度（通过多普勒测量）。

由于改良的伯努利方程估测了右心室（right ventricle, RV）和右心房（right atrium, RA）之间的压力阶差，估测肺动脉压时必须加上右心房压的估测值[2,3]。实际上没有测量RA压力，通常估计为5~10 mmHg。根据三尖瓣反流速度估算肺动脉压力时，假设肺动脉（PA）和右心室的压力是相等的，这只有在右心室与肺动脉间不存在梗阻的前提下才成立。因此,要解释三尖瓣反流射流的意义,必须确认肺动脉瓣和右心室流出道解剖正常。肺动脉压升高时,三尖瓣可以不存在反流,或者是反流较少测量困难。在一组PPHN报道中,70%～80%的婴儿可以测量TR[4,5]。当TR存在时,它提供了一种最准确和可重复的无创肺动脉压测量方法[6,7]。

超声表现

三尖瓣反流可以从不同的切面显示。胸骨旁右心室流入道长轴切面(图和视频12-1)或心尖四腔切面(图和视频12-2)最容易获取用来测量TR速度。通过彩色多普勒识别TR,然后将连续波多普勒取样线放置在反流束进行测量;因为TR反流速度太高,必须使用连续波多普勒而非脉冲波多普勒超声。由于TR反流束可以是多向的,多普勒取样线需调整至最佳位置。为了准确测量TR速度,应显示完整收缩期清晰峰值速度的多普勒频谱。例如,图12-3中该周期中最后一个多普勒信号显示完整清晰。相反,如果没有获得完整的清晰的多普勒血流频谱,TR速度将会被错误地低估(图12-4显示不完整多普勒血流频谱)。

对健康足月和早产儿在出生后几天内进行了三尖瓣反流评估[8]。在一组正常循环过渡的新生儿中,所有早产儿在出生后3天内都有明显的TR,其中一半是可测量的;72小时后这些新生儿的TR消失。在此期间,在足月新生儿中,大约70%的新生儿有明显的TR,其中20%～30%是

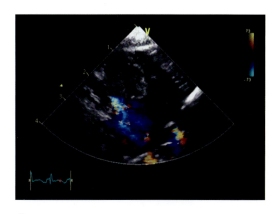

▶ 图和视频12-1　胸骨旁右心室流入道长轴切面显示三尖瓣反流

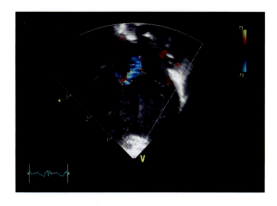

▶ 图和视频12-2　心尖四腔切面显示三尖瓣反流

可测量的。健康新生儿和呼吸窘迫综合征(respiratory distress syndrome, RDS)患者对比,RDS患儿在生后72小时内更容易出现TR,并且在12～48小时内肺动脉压力更高[9]。

动脉导管未闭

肺动脉压力也可以通过多普勒超声检测动脉导管未闭(patent ductus arteriosus, PDA)分流速度来估测。如果PDA是双向分流,主动脉和肺动脉之间的压力阶差可

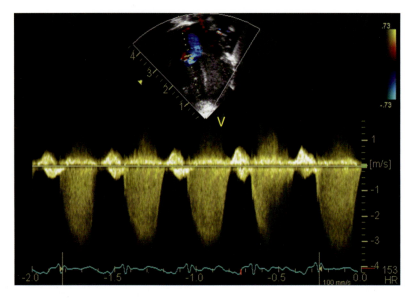

图12-3 该周期中最后一个多普勒信号显示完整清晰的三尖瓣反流频谱

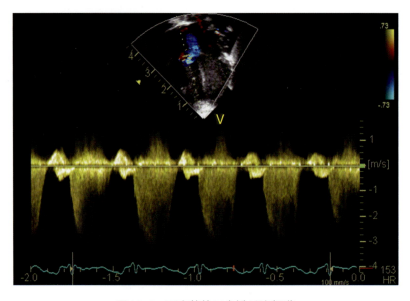

图12-4 不完整的三尖瓣反流频谱

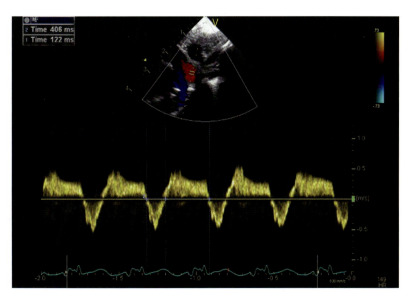

图12-5　PDA双向分流脉冲波多普勒频谱,右向左分流时间大约占心动周期的30%

以通过右向左分流时间占整个心脏周期时间的百分比来进行估测。如果双向分流中右向左分流时间大于收缩期的60%或大于整个心动周期的30%,肺动脉峰值压力可能超过主动脉压力[10]。图12-5显示了一个双向PDA的脉冲波多普勒频谱,其右向左分流时间约占整个周期的30%。图和视频12-6显示了该PDA的彩色多普勒图像。当视频全速播放时,很难看到蓝色(右向左)血流信号;放慢速度并逐帧回放,可以从红色血流中显示出蓝色血流信号。频谱多普勒超声可以清晰显示这些少量的右向左分流。

通过测量PDA分流峰值速度可以估测肺动脉压力。测出PDA分流峰值速度后,根据改良的伯努利方程可以计算出主、肺动脉之间的压力阶差。单纯左向右分流的PDA,主动脉收缩压减去主、肺动脉之间的压差(通过多普勒分流速度计算)即为肺动脉收缩压。图12-7显示了单纯左向右分流PDA的脉冲波多普勒血流频谱。左向右分流的峰值速度为2.11 m/s,主动脉与肺动脉

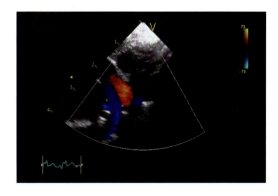

▶ 图和视频12-6　PDA双向分流彩色多普勒频谱图,图中所示为左向右分流的红色血流束

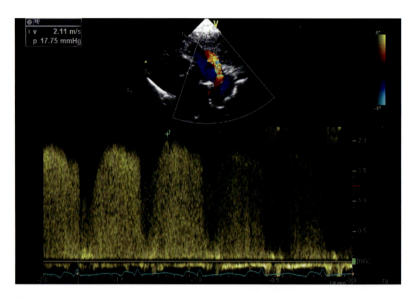

图12-7 单纯左向右分流的PDA脉冲波多普勒频谱,峰值分流速度为2.11 m/s

的压差为17.75 mmHg(通过机器软件采用改良的伯努利方程计算)。该新生儿的体循环收缩压为68 mmHg。因此,肺动脉压峰值估测为50.25 mmHg。相反,单纯右向左分流时,收缩压加上主、肺动脉之间的压差即是肺动脉收缩压。在临床工作中,了解体循环和肺循环之间的相对压力阶差有助于临床医师对婴儿进行总体评估。

超声表现

PDA首选胸骨上窝切面显示(见第三章)。获得良好PDA二维图像(图和视频12-8)后,加上彩色多普勒超声,便可观察PDA分流方向。通常获取一段彩色多普勒超声图像,然后逐帧回放识别心脏周期中不同时间节点的PDA分流颜色。当分流颜色在蓝色和红色之间变换表明为双向分流,而在同一分流束中包含多种颜色分流信号则表明为彩色混叠的高速湍流。图和视频12-9显示了一个右向左分流为主的PDA,分流以蓝色血流束为主,间歇性出现少量左向右分流的红色血流信号。与图12-6比较,它显示的PDA为双向分流以左向右分流为主,图和视频12-10显示了完全

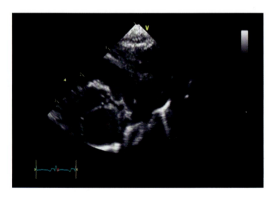

▶ 图和视频12-8 胸骨上窝切面显示PDA二维图像

周期30%以上提示肺动脉压显著升高。大多数健康足月新生儿在出生12小时后，PDA完全为左向右分流[11]。评估PDA分流方向和特征有助于临床医师诊疗PPHN；PDA关闭后，上述方法不能再用于估计肺动脉压力。

■ 评估肺动脉压力升高的其他超声心动图指标

卵圆孔未闭的血流形态

评估肺动脉高压时临床医师还应评估卵圆孔未闭（PFO）分流情况。显示剑突下冠状切面后，探头略向后、向上倾斜，可以获得房间隔超声图像（见第三章）。图和视频12-11显示了从这个切面获得的房间隔图像，房间隔凸向右心房面。获得良好房间隔二维图像后，通过彩色多普勒识别过隔血流。注意，血流是左向右的高速血

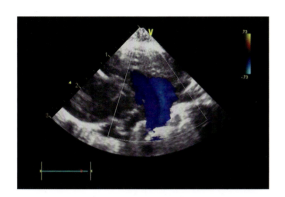

▶ 图和视频12-9　右向左分流为主的PDA彩色多普勒血流图像

图中仅显示右向左分流的蓝色血流束。

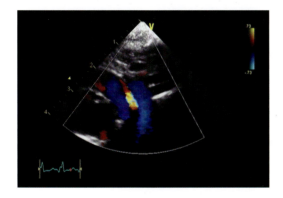

▶ 图和视频12-10　完全左向右分流PDA彩色多普勒图像

图中所示花色血流是由于PDA收缩，导致高速血流产生的颜色混叠。

左向右分流的PDA，由于收缩导致高速的彩色混叠。通过实时成像，只要获得良好彩色血流图像显示PDA全程，就可以根据PDA分流进行脉冲波和连续波多普勒超声评估，以获得流速及血流模式。

足月新生儿出生后即刻，PDA通常是双向分流。如前所述，右向左分流占整个心动

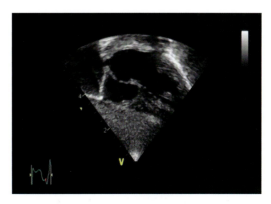

▶ 图和视频12-11　显示剑突下冠状切面后，探头略向后、向上倾斜显示房间隔

流。当然,超声医师在检查房间隔时应调整彩色多普勒标尺至足够低的水平以识别低速血流。图和视频12-13即为标尺降低后,同一婴儿房间隔过隔分流束。此外,还可以利用脉冲频谱确定分流束方向。图12-14即为同一PFO的脉冲频谱图。大多数足月和早产儿在出生后24小时内PFO分流通常是左向右为主的双向分流[12,13]。

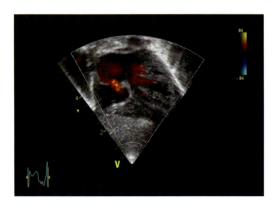

▶ 图和视频12-12　剑突下冠状位后切面显示房间隔彩色多普勒图像,可见左向右的高速穿隔血流

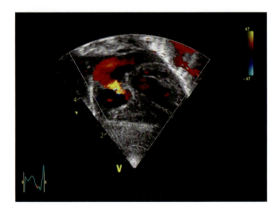

▶ 图和视频12-13　将图和视频12-12中多普勒标尺调小,清晰识别低速血流

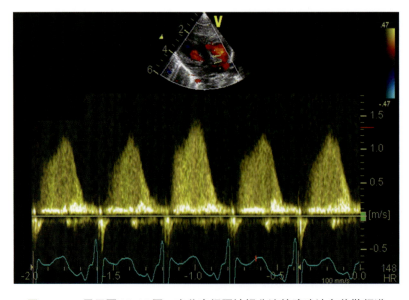

图12-14　显示图12-13同一患儿房间隔缺损分流的脉冲波多普勒频谱

然而，患有PPHN的足月新生儿在整个心动周期中右向左分流时间在整个心定周期所占比例相对较大。此外，PPHN患儿卵圆孔双向分流可持续数天，甚至出现在PDA关闭之后[12]。PDA和PFO分流方向的改变对监测婴儿PPHN进展有重要指导作用。

收缩时间间期

另一种评估肺动脉高压的方法是使用心室收缩时间间期。收缩时间间期最初用于测量心室功能，逐渐广泛用于肺动脉高压的评估。心室克服后负荷需要较长时间来蓄积能量，一旦电脉冲产生，就会打开流出道瓣膜，快速泵出血流。后负荷对这些测量值的影响被用来评估肺动脉高压。可以通过肺动脉瓣和主动脉瓣的M型或频谱多普勒超声曲线来测量右心室或左心室的收缩时间间期。虽然这些方法在临床工作中没有被广泛使用，但了解它们并将它们作为评估肺动脉高压的工具之一，大有裨益。优点是任何患者都可以获得收缩时间间期，缺点是与肺动脉压力的相关性不如其他方法好，并且不能定量估测肺动脉压力。

RPEP：RVET（右心室射血前期时间间期与右心室射血时间比）

右心室射血前期时间间期与右心室射血时间比（right ventricular pre-ejection period to right ventricular ejection time, RPEP：RVET）可通过心电图结合肺动脉瓣脉冲波多普勒血流频谱（或M型超声肺动脉瓣活动曲线）来确定。右心室射血前期时间间期（RPEP）为心室等容收缩时间，从Q波开始到肺动脉瓣打开的时间。如果心室承受后负荷越高，心室打开瓣膜的时间越长，右心室射血前期时间间期（RPEP）会更长。右心室射血时间是指肺动脉瓣打开，血流在肺动脉主干中可测量的时间。RPEP：RVET的测量如图12-15所示。肺动脉高压时，肺动脉瓣打开前需要较长的等容收缩时间，RPEP：RVET比值会增高。在一组健康足月婴儿中，RPEP：RVET比率从出生后0～12小时的平均0.39±0.05下降到48小时后的0.28±0.03[14]。相比之下，患有PPHN新生儿在生后24小时内，RPEP：RVET平均值为0.6，其RPEP更长，RVET更短[15]。存活下来的婴儿RPEP：RVET下降与临床改善一致。

TPV：RVET（肺动脉血流速度达峰时间与右心室射血时间比）

另外一个用肺动脉多普勒波形获得的收缩时间间期的测量方法是达峰时间与右心室射血时间比（time to peak velocity to right ventricular ejection time, TPV：RVET），或者肺动脉加速时间与右心室射血时间比（pulmonary artery acceleration time to right ventricular ejection time, PAAT：RVET）。血流速度达峰时间是从血液开始流入肺动脉到血流达到峰值速度的时间。测量如图12-16所示。肺动脉高压时，心室积聚了很大的力量以推动高后负荷，一旦瓣膜打开

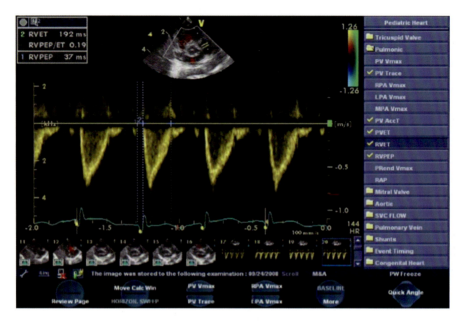

图 12-15　右心室射血前期时间间期与右心室射血时间比（RPEP∶RVET）

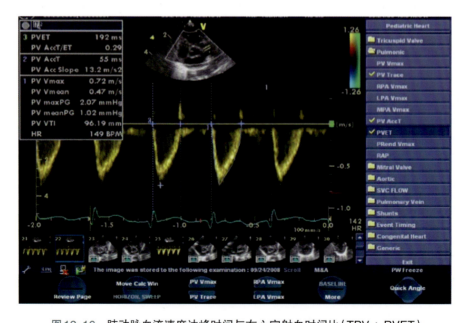

图 12-16　肺动脉血流速度达峰时间与右心室射血时间比（TPV∶RVET）

血液就会很快流出。然后逐渐减速，直到瓣膜关闭时回到基线水平。因此，当肺动脉压较高时，TPV：RVET比值较低。在循环过渡期正常的新生儿，TPV：RVET在出生1～4天从平均0.37增加到0.56，但其RPEP：RVET在1～4天从平均0.51下降到0.34[16]。在生后前6小时，健康足月新生儿和早产儿有相似的TPV：RVET，平均值（SD）为0.23（0.035）和0.195（0.042）。在生后30小时，这一比例增加；然而，早产儿需要更长的时间才能达到稳定的比值[17]。有透明膜疾病的早产儿，TPV：RVET在生后前5天保持低水平，且均明显低于健康足月儿（除了生后的最初5小时）[18]。不同的研究表明，收缩期时间间期与心导管测定的肺动脉压力相关性较好。在四种不同肺动脉压力测量（TR峰值速度、PDA峰值速度、TPV：RVET和RPEP：RVET）的重复性比较中，收缩期时间间期在观察者间和观察者内的重复性最差。最近一项测量不同年龄儿童PAAT的研究发现，新生儿的PAAT平均为81毫秒，到18岁时平均为151毫秒[19]。

肺动脉血流模式

肺动脉血流脉冲波多普勒频谱也可用来定性评估肺动脉高压。正常肺动脉血流频谱曲线为光滑的向上、向下曲线，即：整个收缩期，肺动脉速度先是缓慢地上升，然后稳定地下降。图12-17显示正常的肺动脉血流脉冲波多普勒频谱。肺动脉高压时，其频谱曲线发生改变，先是快速上升，然后

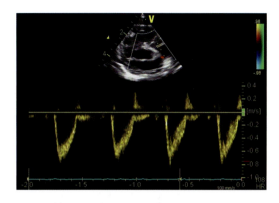

图12-17　正常肺动脉血流脉冲波多普勒频谱

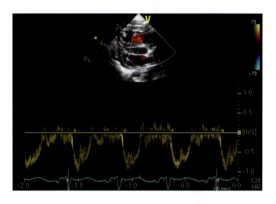

图12-18　异常肺动脉血流多普勒频谱，下降支可见切迹

缓慢下降，在下降支常常伴有切迹。切迹显示为多普勒模式下血流频谱下降支上的一个凹槽。图12-18显示带有切迹的肺动脉脉冲波多普勒频谱。肺动脉瓣切迹最初是通过M型来描述的[20]。已有研究利用肺动脉瓣波形作为评估肺动脉高压的一个方法，并在不同程度上取得了成功[21]。最近，在一项对成年人肺动脉高压的多普勒研究中发现，频谱存在收缩中期切迹与肺血管阻力增高相关。这些发现表明，根据肺动脉

血流多普勒频谱的形态变化有可能有区分血管阻力增加引起的肺高压与肺血流增加或其他原因引起的肺高压[22]。

室间隔位置

心室的形状和大小可以反映心室功能状况,包括前负荷和后负荷的影响。在胎儿时期,右心室心腔比出生后大,占心脏整体功能的大部分[23]。出生后,经过正常循环过渡期之后,左心室占主导地位,比右心室大,横截面呈圆形。图和视频12-19所示为循环过渡期后左心室的正常圆形超声图像。正常足月新生儿,左心室在出生后24小时左右开始呈圆形,而早产儿左心室向正常形态的转变可能要推迟几天甚至几周[24]。肺动脉高压时室间隔扁平,左心室短轴圆形外观发生改变[25]。图和视频12-20和图和视频12-21显示PPHN新生儿的心脏短轴图像,右心室明显凸向左心室。

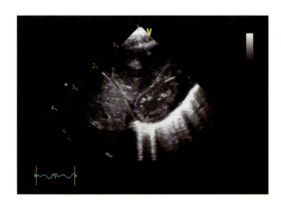

▶ 图和视频12-20　新生儿持续性肺动脉高压,心室短轴切面可见右心室向左心室膨出

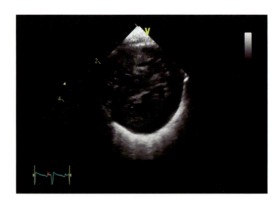

▶ 图和视频12-21　新生儿持续性肺动脉高压患儿的左心室短轴切面,右心室凸向左心室

右心室功能

肺动脉高压最终可导致右心室功能障碍,如存在预后常较差。右心室的几何形状不规则,难以在一个切面完整显示,心功能评估困难。有多种方法用于右心室功能评估,但每种方法都受到多种因素影响,不能单独应用于临床,临床医师应综合分析整

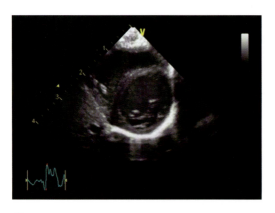

▶ 图和视频12-19　正常过渡期后左心室短轴切面呈圆形

个临床情况与超声心动图发现,制订最佳诊疗方案。接下来,将重点讨论心肌做功指数和TAPSE两种评价右心室功能的方法。其中TAPSE操作简单,观察者内部及观察者之间重复性较好,与其他检测结果相关性较好,是床旁评估新生儿右心室功能的最佳方法[26, 27]。

心肌做功指数

心肌做功指数(myocardial performance index, MPI)又称Tei指数,是一种测量整体心肌功能的方法,并与肺动脉高压相关。可以用组织多普勒、脉冲波多普勒超声计算,但不能区分收缩功能还是舒张功能不全。MPI计算方法是等容收缩和等容舒张时间之和除以心室射血时间。对于右心室MPI,通过测量三尖瓣关闭到打开的时间来计算(如图12-22中时间A所示)。该值减去RV射血时间(如图12-23中时间B所示)并除以射血时间即为MPI。在这个例子中,MPI=(233 ms-161 ms)/161 ms=0.45。肺动脉高压时,右心室MPI增高[28]。在对胎

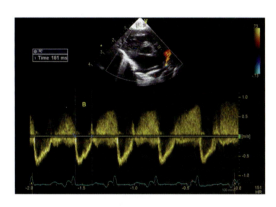

图12-23 肺动脉血流频谱,右心室射血时间即为B

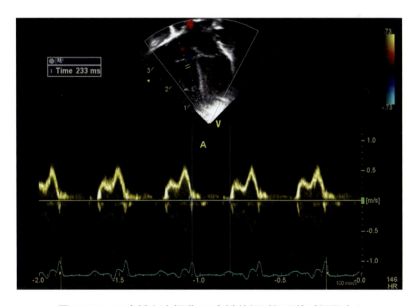

图12-22 三尖瓣血流频谱,三尖瓣关闭到打开的时间即为A

儿和新生儿早期左、右心室MPI的评估中，胎儿期间随着胎龄增加MPI下降，左心室比右心室下降更明显，表明在妊娠后期右心室比左心室承受更高的后负荷。出生后MPI上升，24小时后迅速下降[29]。肺动脉高压患儿右心室MPI（平均0.55±0.17）高于正常足月患儿（平均0.24±0.09）[30]。

TAPSE

三尖瓣环收缩期位移（tricuspid annular plane systolic excursion, TAPSE）是一种测量右心室收缩功能的方法。心室由环行纤维和纵向纤维组成，纵向纤维占右心室肌纤维的重要部分。当纵向纤维收缩时，房室瓣向心尖移动。TAPSE是一种测量右心室纵向收缩的方法。超声医师在心尖四腔切面，将M型取样线放置在三尖瓣前瓣瓣环根部测量TAPSE。收缩期三尖瓣环移动的距离为TAPSE。在50例健康足月儿出生后2天内测量TAPSE值，在平均生后15小时TAPSE均值（SD）是0.92 cm（14），在平均生后35小时TAPSE均值为0.91 cm（13）[31]。一项对PPHN单中心回顾性研究中，较低的TAPSE值与死亡/ECMO相关。TAPSE<4 mm结合右向左分流为主的PDA、左心室功能差或氧合指数>20是死亡或需要ECMO的高度特异性指标[27]。

■ 总结

评估肺动脉高压在新生儿期非常重要，除了具体测量肺动脉压力外，还应对心脏功能进行全面评估。只有全面分析超声心动图检查结果，结合临床信息，来能做出正确的临床决定，这是非常重要的。此外，新生儿期肺动脉高压是动态变化的，定期重新评估肺动脉压力相当重要。区分由肺血管阻力升高的肺动脉高压和由肺血流量增多引起的肺动脉高压比较困难，需要综合所有相关发现及一些肺动脉高压的潜在原因。虽然超声医师在检查过程中可以通过经验直觉发现这些差异，但这些差异不容易通过具体的测量来定义。

（肖欢　吴力军　译）

参考文献

[1] EMM ANOUILIDES G C, MOSS A J, DUFFIE E R, et al. Pulmonary artery pressure changes in human newborn infants from birth to 3 days of age. J Pediatr, 1964, 65: 327-333.

[2] YOCK P G, POPP R L. Noninvasive estimation of right ventricular systolic pressure by Doppler ultrasound in patients with tricuspid regurgitation. Circulation, 1984, 70: 657-662.

[3] SKINNER J R, STUART A G S, O'SULLIVAN J, et al. Right heart pressure determination by Doppler in infants with tricuspid regurgitation. Arch Dis Child, 1993, 69: 216-220.

[4] SKINNER J R, HUNTER S M, HEY E N. Haemodynamic features at presentation in persistent pulmonary hypertension of the newborn and outcome. Arch Dis Child, 1996, 74: F26-F32.

[5] SEHGAL A, ATHIKARISAMY S E,

ADAMOPOULOS M. Global myocardial function is compromised in infants with pulmonary hypertension. Acta Paediatrica, 2012, 101: 410-413.
- [6] STEVENSON J G. Comparison of several non-invasive methods for estimation of pulmonary artery pressure. J Am Soc Echocardiogr, 1989, 2: 157-171.
- [7] SKINNER J R, BOYS R J, HEADS A, et al. Estimation of pulmonary artery pressure in the newborn: study of the repeatability of four Doppler echocardiographic techniques. Pediatr Cardiol, 1996, 17: 360-369.
- [8] SKINNER J R, BOYS R J, HUNTER S, et al. Non-invasive assessment of pulmonary arterial pressure in healthy neonates. Arch Dis Child, 1991, 66: 386-390.
- [9] SEPPANEN M P, KAAPA P O, KERO P O, et al. Doppler-derived systolic pulmonary artery pressure in acute neonatal respiratory distress syndrome. Pediatrics, 1994, 93: 769.
- [10] MUSEWE N N, POPPE D, SMALLHORN J F, et al. Doppler echocardiographic measurement of pulmonary artery pressure from ductal Doppler velocities in the newborn. J Am Coll Cardiol, 1990, 15: 446-456.
- [11] WALTHER F J, BENDERS M J, LEIGHTON J O. Early changes in the neonatal circulatory transition. J Pediatr, 1993, 123: 625-632.
- [12] HIRAISHI S, AGATA Y, SAITO K, et al. Interatrial shunt flow profiles in newborn infants: a color flow and pulsed Doppler echocardiographic study. Br Heart J, 1991, 65: 41-45.
- [13] EVANS N, IYER P. Incompetence of the foramen ovale in preterm infants supported by mechanical ventilation. J Pediatr, 1994, 125: 786-792.
- [14] RIGGS T, HIRSCHFELD S, BORMUTH C, et al. Neonatal circulatory changes: an echocardiographic study. Pediatrics, 1977, 59: 338-344.
- [15] RIGGS T, HIRSCHFELD S, FANAROFF A, et al. Persistence of fetal circulation syndrome: An echocardiographic study. J Pediatr, 1977, 91: 626-631.
- [16] SIRAISHI H, Y ANAGISAWA M. Pulse Doppler echocardiographic evaluation of neonatal circulatory changes. Br Heart J, 1987, 57: 161-167.
- [17] EVANS N J, ARCHER L N. Postnatal circulatory adaptation in healthy term and preterm neonates. Arch Dis Child, 1990, 65: 24-26.
- [18] EVANS N J, ARCHER L N. Doppler assessment of pulmonary artery pressure and extrapulmonary shunting in the acute phase of hyaline membrane disease. Arch Dis Child, 1991, 66: 6-11.
- [19] KOESTENBERGER M, GRANGL G, AVIAN A, et al. Normal reference values and z scores of the pulmonary artery acceleration time in children and its importance for the assessment of pulmonary hypertension. Circ Cardiovasc Imaging, 2017, 10(1): e005336.
- [20] WEYMAN A E, DILLON J C, FEIGENBAUM H, et al. Echocardiographic patterns of pulmonic valve motion with pulmonary hypertension. Circulation, 1974, 50: 905-910.
- [21] OBERHÄNSLI I, BRANDEN G, GIROD M, et al. Estimation of pulmonary artery pressure by ultrasound. A study comparing simultaneously recorded pulmonary valve echogram and pulmonary artery pressures. Pediatr Cardiol, 1982, 2: 123-130.
- [22] ARKLES J S, OPOTOWSKY A R, OJEDA J, et al. Shape of the right ventricular Doppler

envelope predicts hemodynamics and right heart function in pulmonary hypertension. Am J Respir Crit Care Med, 2011, 183: 268-276.

[23] AZA NCOT A, CAUDELL T P, ALLEN H D, et al. Analysis of ventricular shape by echocardiography in normal fetuses, newborns, and infants. Circulation, 1983, 68: 1201-1211.

[24] LEE L A, KIMBALL T R, DANIELS S R, et al. Left ventricular mechanics in the preterm infant and their effect on the measurement of cardiac performance. J Pediatr, 1992, 120: 114-119.

[25] KING M E, BRAUN H, GOLDBLATT A, et al. Interventricular septal configuration as a predictor of right ventricular systolic hypertension in children: a cross-sectional echocardiographic study. Circulation, 1983, 68: 68-75.

[26] RICHARDSON C, AMIRTHARAJ C, GRUBER D, et al. Assessing myocardial function in infants with pulmonary hypertension: the role of tissue Doppler imaging and tricuspid annular plane systolic excursion. Pediatr Cardiol, 2017, 38: 558-565.

[27] MALOWITZ J R, FORSCHA D E, SMITH P B, et al. Right ventricular echocardiographic indices predict poor outcomes in infants with persistent pulmonary hypertension of the newborn. Eur Heart J Cardiovasc Imaging, 2015, 16: 1224-1231.

[28] YEO T C, DUJARDIN K S, TEI C, et al. Value of a Doppler derived index combining systolic and diastolic time intervals in predicting outcome in primary pulmonary hypertension. Am J Cardiol, 1998, 81: 1157-1161.

[29] TSUTSUMI T, ISHII M, ETO G, et al. Serial evaluation for myocardial performance in fetuses and neonates using a new Doppler index. Pediatr Int, 1999, 41: 722-727.

[30] PATEL N, MILLS J F, CHEUNG M M H. Use of the myocardial performance index to assess right ventricular function in infants with pulmonary hypertension. Pediatr Cardiol, 2009, 30: 133-137.

[31] JAIN A, MOHAMED A, EL-KAFFASH A, et al. A comprehensive echocardiographic protocol for assessing neonatal right ventricular dimensions and function in the transitional period: Normative data and z-scores. J Am Soc Echocardiogr, 2014, 27: 1293-1304.

第十三章

不合并先天性心脏病的新生儿低氧血症与发绀*

蒂娜·A.莱昂内

- 引言
- 低氧血症主要原因的鉴别
- 特定原因低氧血症的超声心动图检查
  - 呼吸窘迫综合征
  - 糖尿病母亲婴儿
  - 胎儿动脉导管闭合
  - 胎粪吸入综合征
- 超声心动图评估治疗反应
  - 氧气
  - 通气
  - 表面活性剂
- 超声心动图系统检查
  - 胸骨旁声窗
  - 胸骨旁短轴切面
  - 心尖声窗
  - 胸骨上声窗
  - 剑突下声窗
  - 全面评估
- 总结
- 参考文献

■ 引言

新生儿许多疾病可造成低氧血症，表现为发绀和血氧饱和度降低。低氧血症可能是低氧血液从静脉分流到动脉循环的结果。这可能发生在许多层面，包括心内、心外和肺内的畸形。不合并先天性心脏病新生儿低氧血症的主要原因包括肺源性疾病，如：肺炎、呼吸窘迫综合征（RDS）、先天性异常、气胸和胎粪吸入综合征（MAS）。其他低氧血症的主要原因可能是新生儿持续性肺动脉高压（PPHN）：出生后由于胎儿

---

* 本书视频可扫码直接获得。

视频二维码

循环向成人循环过渡失败或延迟,导致肺血管阻力持续增高,动脉导管和卵圆孔持续性右向左分流。PPHN一般不会孤立发生,常继发于呼吸系统疾病。某些情况会使婴儿的循环过渡期延长,高危因素包括:糖尿病母亲、21-三体综合征、孕期使用非甾体抗炎药物、5-羟色胺再摄取抑制剂类药物。早产儿在出生后可能会出现各种循环过渡问题,导致低氧血症。RDS和胎膜早破(PPROM)均与PPHN相关。此外,大型动脉导管未闭(PDA)可能增加吸氧和使用呼吸机的可能性。超声心动图有助于诊断和处理这些问题。

为区分低氧血症的原因,新生儿科医师应进行完整、全面的超声心动图检查以排除先天性心脏病。在解读超声心动图时,必须结合相关临床表现。新生儿科医师参与新生儿的治疗过程,可以判断临床表现和超声心动图检查结果是否一致。当临床表现与超声心动图检查结果不一致时,新生儿科医师进一步评估所有检查结果十分重要。新生儿科医师行超声检查怀疑有先天性心脏病时,应转诊给儿科心脏病专家。近年来,建议在出院前对新生儿进行常规血氧饱和度筛查,以发现其他隐匿的危重先天性心脏病,避免漏诊导致严重的并发症[1,2]。这些筛查还有助于发现不伴随先天性心脏病的低氧血症。大约有1/3的婴儿筛查结果阳性,但不合并严重的先天性心脏病,而是合并其他需要治疗的疾病[3,4]。

除了评估过度循环造成的低氧血症外,新生儿病情恶化时,随时可在新生儿重症监护病房进行超声心动图检查。使用呼吸机的婴儿可能因胸膜腔内压过高而心脏功能受损。超声心动图较易诊断中心静脉置管引发的胸腔积液及心包积液。超声心动图还能评估肺发育不良或败血症引发的新生儿血流动力学受损。因此,超声心动图应被视为协助新生儿重症监护治疗的重要工具。许多新生儿疾病的治疗方法因机构和地理位置而异。尤其是对PPHN的治疗差异较大[5]。超声心动图是指导个体化治疗的有用方法,但要完全使用这种方法仍面临很多挑战,如缺乏与超声心动图检查结果相关的特定治疗方案的证据。

本章将回顾各种疾病状态下的超声心动图表现,并尽可能对超声心动图指导下个体化治疗的现有证据进行讨论。回顾低氧血症婴儿每个标准切面的超声心动图表现。除了一些引发更彻底的解剖评估的关键特征外,其余先天性心脏病的具体表现将不作讨论。此外,还将介绍一些对治疗方案有影响的超声心动图表现。

■ 低氧血症主要原因的鉴别

超声心动图是一种无创、简便的诊断工具,不少研究应用基于该技术的一系列方法来区分低氧血症的原因,判断治疗效果及预后。几十年前,Johnson等[6]对16名原发性肺部疾病(肺炎、MAS和RDS)婴儿进行研究,患者全部吸氧,对使用托拉唑啉有反应及无反应的婴儿测量下列参数并进行对比分析：收缩时间间期，右心室射血前期时间/右心室射血时间比（RPEP/RVET）、左心室射血前期时间/左心室射血时间比（LPEP/LVET）。结果发现一半的婴儿对托拉唑啉有反应，与无反应的婴儿相比，这部分婴儿的 RPEP/RVET 和 LPEP/LVET 比率延长；表明具有肺血管反应性疾病（如 PPHN）的婴儿心室收缩时间间期更有可能延长。Walther 等[7]观察 33 名出生后第一天接受高浓度机械通气氧疗的婴儿，并与 32 名对照组婴儿进行比较；结果发现一半需要高氧的婴儿符合应用体外膜肺氧合（ECMO）的标准；与对照组相比，需氧量高的患者主肺动脉压力阶差小，动脉导管粗大且闭合较晚，右向左分流更多。符合 ECMO 标准的婴儿的主肺动脉压差非常低。同样，Evans 等[8]对 32 名需要 70% 以上氧浓度氧疗的足月婴儿进行研究，每天进行超声心动图检查，直到所需氧浓度低于 30%。婴儿被分为原发性呼吸道疾病组和原发性 PPHN 组。结果发现原发性 PPHN 患者 PDA 发生率更高，管径更大。两组中双向或完全右向左分流 PDA 的数量接近。两组均经常出现左、右心室低心排，随着婴儿临床改善心排量增加。总体而言，两组中大约 50% 的婴儿肺动脉压高于体循环压力，低氧血症改善后肺动脉压下降。笔者认为这些婴儿的低氧血症大多数是由肺内右向左分流引起，而不是 PDA 和卵圆孔未闭（PFO）的分流引起。

研究表明，高氧需求的婴儿超声检查结果经常包括：异常的收缩时间间期（后负荷增加的迹象），动脉导管开放时间长、主肺动脉压差小、PDA 右向左分流多（提示肺动脉压较高），低心室输出量。

■ 特定原因低氧血症的超声心动图检查

呼吸窘迫综合征

许多研究表明，RDS 患儿在出生后的头几天出现过渡循环延迟，肺动脉压较高，主动脉与肺动脉压力阶差较低。1977 年，Halliday 等[9]对出生后 5 天内 RDS 患儿进行超声心动图评估，发现临床疾病更严重的婴儿 RPEP/RVET 延长。Randala 等[10]研究发现，经表面活性物质治疗的 RDS 早产儿与不合并 RDS 的早产儿和足月婴儿相比，在 24 小时龄时，两组主、肺动脉压力阶差相似；在 48 小时龄和 72 小时龄时，前者主、肺动脉压差更低。Evans 和 Archer[11]发现，与无呼吸窘迫的早产儿相比，患有 RDS 的早产儿通过右心室收缩时间间期估测出的肺动脉压升高。收缩时间间期与临床疾病的相关性不高，但与 PDA 和 PFO 双向分流相关。研究还表明，患有 RDS 的婴儿动脉导管闭合得更慢。40% 的 RDS 患儿在出生 19 小时 PDA 仍为双向分流，但大多数在出生后 60～79 小时后变为完全左向右分流。Seppanen 等[12]研究表明，患有 RDS 早产儿比健康早产儿三尖瓣反流（TR）多见，

RDS患儿的肺动脉压下降得更慢。Evans和Kluckow等[13]发现早产儿中RDS程度越重者，右心室低心输出量［150 mL/(kg·min)］的发生率较高。综上所述，RDS患儿的肺动脉压相较高，动脉导管开放时间较长。

糖尿病母亲婴儿

众所周知，妊娠期血糖控制不佳与肥厚性心肌病有关[14,15]。超声心动图显示室间隔厚度增加。心室游离壁厚度也可能增加，但通常不如室间隔增厚明显（非对称性室间隔肥厚）。随着左心室输出量减少出现功能性心室流出道梗阻[16]。糖尿病母亲婴儿也面临过渡循环延迟的风险，肺动脉压力增加和动脉导管开放时间延长[17,18]。即使在妊娠期严格控制血糖水平，婴儿也表现出过渡循环延迟的迹象，右心室输出量低于对照组婴儿[19]。

胎儿动脉导管闭合

胎儿动脉导管闭合也可导致肥厚性心肌病。Gewilling等[20]回顾12例胎儿动脉导管闭合的超声心动图检查结果。重要的异常包括右心室肥厚、三尖瓣和肺动脉瓣反流以及右心房扩张。这些发现提示胎儿期右心室长期后负荷过载。胎儿期肺动脉高压导致动脉导管和卵圆孔右向左分流，发生低氧血症的风险增加。

胎粪吸入综合征

MAS是导致PPHN的常见病因，但超声心动图研究较少。Korhonen等[21]对17名患有轻度至中度MAS的婴儿在生后三天进行系统超声心动图检查，并与16名健康婴儿对照分析，结果发现当MAS患儿出生12小时，动脉导管双向分流更为常见。MAS的婴儿在出生后的前12小时内主动脉与肺动脉压力阶差较低。本组婴儿中没有单纯的右向左分流，且左心室输出没有受到影响。另外，MAS婴儿左肺动脉血流速度时间积分较低。因此，MAS患者的低氧血症是多因素的，包括肺血流量减低、胎儿生理通道右向左分流、肺内V：Q不匹配等。

■ 超声心动图评估治疗反应

氧气

氧气通常被认为是肺血管扩张剂，但过量会减弱一氧化氮的血管舒张作用。为了判断不同氧合水平的血流动力学变化，Skinner等[22]对18名伴有呼吸衰竭的早产儿进行超声心动图检查，动脉血氧饱和度设置在86%、96%和100%三个水平。通过改变FiO_2使SpO_2保持在所需水平15分钟。SpO_2较低的婴儿肺动脉压较高，通过PDA血流的多普勒频谱证实主动脉与肺动脉压差较小。血氧饱和度较高与动脉导管收缩有关。相反，在一组13名早产儿的研究中，Bard等[23]发现SpO_2在95%～90%，通过TR射流估测的肺动脉压力没有差异。这些研究结果的差异可能与每项研究中评估的标志物的敏感性或血氧饱和度水平的差异有关。

通气

辅助通气有可能以多种方式改变新生儿血流动力学。增加胸膜腔内压可能会增加肺血管阻力，减少肺血流量，并减少全身静脉回流。或者优化肺容量可以降低肺血管阻力并增加肺血流量。辅助通气引起的胸内压力变化的实际影响在很大程度上取决于肺部疾病的严重程度。De Waal 等[24]选择50例机械通气患儿，观察呼气末正压（PEEP）在 5～8 cmH_2O 间变化时的血流动力学改变。结果发现36%的婴儿，PEEP增加到 8 cmH_2O 时上腔静脉（SVC）血流量发生显著变化，但其中一半血流量增加，另一半血流量减少。改善肺顺应性可以增加全身血流量。右心室输出量随PEEP的增加而下降。平均气道压较高是导致早产儿上腔静脉（SVC）流量减少的危险因素之一[25]。Osborn 和 Evans[26]进行了一项随机对照研究，比较了高频振荡通气（HFOV）与传统通气的血流动力学影像。在上腔静脉（SVC）血流或右心室输出量中没有发现统计学意义差异。然而，在HFOV组上腔静脉（SVC）血流减低发生率有增加趋势，HFOV组中更多的婴儿接受了多巴酚丁胺治疗。

表面活性剂

表面活性剂剂量对血流动力学的影响尚未完全明确。Hamdan 和 Shaw 等[27]对一组早产儿进行超声心动图检查，分别在给予2剂外源性表面活性剂之前，在每次给药后1小时和6小时，第二次给药后12小时、36小时和60小时重复测量肺动脉加速时间（PAAT）与 RVET（PAAT/RVET）的比值。结果发现PAAT/RVET在给药期间稳步增加，在每次给药后1小时增加的速率更高。Kaapa 等[28]发现，与仅给予气管吸痰组相比，表面活性剂组给药后肺动脉压降低，PDA左向右分流增加。Bloom 等[29]对12名接受天然表面活性剂治疗的重度RDS早产儿和25名轻度RDS早产儿进行研究，发现重度RDS患儿的主动脉与肺动脉压差较低，使用表面活性剂后并没有立即增加；但在 48 小时后与轻度 RDS 患儿相似；严重RDS婴儿左肺动脉血流较低。最近，Sehgal 等[30]对妊娠不足30周的早产儿的研究发现，出生后30分钟内在产房给予表面活性剂治疗，PDA 完全变成了左向右分流。总之，这些研究表明，与未患有RDS的婴儿相比，RDS患儿肺动脉压较高，表面活性剂治疗可以在不同的时间段内降低肺动脉压。

■ 超声心动图系统检查

每个临床医师都必须按照标准化的方法来进行超声心动图检查。每次操作都应该遵循同样的方法，以免遗漏任何图像和切面。同样，临床医师在分析超声图像时也应按照标准化的方法，确保评估所有图像。下面介绍一种标准化的方法。临床医师可以选择不同的成像顺序,但要保证所有的切面都被检查。以下讨论的超声图像主要关注所有导致低氧血症的疾病的相关发现。对不同临床状况的超声图像进行描述。在解释超声图像时,临床医师要注意这些结果在生命的最初几天是动态变化的。因此,在评估患病婴儿时,必须考虑在同一时间段内可能发生的正常变化。在生命的前3天,了解患者的出生时间至关重要。

胸骨旁声窗

胸骨旁长轴切面

在胸骨旁长轴切面,评估心腔大小和心室的功能非常重要。在PPHN中,肺血流量低,肺静脉回流减少,左心房和左心室可能出现充盈不足。在长轴切面中通常可以看到室间隔扁平或向左侧凸起。心肌肥厚也可以从这个切面来评估。使用M形超声曲线通过二尖瓣水平的室间隔(见第五章和第八章),可以用来测量收缩功能,如缩短分数。务必牢记,当心室出现节段运动障碍或心腔变形时,这些测量方法并不可靠。左心室收缩功能下降在PPHN中并不常见。这个切面也可以测量左心房和主动脉根部的大小。在该切面测量主动脉瓣环直径,可以计算左心室输出量。在心肌收缩功能受损的婴儿中,可使用彩色多普勒超声判断二尖瓣关闭不全。

图和视频13-1是一名患有轻度RDS孕30周早产儿出生后4小时的左心室长轴图像。这张图像显示心脏解剖结构(从

整个角度看来)和心功能正常。图和视频13-2是一名孕25周早产儿,在出生大约4小时的图像,伴有左向右分流为主的大型动脉导管未闭(PDA)。图和视频13-3为同一婴儿生后20小时图像,使用1剂吲哚美辛后PDA闭合。注意两个视频上左心房大小上的变化。图和视频13-4为一名胎膜

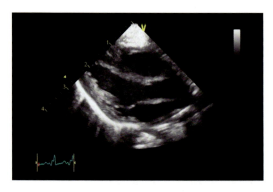

▶ 图和视频13-1　患有轻度呼吸窘迫综合征的孕30周早产儿出生4小时后长轴切面,显示正常心脏解剖结构(从这个角度来看)和功能

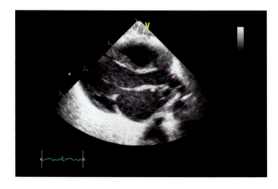

▶ 图和视频13-2　孕25周早产儿出生后4小时的长轴切面图像,伴有左向右分流为主的大型动脉导管未闭

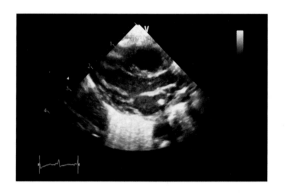

▶ 图和视频 13-3　图和视频 13-2 的同一婴儿出生 20 小时后，1 剂吲哚美辛治疗后动脉导管闭合

注意两个视频上左心房大小的变化。

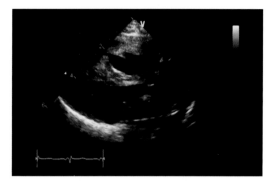

▶ 图和视频 13-5　足月儿的长轴切面，该婴儿未通过血氧饱和度筛查，并被认为胎儿期动脉导管闭合

注意肥厚的右心室。

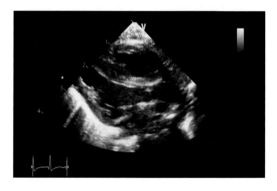

▶ 图和视频 13-4　胎膜早破婴儿出生 2 小时后的长轴切面图像

注意室间隔增厚，左心房变小。

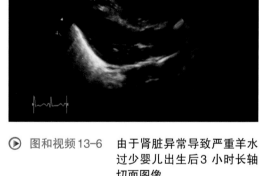

▶ 图和视频 13-6　由于肾脏异常导致严重羊水过少婴儿出生后 3 小时长轴切面图像

长期破裂婴儿出生 2 小时后的超声图像，注意室间隔增厚，左心房变小。图和视频 13-5 为一名足月儿的长轴切面图像，该婴儿未通过血氧饱和度筛查，并被认为胎儿期动脉导管闭合，注意其肥厚的右心室。图和视频 13-6 为一名由于肾脏异常导致严重羊水过少婴儿出生后 3 小时的长轴切面图像。

图和视频 13-7 为该切面的彩色多普勒成像，此时存在二尖瓣反流。

在图和视频 13-8 中，能看到该名婴儿在出生后 13 小时的长轴切面图像，此时婴儿需要高浓度吸氧，合并酸中毒。视频显示婴儿在高频震荡通气（HFOV）中，心功能不全。图和视频 13-9 为该名婴儿在一次短时

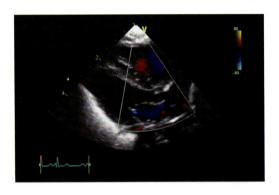

▶ 图和视频13-7 与图和视频13-6同一患儿，长轴切面彩色多普勒图像可见二尖瓣反流

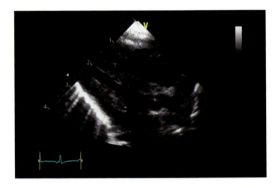

▶ 图和视频13-9 与图13-6至图13-8同一患儿在短时间常规机械通气状态的长轴切面图像

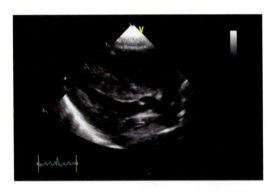

▶ 图和视频13-8 与图和视频13-6和图和视频13-7同一患儿出生后13小时的长轴切面，此时婴儿需要高浓度吸氧，伴有酸中毒。高频震荡通气时心功能不全

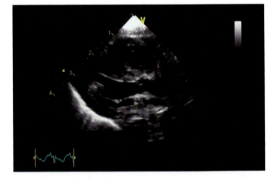

▶ 图和视频13-10 与图和视频13-6至图和视频13-9同一患儿，持续滴注肾上腺素7小时后的长轴切面图像

间的常规机械通气中的图像。最后，在图和视频13-10为该婴儿在连续静脉滴注肾上腺素7小时后的图像。这些系列视频图像显示同一个切面的连续超声征象，可以用于评估患者病情随时间变化的情况。

右心室流入道切面

彩色多普勒可以识别确定TR，连续波（CW）多普勒可以测量TR射流的速度。利用改良的伯努利方程，可以计算出右心室和右心房之间的压差，并估算出肺动脉压力（见第十二章）。图和视频13-11为一名孕30周早产儿伴轻度RDS，出生后4小时右心室流入道彩色多普勒图像。

图和视频13-12为一例PPROM出生

第十三章 不合并先天性心脏病的新生儿低氧血症与发绀

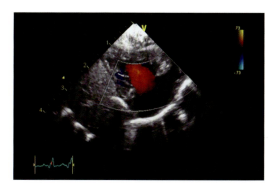

▶ 图和视频 13-11　患有轻度呼吸窘迫综合征的孕30周早产儿出生后4小时右心室流入道彩色多普勒图像

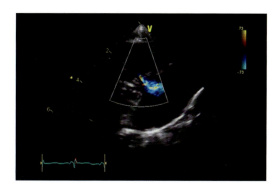

▶ 图和视频 13-13　宫内动脉导管闭合婴儿的右心室流入道切面。注意三尖瓣反流

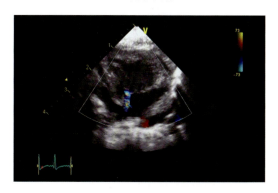

▶ 图和视频 13-12　胎膜早破婴儿出生后2小时的右心室流入道切面。注意三尖瓣反流

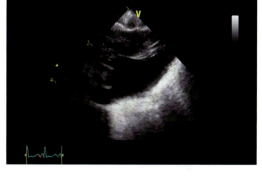

▶ 图和视频 13-14　严重羊水过少婴儿右心室流入道切面的二维图像

2小时后的右心室流入道切面图像。图和视频13-13为一名胎儿期动脉导管闭合婴儿的图像。注意图和视频13-12和图和视频13-13中的三尖瓣反流（TR）。图和视频13-14和图和视频13-15为一例严重羊水过少婴儿右心室流入道切面的二维和彩色多普勒图像。图13-16为一名明显三尖瓣反流（TR）患儿的连续波（CW）多普勒频谱。

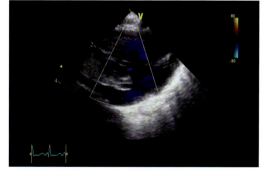

▶ 图和视频 13-15　严重羊水过少婴儿右心室流入道切面彩色多普勒图像

右心室流出道切面

显示肺动脉瓣时,能看到瓣叶的开放与闭合。应用彩色多普勒超声可以评估右心室血液流出的情况。正常情况下右心室流出道血流为层流,彩色血流信号显示较为均匀。湍流表明血流流出受到阻碍。肥厚的心室可导致心室流出道梗阻,在梗阻远端血流速度增加,出现湍流。将取样容积置于肺动脉瓣远端获得脉冲波(PW)多普勒图。波形的形状若加速时间变短,加速支变陡,减速支出现切迹可以提示肺动脉高压时。按照以前所述方法(见第十二章)测量RPEP:RVET、达到峰值速度时间(TPV)与RVET比值(TPV:RVET);这些测量值异常表明后负荷增加。如果存在左向右分流的PDA,彩色多普勒超声可以显示PDA分流进入主肺动脉及分支,PW和CW多普勒超声可以测量到收缩期/舒张期连续性血流频谱。应用这个切面,二维超声测量肺动脉瓣环的直径,PW多普勒测量肺动脉血流速度时间积分,结合心率,可以计算右心室输出量。

图和视频13-17为孕30周患有轻度RDS早产儿出生后4小时的右心室流出道切面。图和视频13-18为该婴儿、主肺动脉PW多普勒频谱,舒张期血流提示PDA左向右分流进入肺动脉。图和视频13-19为双胎输血(TTTS)受血婴儿的右心室流出道切面。注意右心室(RV)肥厚。图和视频13-20为PPROM婴儿的肺动脉。图和视频13-21和图和视频13-22为胎儿期动脉导管闭合婴儿右心室流出道的二维和彩色多普

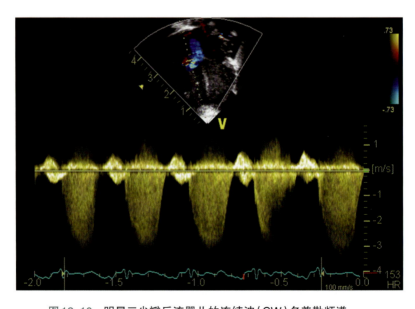

图13-16 明显三尖瓣反流婴儿的连续波(CW)多普勒频谱

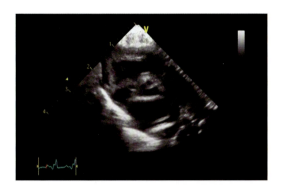

▶ 图和视频 13-17　孕30周出生的患轻度呼吸窘迫综合征（RDS）的早产儿出生后4小时的右心室流出道切面

▶ 图和视频 13-19　双胎输血受血婴儿的右心室流出道切面。注意右心室肥厚

勒成像。

图13-23为该婴儿主肺动脉的PW多普勒频谱，加速支变陡伴切迹，提示肺动脉压力升高（肺动脉高压）。图和视频13-24和图和视频13-25为一名胎儿期严重羊水

过少出生后3小时婴儿右心室流出道的二维和彩色多普勒图像。对比以下图像：图和视频13-26为生后13小时图像，图和视频13-27为连续输注肾上腺素后图像。图13-28为生后13小时心功能最差时肺动脉

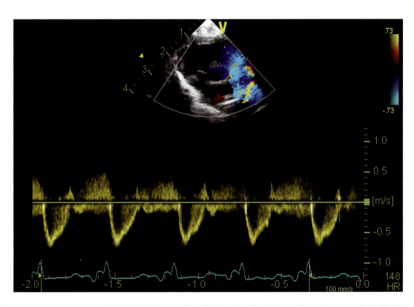

图13-18　与图13-17同一患儿的主肺动脉PW多普勒频谱。舒张期血流反映PDA左向右分流进入肺动脉

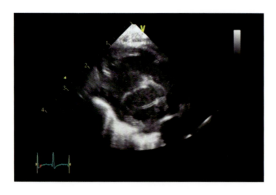

▶ 图和视频 13-20　胎膜早破婴儿右心室流出道切面显示肺动脉

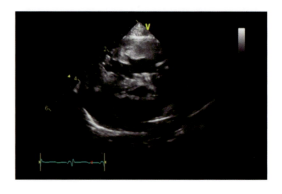

▶ 图和视频 13-21　宫内动脉导管闭合婴儿右心室流出道的二维图像

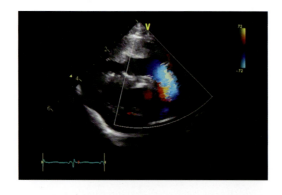

▶ 图和视频 13-22　宫内动脉导管闭合婴儿右心室流出道彩色多普勒图像

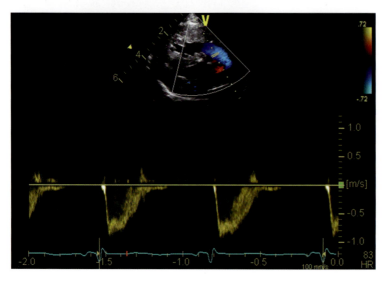

图 13-23　与图 13-22 同一患儿，主肺动脉 PW 多普勒频谱显示加速支变陡伴有切迹，提示肺动脉压力升高（肺动脉高压）

第十三章 不合并先天性心脏病的新生儿低氧血症与发绀

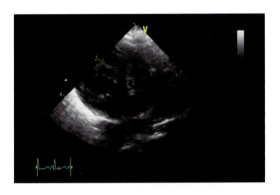

▶ 图和视频 13-24　宫内严重羊水过少婴儿生后 3 小时右心室流出道的二维图像

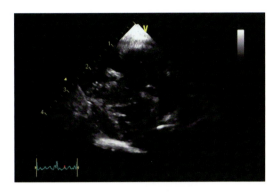

▶ 图和视频 13-26　与图和视频 13-24 和图和视频 13-25 同一患儿，生后 13 小时右心室流出道二维图像

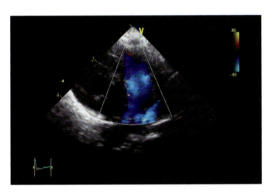

▶ 图和视频 13-25　宫内严重羊水过少婴儿生后 3 小时的右心室流出道彩色多普勒图像

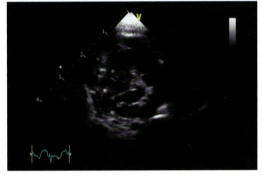

▶ 图和视频 13-27　与图和视频 13-24 至图和视频 13-26 同一患儿，连续输注肾上腺素后右心室流出道彩色多普勒图像

血流频谱，图 13-29 为生后 20 小时肾上腺素治疗后肺动脉 PW 多普勒频谱。

胸骨旁短轴切面

心底切面

这个切面可显示主动脉瓣的横切面，3 个瓣叶清晰可见。左心房和主动脉瓣环相对大小也可以从这个切面测量。这个切面也可以显示 TR。

图和视频 13-30 为孕 30 周患轻度 RDS 早产儿循环过渡期心底短轴切面图像。图和视频 13-31 为 PPROM 婴儿的心底短轴切面。这个切面可以显示左心房中的深静脉导管，有助于导管的重新定位。图和视频

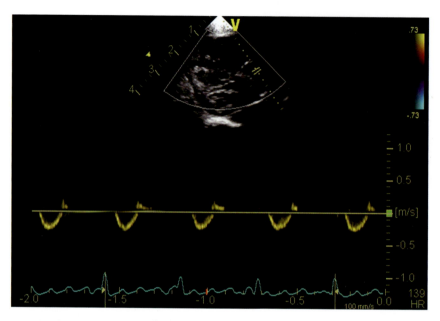

图13-28　与图和视频13-24至图和视频13-27同一患儿,生后13小时心功能最差时肺动脉PW多普勒频谱

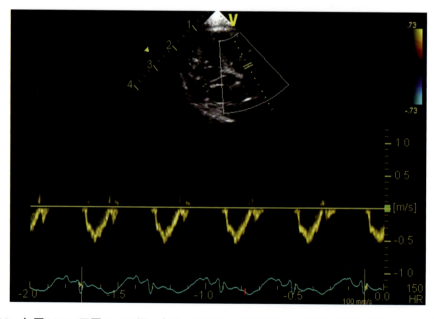

图13-29　与图13-24至图13-28同一患儿,生后20小时接受肾上腺素治疗后肺动脉PW多普勒频谱

第十三章 不合并先天性心脏病的新生儿低氧血症与发绀

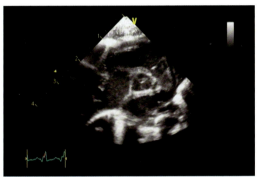

▶ 图和视频 13-30 　患有轻度 RDS 的孕 30 周早产儿循环过渡期心底短轴切面

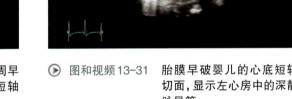

▶ 图和视频 13-31 　胎膜早破婴儿的心底短轴切面，显示左心房中的深静脉导管

13-32 和图和视频 13-33 为一名宫内严重羊水过少婴儿生后 3 小时及 13 小时心底短轴切面。随着 PPHN 愈加严重，左心房通常变小，反映肺血流量的减少。

二尖瓣水平切面

该切面中，二尖瓣横切面呈现"鱼嘴"状。该切面对于左心室形态的评估至关重要。在正常的心脏中，左心室的横切面应呈圆形。然而，在出生后即刻或伴有持续性肺动脉高压（PPHN）时，右心室压力升高，室间隔变平（见下文）。在较严重的 PPHN 中，右心室会向左心室凸出。如果

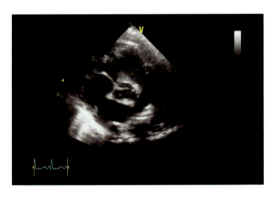

▶ 图和视频 13-32 　宫内严重羊水过少婴儿生后 3 小时的心底短轴切面

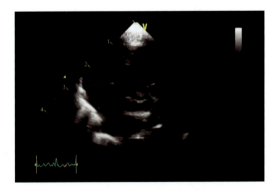

▶ 图和视频 13-33 　与图和视频 13-32 同一患儿，宫内严重羊水过少的婴儿生后 13 小时心底短轴切面。随着 PPHN 严重程度增加，左心房逐渐变小，反映了肺血流量的减少

心肌功能不佳，可以看到不对称的心室壁运动。

图和视频13-34为正常二尖瓣水平短轴切面，左心室呈圆形。接下来的几个图像都显示一定程度的右心室增大，左心室的形态发生扭曲。图和视频13-35为TTTS受血婴儿的二尖瓣水平短轴切面。图和视频13-36为PPROM婴儿的二尖瓣短轴切面。图和视频13-37为宫内动脉导管闭合婴儿短轴切面。图和视频13-38和图和视频13-39为宫内羊水严重过少婴儿生后3小时和13小时二尖瓣水平短轴切面。注意在这两个时间点收缩功能出现明显变化。

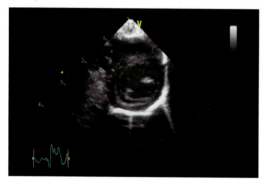

▶ 图和视频13-34　正常二尖瓣水平短轴切面，左心室呈圆形

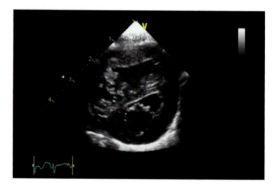

▶ 图和视频13-35　双胎输血综合征受血婴儿的二尖瓣水平短轴切面，注意右心室增大使左心室形状扭曲

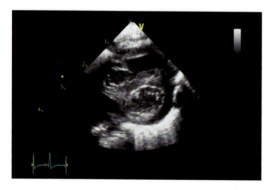

▶ 图和视频13-36　胎膜早破婴儿的二尖瓣短轴切面，注意右心室增大使左心室形状扭曲

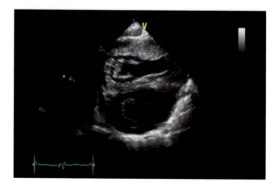

▶ 图和视频13-37　宫内动脉导管闭合婴儿二尖瓣水平短轴切面，右心室增大导致左心室形状扭曲

第十三章 不合并先天性心脏病的新生儿低氧血症与发绀

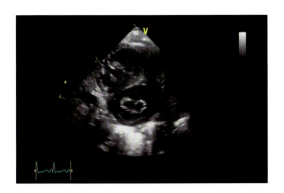

▶ 图和视频 13-38　宫内严重羊水过少婴儿生后3小时二尖瓣水平短轴切面，右心室增大使左心室形态扭曲

▶ 图和视频 13-39　与图和视频13-37同一患儿，生后13小时二尖瓣水平短轴切面。注意在这两个时间点收缩功能出现显著变化

乳头肌水平切面

这个切面使临床医师可以继续评估心室的形状和运动。所有的短轴切面在先天性心脏病的筛查中都是重要的，因为室间隔缺损可以通过对室间隔的扫查来识别。

图和视频13-40为TTTS受血婴儿的乳头肌水平切面。图和视频13-41为PPROM婴儿的乳头肌水平切面。图和视频13-42为严重羊水过少婴儿生后3小时乳头肌水平短轴切面。

心尖声窗

四腔切面

这个切面可以评估心脏每个腔室的相对大小，确定是否对称还是一侧心脏增大。

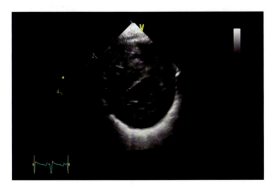

▶ 图和视频 13-40　双胎输血综合征受血婴儿乳头肌水平短轴切面图像

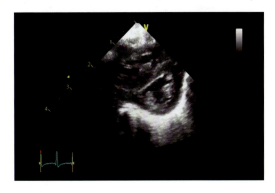

▶ 图和视频 13-41　胎膜早破婴儿的乳头肌水平短轴切面图像

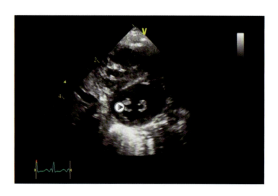

图和视频13-42 宫内严重羊水过少婴儿生后3小时的乳头肌水平短轴切面

房室瓣情况可以使用彩色多普勒或频谱多普勒（CW/PW）评估。彩色多普勒超声可以诊断所有瓣膜的反流。虽然声束与血流夹角会因反流方向改变而发生改变，但四腔切面声束与三尖瓣反流束夹角较小，是应用CW测量三尖瓣反流速度的最佳切面。二尖瓣关闭不全也在这个切面显示。当2个房室瓣都存在关闭不全时，临床医师必须考虑到心肌功能障碍。瓣膜反流还应考虑到远端血流梗阻所致，因此解剖形态评估十分重要。频谱多普勒测量房室瓣口的血流频谱可用来评估相应心室的舒张功能（见第八章）。

图和视频13-43为一例患有轻度呼吸窘迫综合征的孕30周早产儿心尖四腔切面图像。图和视频13-44为同一患者的彩色多普勒图像。图和视频13-45为宫内动脉导管闭合婴儿的心尖四腔切面。图和视频13-46为生后3小时严重羊水过少婴儿的心尖四腔切面。图13-47和图13-48分别为孕30周轻度RDS早产儿和宫内动脉导管闭合婴儿的三尖瓣PW多普勒频谱。图13-49为患有轻度RDS孕30周早产儿的二尖瓣PW多普勒频谱。

五腔切面

在该切面中，彩色多普勒和脉冲波多普勒可以评估左心室流出道和主动脉瓣血流情况。彩色多普勒超声可以判断是层流还是湍流。湍流可能是流出道梗阻的征象，

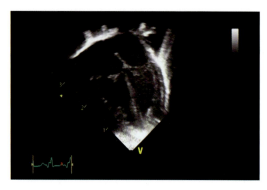

图和视频13-43 患有轻度呼吸窘迫综合征的孕30周早产儿的心尖四腔切面图像

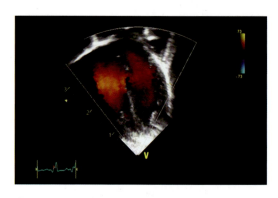

图和视频13-44 患有轻度呼吸窘迫综合征的孕30周早产儿的心尖四腔切面彩色多普勒图像

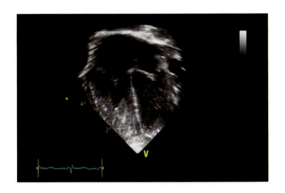 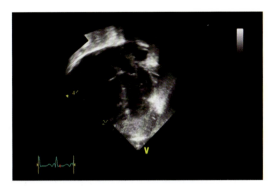

▶ 图和视频13-45　宫内动脉导管闭合婴儿的心尖四腔切面

▶ 图和视频13-46　宫内严重羊水过少婴儿生后3小时的心尖四腔切面

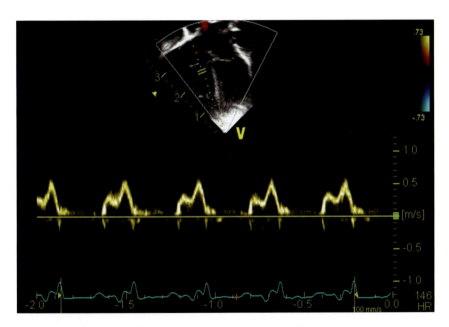

图13-47　患有轻度呼吸窘迫综合征孕30周早产儿的三尖瓣PW多普勒频谱

可见于肥厚型心肌病伴主动脉瓣下狭窄。频谱多普勒超声测量主动脉瓣口血流速度可以计算左心室输出量。

图和视频13-50显示了五腔切面主动脉瓣远端的脉冲波多普勒。这是一个出生1小时的足月婴儿，出生后不久出现呼吸困难，血氧饱和度下降。该患儿不合并先天性心脏病，主动脉脉冲波多普勒血流频谱正常。

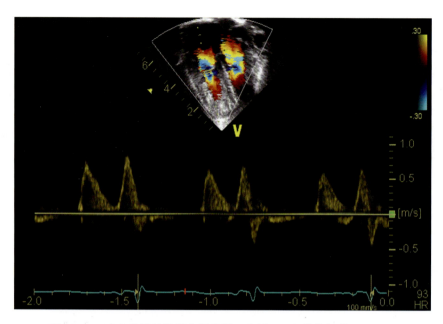

图13-48　宫内动脉导管闭合婴儿的三尖瓣PW多普勒频谱

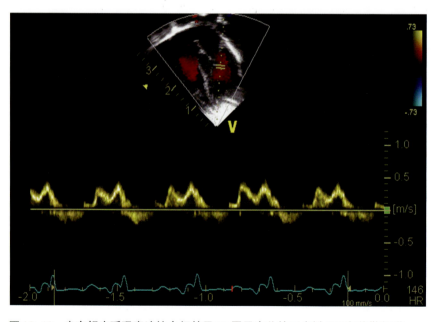

图13-49　患有轻度呼吸窘迫综合征的孕30周早产儿的二尖瓣PW多普勒频谱

第十三章 不合并先天性心脏病的新生儿低氧血症与发绀

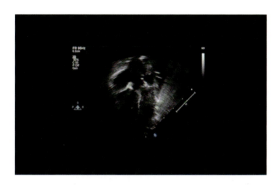

▶ 图和视频13-50　生后1小时足月儿的五腔切面

该婴儿出生后不久出现呼吸困难，血氧饱和度下降。患儿不合并先天性心脏病。

胸骨上声窗

主动脉弓切面

该切面可以显示包括头颈部血管第一个分支在内的整个主动脉弓。彩色多普勒显示主动脉弓部血流为前向层流。对动脉导管远端降主动脉进行脉冲波多普勒检查以评估降主动脉的血流量。舒张期降主动脉逆向血流提示PDA左向右分流具有血流动力学意义，有可能导致远端体循环血流减少（见第十一章）。主动脉峡部远端峰值速度增加提示主动脉缩窄可能。如果出现这种情况，应完善超声心动图检查并请儿科心脏病专家会诊。图和视频13-52为主动脉弓二维图像。

动脉导管切面

这个切面可以显示PDA从肺动脉到主动脉的整个走行（见第三章和第十一章）。PDA应使用二维成像和彩色多普勒结合进

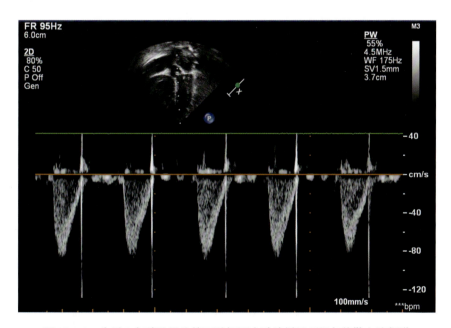

图13-51　生后1小时足月儿的五腔切面主动脉瓣口PW多普勒血流频谱

该婴儿出生后不久出现呼吸困难，血氧饱和度下降。患儿不合并先天性心脏病，PW多普勒血流频谱正常。

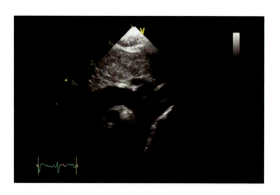

图和视频 13-52　主动脉弓切面的二维图像

行评估。分流方向可以用彩色多普勒和频谱（PW、CW）多普勒超声来评估。血流方向提示肺循环和体循环之间的压力差。彩色多普勒超声检查时应仔细鉴别每一条血管，避免将 PDA 单纯右向左分流与主动脉血流混淆。同样地，双向分流可能被误认为是单纯的左向右分流，因为蓝色血流信号（右向左分流）在循环中运动非常快。在生后最初 12 小时内，如果右向左分流时间超过整个心动周期的 30%，提示肺动脉压力升高。当 PDA 出现双向分流或单纯右向左分流时，应提醒临床医师注意是否存在动脉导管依赖性左侧梗阻性先天性心脏病。在使用药物关闭 PDA 前，必须仔细检查，判断是否合并严重主动脉缩窄等左侧梗阻性先天性心脏病。完整的儿科超声心动图应由儿科心脏病专家进行检查和诊断。

图和视频 13-53 和图和视频 13-54 为一例患有轻度呼吸道窘迫综合征（RDS）孕 30 周早产儿的导管切面图像，出生 4 小时的二维超声和彩色多普勒超声图像。图和视频 13-55 和图和视频 13-56 为一例患有 PROM 婴儿的相同切面。图 13-57 为 PDA 的频谱多普勒，PDA 是双向分流，但右向左分流显示困难；动态图像逐帧回放有助于检出右向左分流。图和视频 13-58 为 TTTS 受血婴儿动脉导管的彩色多普勒图像，PW 多普勒如图 13-59 所示。PDA 较大，为完全

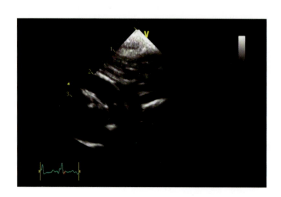

图和视频 13-53　患有轻度呼吸道窘迫综合征孕 30 周早产儿在生后 4 小时的动脉导管切面二维图像

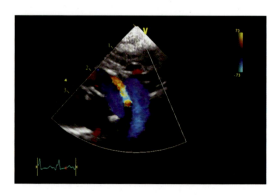

图和视频 13-54　患有轻度呼吸道窘迫综合征孕 30 周早产儿在生后 4 小时的动脉导管切面彩色多普勒超声图像

第十三章　不合并先天性心脏病的新生儿低氧血症与发绀

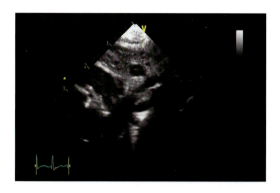

▶ 图和视频13-55　胎膜早破婴儿的动脉导管切面二维图像

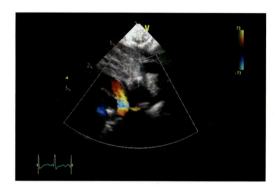

▶ 图和视频13-56　胎膜早破婴儿动脉导管切面彩色多普勒血流图像

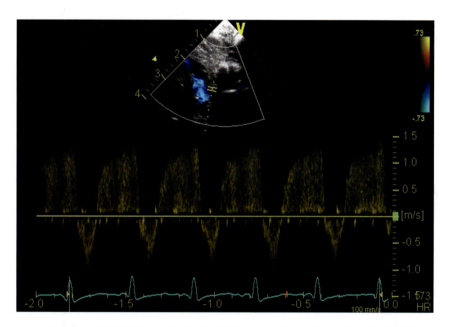

图13-57　与图和视频13-55和图和视频13-56同一患儿的PDA多普勒频谱

PDA双向分流，但右向左分流难以发现，动态图像逐帧回放有助于检出右向左分流。

左向右的低速分流。图和视频13-60为一例严重羊水过少婴儿出生13小时的PDA彩色多普勒图像，PDA几乎全是右向左分流。

冠状面"螃蟹征切面"

该切面可显示汇入左心房的肺静脉。肺静脉也可以在其他切面显示。完全性肺静脉异位引流（TAPVR）是一种先天性心脏

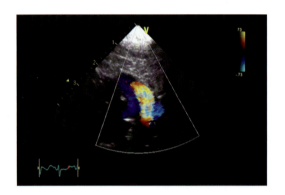

图和视频13-58 双胎输血综合征受血婴儿.动脉导管彩色多普勒图像

PDA较大,为完全左向右分流的低速血流。

病,很容易与PPHN混淆。进行超声心动图检查的临床医师应能识别TAPVR的其他征象,包括:左心房和左心室小,卵圆孔完全右向左分流。如果怀疑TAPVR,应由儿科心脏病专家进行完整的超声心动图检查并进行解读。

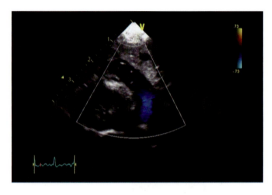

图和视频13-60 严重羊水过少婴儿生后13小时的PDA彩色多普勒图像

注意PDA主要为右向左分流。

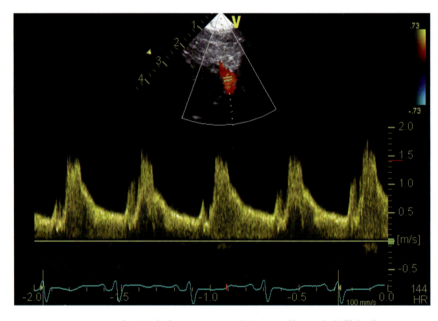

图13-59 与图和视频13-58同一患儿PDA的PW多普勒频谱

分流是完全左向右的低速血流。

图和视频13-61为四支肺静脉的彩色多普勒图像。

冠状面肺动脉分支切面

这个切面以及前述切面均可以显示PDA。左肺动脉的频谱多普勒（PW/CW）可以帮助确定PDA并与更严重的疾病如PPHN鉴别。肺动脉分支的内径是先天性膈疝的预后指标之一。

图和视频13-62从动脉导管切面显示肺动脉分支。图13-63为从导管切面获得

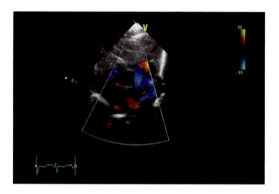

▶ 图和视频13-61 冠状面"螃蟹征切面"彩色多普勒超声显示四支肺静脉

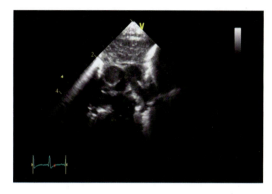

▶ 图和视频13-62 动脉导管切面显示肺动脉分支二维图像

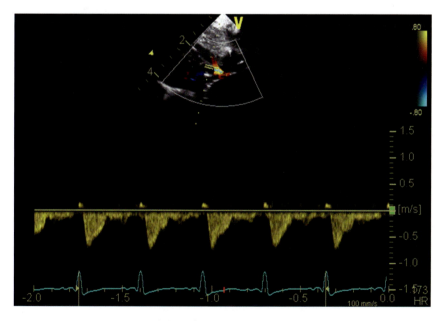

图13-63 动脉导管切面左肺动脉PW多普勒频谱

的左肺动脉的PW多普勒图像。需要注意的是,肺动脉分支血流可以从多个切面进行评估,但超声束与血流方向的夹角要尽量减小以确保测量的准确性。

剑突下声窗

下腔静脉和降主动脉切面

在该横切面,可以根据下腔静脉和降主动脉与肝脏和脊柱的位置关系,来协助识别心房位置(见第三章)。

冠状后切面

这是评估穿过房间隔血流的最佳切面。卵圆孔在新生儿期通常不会闭合,可有大量血流通过。彩色多普勒(降低彩色血流标尺至静脉血流可显示)可以协助判断卵圆孔未闭(PFO)的大小和分流方向。PW多普勒超声还可以帮助确定血流方向,测量心房间压力阶差。心房水平分流方向是评估低氧血症的重要组成部分。在PPHN中,分流通常是双向的。纯右向左分流可能是先天性心脏病的表现,尤其是TAPVR。一些早产儿会出现较大的左向右心房水平分流,这会导致肺血流量增加,最终可能导致肺水肿。

图和视频13-64和图和视频13-65为一例PPROM患儿的房间隔二维和彩色多普勒图像。卵圆孔未闭(PFO)双向分流。

冠状中切面和冠状前切面

从剑下声窗连续扫查心脏底部可以显示从上腔静脉到主动脉再到肺动脉的主要血管,这是确认大动脉正常位置的最佳切面。

全面评估

完成采集并进行必需的测量后,临床医师系统地分析超声检查结果以确定其重要性是有帮助的。从解剖开始,临床医师必须确认所有结构是否正常。应对心脏瓣膜、

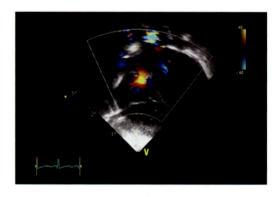

▶ 图和视频13-64 胎膜早破患儿冠状后切面房间隔二维图像

▶ 图和视频13-65 胎膜早破患儿冠状后切面房间隔彩色多普勒图像。卵圆孔未闭(PFO)双向分流

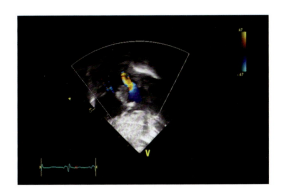

▶ 图和视频 13-66　剑突下切面彩色多普勒显像显示肺动脉。这张图像取自一名胎儿动脉导管关闭的婴儿

PDA、PFO、降主动脉和腹部血管进行多普勒超声评估。评估心功能时应测量左心室、右心室输出量和SVC流量。临床医师必须要记住，由于PDA和PFO分流，过渡期新生儿心脏的心室输出量不能准确地代表体循环血流量和肺血流量。上腔静脉（SVC）血流可反映体循环血流量，左肺动脉血流可反映肺血流量。上腔静脉和左肺动脉血流只是全身血流量的一部分，不是完整的定量测量，但可反映体循环和肺循环的血流情况。

■ 总结

低氧血症是新生儿重症监护病房中最常见的问题之一。笔者回顾了如何应用超声心动图协助治疗低氧血症婴儿，包括评估低氧血症的原因和判断疾病的严重程度。如何使用超声心动图指导患者的个性化治疗方案还需要进一步研究，出生几小时到几天的新生儿，血液循环可出现动态生理变化，可以应用超声心动图进行实时监测其病程。新生儿科医师根据超声心动图发现并结合其他临床表现，可以做出最佳治疗方案。

（邓丹　张玉奇　译）

参考文献

[1] MAHLE W T, NEWBURGER J W, MATHERNE G P, et al. Role of pulse oximetry in examining newborns for congenital heart disease: a scientific statement from the AHA and AAP. Pediatrics, 2009, 124: 823-836.

[2] MAHLE W T, MARTIN G R, BEEKMAN R H 3rd, et al. Endorsement of Health and Human Services recommendation for pulse oximetry screening for critical congenital heart disease. Pediatrics, 2012, 129: 190-192.

[3] DE WAHL GRANELLI A, WENNERGREN M, SANDBERG K, et al. Impact of pulse oximetry screening on the detection of duct dependent congenital heart disease: a Swedish prospective screening study in 39 821 newborns. BMJ, 2009, 338: a3037.

[4] EWER A K, MIDDLETON L J, FURMSTON A T, et al. Pulse oximetry screening for congenital heart defects in newborn infants (PulseOx): a test accuracy study. Lancet, 2011, 378: 785-794.

[5] SHIVANANDA S, AHLIWAHLIA L, KLUCKOW M, et al. Variation in management of persistent pulmonary hypertension of the newborn: A survey of physicians in Canada,

Australia, and New Zealand. Am J Perinatol, 2012, 29: 519-526.
[6] JOHNSON G L, CUNNINGHAM M D, DESAI N S, et al. Echocardiography in hypoxemic neonatal pulmonary disease. J Pediatr, 1980, 96: 716-720.
[7] WALTHER F J, BENDERS M J, LEIGHTON J O. Early changes in the neonatal circulatory transition. J Pediatr, 1993, 123: 625-632.
[8] EVANS N, KLUCKOW M, CURRIE A. Range of echocardiographic findings in term neonates with high oxygen requirements. Arch Dis Child Fetal and Neonatal Ed, 1998, 78: F105-F111.
[9] HALLIDAY H, HIRSCHFELD S, RIGGS T, et al. Respiratory distress syndrome: echocardiographic assessment of cardiovascular function and pulmonary vascular resistance. Pediatrics, 1977, 60: 444-449.
[10] RANDALA M, ERONEN M, ANDERSSON S, et al. Pulmonary artery pressure in term and preterm neonates. Acta Paediatr, 1996, 85: 1344-1347.
[11] EVANS N J, ARCHER L N J. Doppler assessment of pulmonary artery pressure and extrapulmonary shunting in the acute phase of hyaline membrane disease. Arch Dis Child, 1991, 66: 6-11.
[12] SEPPANEN M P, KAAPA P O, KERO P O, et al. Doppler derived systolic pulmonary artery pressure in acute neonatal respiratory distress syndrome. Pediatrics, 1994, 93: 769-773.
[13] EVANS N, KLUCKOW M. Early determinants of right and left ventricular output in ventilated preterm infants. Arch Dis Child, 1996, 74: F88-F94.
[14] GUTGESELL H P, SPEER M E, ROSENBERG H S. Characterization of the cardiomyopathy in infants of diabetic mothers. Circulation, 1980, 61: 441-450.
[15] RELLER M D, TSANG R C, MEYER R A, et al. Relationship of prospective diabetes control in pregnancy to neonatal cardiorespiratory function. J Pediatr, 1985, 106: 86-90.
[16] WALTHER F J, SIASSI B, KING J, WU P Y K. Cardiac output in infants of insulin-dependent diabetic mothers. J Pediatr, 1985, 107: 109-114.
[17] SEPPÄNEN M P, OJANPERÄ O S, KÄÄPÄ P O, et al. Delayed postnatal adaptation of pulmonary hemodynamics in infants of diabetic mothers. J Pediatr, 1997, 131: 545-548.
[18] VELA-HUERTA M, AGUILERA-LÓPEZ A, ALARCÓN-SANTOS S, et al. Cardiopulmonary adaptation in large for gestational age Infants of diabetic and nondiabetic mothers. Acta Peditrica, 2007, 96: 1303-1307.
[19] KATHERIA A, LEONE T. Altered transitional circulation in infant of diabetic mothers with strict antenatal obstetric management: a functional echocardiography study. J Perinatol, 2012, 32: 508-513.
[20] GEWILLING M, BROWN S C, DE CATTE L, et al. Premature foetal closure of the arterial duct: clinical presentations and outcome. Eur Heart J, 2009, 30: 1530-1536.
[21] KORHONEN K O, SEPPANEN M P, KERO P O, et al. Delayed adaptation of the pulmonary hemodynamics in infants with mild to moderate meconium aspiration syndrome. J Pediatr, 1999, 134: 355-357.
[22] SKINNER J R, HUNTER S, POETS C F, et al. Haemodynamic effects of altering arterial oxygen saturation in preterm infants with respiratory failure. Arch Dis Child Fetal Neonatal Ed, 1999, 80: F81-F87.

[23] BARD H, BELANGER S, FOURON J C. Comparison of effects of 95% and 90% oxygen saturations in respiratory distress syndrome. Arch Dis Child, 1996, 75: F94-F96.

[24] DE WAAL K A, EVANS N, OSBORN D A, et al. Cardiorespiratory effects of changes in end expiratory pressure in ventilated newborns. Arch Dis Child Fetal Neonatal Ed, 2007, 92: F444-F448.

[25] KLUCKOW M, EVANS N. Low superior vena cava flow and intraventricular haemorrhage in preterm infants. Arch Dis Child Fetal Neonatal Ed, 2000, 82: 188-194.

[26] OSBORN D A, EVANS N. Randomized trial of high-frequency oscillatory ventilation versus conventional ventilation: effect on systemic blood flow in very preterm infants. J Pediatr, 2003, 143: 192-198.

[27] HAMDAN AH, SHAW N J. Changes in pulmonary artery pressure in infants with respiratory distress syndrome following treatment with surfactant. Arch Dis Child, 1995, 72: F176-F179.

[28] KAAPA P, SEPPANEN M, KERO P, et al. Pulmonary hemodynamics after synthetic surfactant dosing. J Pediatr, 1993, 123: 115-119.

[29] BLOOM M C, ROQUES-GINESTE M, FRIES F, et al. Pulmonary haemodynamics after surfactant replacement in severe neonatal respiratory distress syndrome. Arch Dis Child, 1995, 73: F95-F98.

[30] SEHGAL A, MAK W, DUNN M, et al. Haemodynamic changes after delivery room surfactant administration to very low birth weight infants. Arch Dis Child Fetal Neonatal Ed, 2010, 95: F345-F350.

第十四章

动脉导管瘤、心肌病和主-肺动脉侧支血管*

鲁本·J.阿彻曼、威廉·N.埃文斯

- 第一节 动脉导管瘤
  - 引言
  - 超声心动图
  - 随访
- 第二节 心肌病
  - 引言
  - 扩张型心肌病
  - 肥厚型心肌病
  - 限制型心肌病
  - 致心律失常性右室心肌病
  - 心肌致密化不全型心肌病
- 第三节 体肺侧支血管
  - 引言
  - 临床特征
  - 超声心动图评估
- 参考文献

第一节 动脉导管瘤

引言

最近的超声心动图成像显示超过 8% 的足月新生儿的动脉导管有瘤样扩张[1,2]。动脉导管瘤（aneurysm of ductus arteriosus，ADA）表现为起源于动脉导管降主动脉起始处的囊状扩张。ADA 可能发生于宫内，可能是产后外科手术或经心导管行动脉导管未闭封堵术的并发症，或继发于导管动脉内膜炎[3,4]。目前提出的宫内 ADA 机制包括胎儿动脉导管的狭窄或扭曲并伴有狭窄后扩张[5]；胎儿导管血流增加，或继发于弹性蛋白表达异常的内膜垫生成异常[6]。

超声心动图

产前或产后超声心动图均可显示 ADA。根据经验，相较于妊娠早期，产前

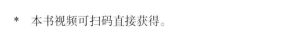

* 本书视频可扫码直接获得。

视频二维码

超声心动图更多地于妊娠中晚期发现胎儿ADA。胎儿ADA主要表现为动脉导管弯曲度增加、狭窄(图14-1),不同程度的右心室增大、动脉导管血流流速增加。大多数新生儿ADA是在超声心动图检查中偶然发现的。在某些病例中,因X线胸片上显示左上纵隔肿块而怀疑为新生儿ADA。极少数的情况下,ADA是在围生期新生儿窘迫、肺动脉高压、呼吸困难、喘鸣、声音嘶哑、围生期严重缺氧或新生儿血栓栓塞的评估中被发现。

在新生儿中,超声心动图高位胸骨旁短轴切面显示ADA恰好位于主肺动脉与左肺动脉的左侧(图和视频14-2)。新生

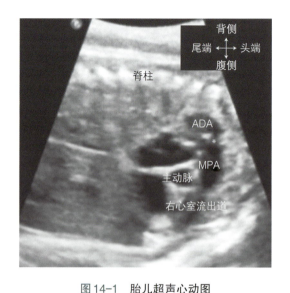

图14-1 胎儿超声心动图

矢状短轴切面显示了从主肺动脉(MPA)到动脉导管瘤(ADA)的狭窄段。

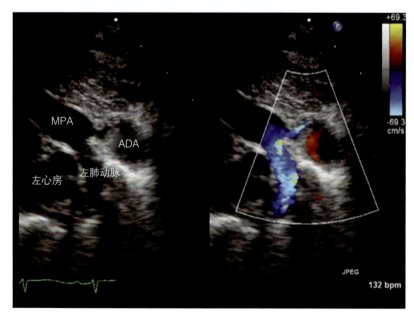

▶ 图和视频14-2 胸骨旁高位短轴切面二维超声显示位于主肺动脉(MPA)左侧的动脉导管瘤(ADA)

动脉导管左向右分流,蓝色的射流几乎是水平的。

第十四章 动脉导管瘤、心肌病和主-肺动脉侧支血管

儿早期ADA特征性表现为肺动脉端狭窄，降主动脉端扩张。如果动脉导管开放，彩色多普勒显示出一种典型的水平射流，而不是通常PDA的几乎垂直的射流（图和视频14-2）。ADA内水平的射流造成对分流速度测量误差，影响估算主动脉与肺动脉之间压力阶差的准确性[5]。降低彩色多普勒Nyquist频率可以显示出ADA内部的低速血流。超声心动图可以显示ADA内的血栓（图和视频14-3）。超声心动图还能够筛出可能迁移到降主动脉或肺动脉的潜在血栓。

随访

新生儿ADA大多在出生后2个月内自行消退[1,2]。在Jan与其同事的一项研究中，70%的ADA随着动脉导管的收缩而消退；然而在ADA消退的病例中，超声心动图显示30%患者ADA内血栓形成[1]。单纯ADA持续超过2个月仍不消退的自然病程尚不清楚。一些新生儿、儿童和成年人的病例报告中，都强调了与ADA相关的罕见、严重的并发症。报道的并发症包括自发性破裂、血栓栓塞、气管或食管瘘以及感染。任

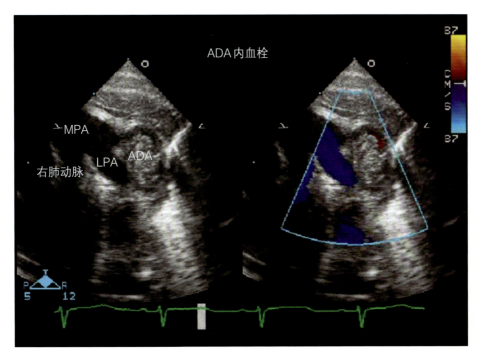

▶ 图和视频14-3 胸骨旁高位短轴切面二维超声

动脉导管瘤（ADA）位于主肺动脉（MPA）和左肺动脉（LPA）的左侧，内见血栓形成。

何年龄都可能出现并发症,最近报道一例因ADA内血栓形成所致的胎儿死亡[7]。许多报道的并发症发生于未确诊的患者身上;一些死于与ADA无关的原因,仅在尸检时明确诊断。

所有新生儿ADA都需要连续的超声心动图检查。对于持续时间超过新生儿期的ADA患者,建议进行手术修复。出现以下情况也建议手术修复:大型ADA没有消退倾向;血栓迁移到肺动脉或降主动脉;存在血栓栓塞证据;ADA压迫邻近结构;合并马方综合征或其他结缔组织疾病者。大多数学者建议手术应在体外循环下进行。ADA手术修复后应常规进行随访,特别是合并结缔组织疾病者会出现其他心脏病变[6]。

■ 第二节　心肌病

引言

心肌病,或称心肌疾病,通常会导致心室收缩和舒张功能障碍。大多数心肌病都会导致心肌广泛性病变,包括扩张型、肥厚型和限制型心肌病[8]。偶然的,心肌异常是局部而不是弥漫性的,比如致心律失常性右室心肌病(ARVC)以及心肌致密化不全型心肌病。通过超声心动图和磁共振成像检查,心肌致密化不全型心肌病的检出率有所增加;然而世界卫生组织(WHO)的分类方案中并不包含心肌致密化不全型心肌病[9]。据小儿心肌病录入机构估计,儿科所有类型心肌病的年发病率为1.13/100 000;其中扩张型心肌病最常见,占0.54/100 000;其次为肥厚型心肌病,为0.47/100 000。小于1岁婴儿的总发病率为8.34/100 000,明显高于较大年龄的儿科患者[10]。

虽然"扩张型心肌病"和"肥厚型心肌病"指的是原发性心肌病,但临床医师经常使用这两个术语来描述病因不明的心室肥厚或扩张。笔者更加偏好于使用特定的术语,比如糖尿病母亲婴儿肥厚型心肌病,或者围生期窒息导致的左心室扩张和心功能障碍。

扩张型心肌病

扩张型心肌病通常指的是左心室扩张和整体收缩功能不全;然而,这些状况也可能累及右心室。患者可现充血性心力衰竭、心律失常以及血栓栓塞相关事件(尤其是左室附壁血栓)的症状和体征。产前超声心动图偶尔会检测到胎儿心脏收缩功能障碍,伴随胎儿心力衰竭和水肿。

超声心动图表现包括左心室收缩末期和舒张末期内径增加,缩短分数降低。正常呈子弹状的左心室表现为球样扩张(图14-4和图14-5)。心房也可能扩张,尤其是伴有房室瓣反流时。二尖瓣瓣环扩张伴左心室进行性增大,造成瓣叶对合不良,出现二尖瓣反流(图和视频14-6)。血流瘀滞可促使心腔内血栓形成(图和视频14-7)。

急性药物支持可能需要利尿剂、多巴酚丁胺、多巴胺、肾上腺素、米力农以及抗凝剂。严重窘迫的患者将需要心脏辅助治疗。辅助治疗无效的患者可能需要

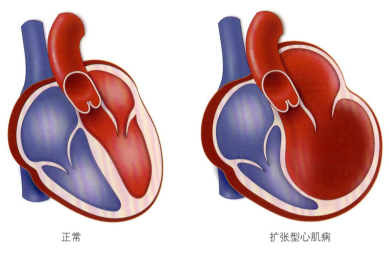

正常　　　　　　　　　扩张型心肌病

图 14-4　扩张型心肌病
注意正常左心室呈子弹状，扩张型心肌病左心室球样扩张。

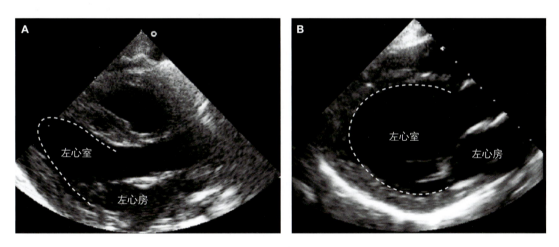

图 14-5　扩张型心肌病
A. 正常长轴切面，用虚线勾勒出"子弹"状的左心室。B. 扩张型心肌病患儿的长轴切面，用虚线勾勒出球样扩张的左心室和扩张的左心房。

心脏移植。机械辅助装置如体外膜肺氧合可作为支持心脏移植的桥梁。慢性治疗通常包括利尿剂、地高辛、血管紧张素转化酶抑制剂以及β受体阻滞剂。测定心室在应激状态下分泌的B型利钠肽有助于指导治疗。

家族性扩张型心肌病见于20%～50%的病例中。所有一级亲属都需要定期进行

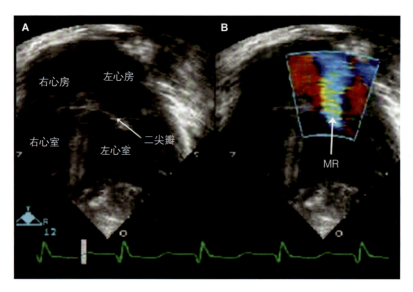

▶ 图和视频14-6 扩张型心肌病：扩张型心肌病患儿的长轴切面

A.箭头指向闭合不全的二尖瓣瓣叶。B.彩色多普勒显示蓝色的二尖瓣反流（MR）。

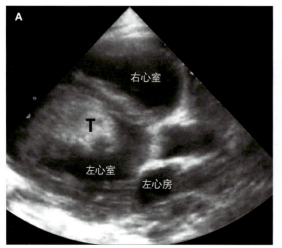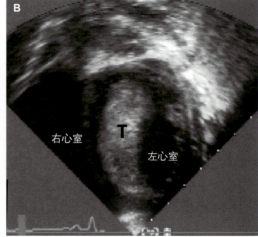

▶ 图和视频14-7 扩张型心肌病：扩张的左心室内血栓形成（T）

A.长轴切面。B.心尖切面。

超声心动图检查。

特殊疾病中的扩张型心肌病

围生期窒息

严重的围生期窒息可能会导致心室扩张及功能不全,很可能是由心肌缺血导致。超声心动图表现包括缩短分数降低、心室扩张、二尖瓣和三尖瓣反流。三尖瓣反流可能是由乳头肌的缺血或坏死造成,合并肺动脉高压时可加重。除心肌严重损伤的患者外,大多数患者在数天的支持治疗之后心室功能得到稳定和改善。

体循环高血压

严重的体循环高血压可导致新生儿心肌功能不全,其超声心动图特征与扩张型心肌病类似。超声心动图必须包括对主动脉弓的评估以排除主动脉缩窄,以及对降主动脉腹段的评估以排除血栓,尤其是对于有脐动脉导管插管史的新生儿。通常来说,心肌功能不全在高血压治疗后会得到改善。

结构性心血管疾病

婴幼儿扩张型心肌病的超声心动图检查,需要仔细评估左心室流出道、降主动脉、主动脉弓,以及冠状动脉的起源。主动脉瓣狭窄和主动脉缩窄是新生儿左心室扩张和功能不全的常见原因。左冠状动脉异常起源于肺动脉是一种罕见的先天性疾病,婴儿期肺血管阻力降低后可出现临床症状。随着肺血管阻力的降低,左冠状动脉内的血液逆向回流至肺动脉,导致心肌缺血。

心肌炎

许多病毒都能引起心肌炎,包括肠病毒、腺病毒、巨细胞病毒、埃可病毒、呼吸道合胞病毒、流感病毒、流行性腮腺炎病毒以及风疹病毒。病毒可以通过胎盘传播,也可以于产后传播。超声心动图显示左心室扩张和收缩功能障碍。然而,在暴发性心肌炎中,心室功能通常减弱但不伴心腔扩张。常有心包积液。

心肌炎的药物辅助治疗,与扩张型心肌病的治疗相似。静脉注射免疫球蛋白可能是有益的,虽然缺乏验证研究[11-13]。坊间证据在很大程度上解释了类固醇的作用。幸运的是,大多数儿科患者病情好转,但仍有一部分患者死亡,或发展为持续性扩张型心肌病,最终需要心脏移植[14]。

脓毒症

脓毒症导致心肌功能不全的原因尚不清楚。功能不全可能是由于循环中的心肌抑制剂如内毒素、肿瘤坏死因子和白介素所致。超声心动图表现与扩张型心肌病难以区分。应用超声心动图检查排除心内赘生物或肿块。超声表现、临床和实验室检查有助于做出诊断。

肥厚型心肌病

肥厚型心肌病中的心肌肥厚不是源于流出道梗阻或体循环疾病。研究揭示了几种致病性常染色体显性基因突变。患者症

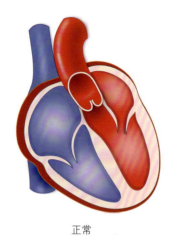
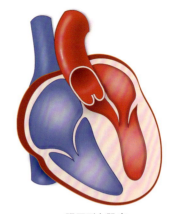

正常　　　　　　　　　　肥厚型心肌病
　　　　　　　　　　　非对称性室间隔肥厚

图 14-8　非对称性室间隔肥厚

室间隔肥厚程度较游离壁严重。

状和体征与心输出量减少有关，偶尔并发心律失常。心室肥厚可能通过两种主要机制影响正常的血流动力学：

1. 流出道梗阻，阻碍血液从心室的流出以限制心输出量。

2. 舒张功能障碍，通过阻碍流入心室的血流以限制心输出量。

非对称性室间隔肥厚（ASH）是最常见的表型。室间隔肥厚较游离壁更加严重（图和视频14-8）。ASH通常导致左心室流出道梗阻、二尖瓣收缩期前向运动（SAM）以及二尖瓣反流。当肥厚的室间隔于收缩期凸出时，左心室流出道狭窄，造成血流受阻。流出道射流产生的Venturi效应抽吸二尖瓣，导致收缩期前向运动，进一步阻塞流出道并导致二尖瓣反流（图和视频14-9和图14-10）。

二维超声心动图可显示心室肥厚并且

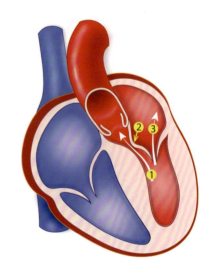

图 14-9　二尖瓣收缩期前向运动

流出道射流的Venturi效应（1）抽吸二尖瓣瓣叶（2），进一步阻塞流出道并导致二尖瓣反流（3）。

还能评估二尖瓣收缩期前向运动。M型超声对于测量室壁厚度以及记录收缩期前向运动十分有用（图14-11）。心肌收缩功能一般正常或者亢进。彩色多普勒有助于评

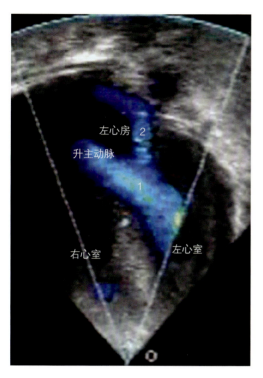

图 14-10 主动脉瓣下狭窄和二尖瓣反流

非对称性室间隔肥厚患儿的心尖五腔切面。彩色多普勒显示主动脉瓣下局部血流加速(1),以及二尖瓣反流(2)。

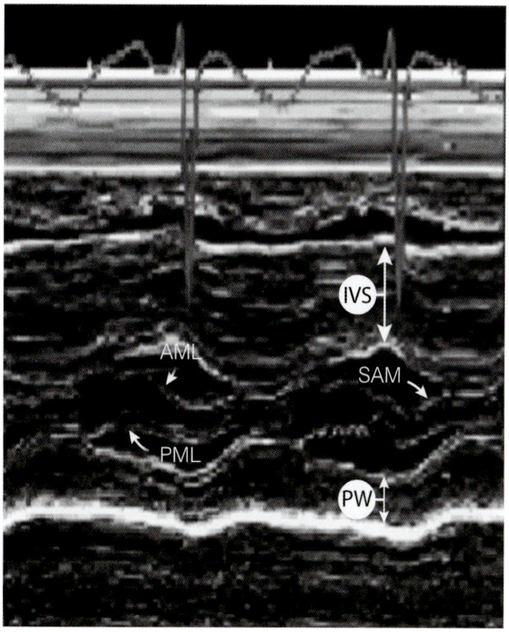

图 14-11 肥厚型心肌病

通过心室的M型曲线显示肥厚的室间隔(IVS),以及朝向室间隔的二尖瓣收缩期前向运动(SAM)。AML:二尖瓣前叶;PML:二尖瓣后叶;PW:左心室后壁。

估流出道梗阻和瓣膜反流。频谱多普勒有助于量化狭窄程度以及评估舒张功能。在肥厚型心肌病中,心肌松弛异常是导致心脏舒张功能异常的原因。记录二尖瓣流入道多普勒血流频谱,舒张早期快速(E)充盈减少以及心房收缩(A)血流流速增加可以判断心肌舒张功能受损(图14-12)。应用组织多普勒和斑点追踪技术评估心脏舒张功能障碍需要进一步讨论。

肥厚型心肌病的其他表型包括向心型、心尖型以及游离壁型。在向心型肥厚型心肌病中,单个或两个心室都可能表现为均匀的肥厚,而不是非对称性室间隔肥厚(图14-13和图14-14)。舒张功能障碍可能是仅有的血流动力学异常。心尖型,通常是左心室,导致心室中央梗阻并进一步形成心尖囊袋样改变。心腔中央梗阻导致心尖囊袋处压力过高,产生心尖室壁瘤(图14-15)。心尖肥厚大多只能在心尖四腔切面上显示,二维超声长轴切面可能会遗漏心尖型肥厚型心肌病。

在急性期,静注艾司洛尔可改善受流

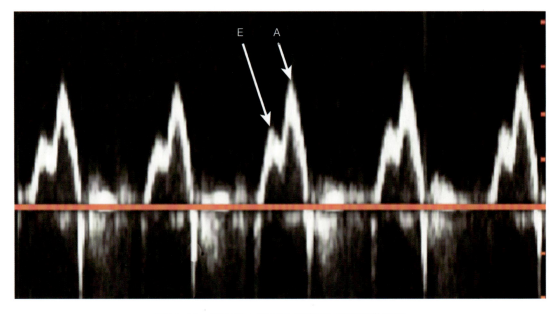

图 14-12　肥厚型心肌病二尖瓣流入道多普勒频谱

二尖瓣流入道脉冲波多普勒显示舒张早期快速充盈减少（E），心房收缩期血流流速增加（A）。

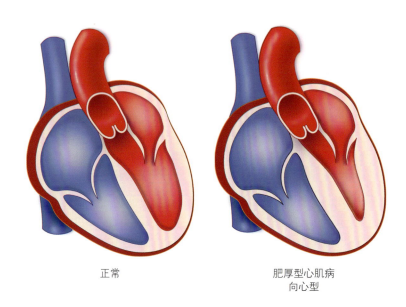

正常　　　　　　　　　肥厚型心肌病
　　　　　　　　　　　　向心型

图 14-13　向心型肥厚

可见均匀的室壁肥厚。

第十四章 动脉导管瘤、心肌病和主-肺动脉侧支血管

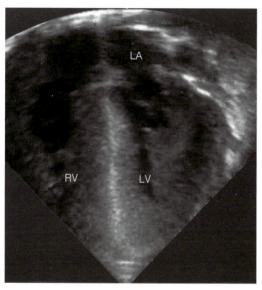

图 14-14 向心型肥厚
四腔切面显示严重的左心室向心性肥厚。LA：左心房；LV：左心室；RV：右心室。

出道梗阻和舒张功能障碍影响的心输出量。强心剂可能会加重流出道梗阻以及舒张功能障碍，一般禁止应用。慢性期治疗通常包括口服β受体阻滞剂，新生儿以心得安为主。对于婴儿，患者很少需要外科心肌切除术，但在严重的病例中则需要考虑这项手术。对于药物治疗无效或不适合心肌切除术的严重病例，则可能需要心脏移植。

肥厚型心肌病患者的所有一级亲属都需要进行定期的超声心动图检查。

特殊疾病中的肥厚型心肌病

糖尿病母亲婴儿肥厚型心肌病

母亲患有糖尿病是婴儿在围生期出现心室肥厚最常见的原因。心室肥厚是胎儿

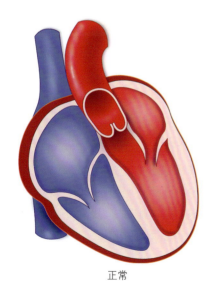
正常

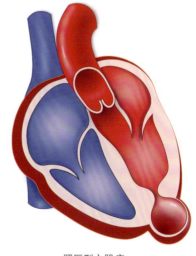
肥厚型心肌病
心尖型

图 14-15 心尖肥厚
心腔中央梗阻导致心尖压力过高，囊袋样膨出形成室壁瘤。

257

对高胰岛素血症的反应性改变，大多轻至中度肥厚，没有严重的血流动力学受损。

大多数受累的婴儿都没有症状。临床表现包括流出道梗阻引起的收缩期杂音以及轻度呼吸急促。偶有严重的病例表现为显著的舒张功能障碍或流出道梗阻导致的心输出量降低。严重的病例可能需要药物治疗。

肥厚可以是不对称的或向心性的，超声心动图表现与上述肥厚型心肌病相同。糖尿病母亲婴儿肥厚型心肌病在出生后数月内会自行消退。所有受累患者都需要随访直至肥厚消退。

糖原贮积症中的肥厚型心肌病

糖原贮积症是一种遗传性疾病，以糖原在肝脏、骨骼肌和心肌中积聚为特征。婴儿型Ⅱ型糖原贮积症（庞贝症）患者很少出现严重的新生儿肥厚型心肌病（图和视频14-16）。超声心动图和临床表现与向心性肥厚型心肌病相同[15]。

努南综合征中的肥厚型心肌病

努南综合征包括异常的特殊面容，心脏及心外缺陷。该综合征可能是家族性的，约50%的病例为常染色体显性遗传。*RAF1*基因突变只导致3%～10%的努南综合征病例，但在*RAF1*基因突变阳性的患者中，95%都存在肥厚型心肌病[16]。努南综合征中肥厚型心肌病的临床与超声心动图表现与上述的肥厚型心肌病相同。

限制型心肌病

限制型心肌病较为罕见，占儿童心肌病的2%～5%[17]。诊断通常于新生儿期之后。然而，近期的一份病例报告表示，一名有心包积液病史以及静脉血流多普勒异常的婴儿，在出生后不就即被诊断为限制型心肌病[18]。

超声心动图表现包括心室收缩功能正常或接近正常而舒张功能异常。心房严重扩张，心室表现为充盈不足，使四腔切面看起来像"米老鼠"一样（图14-17，图和视频14-18）。静脉压力升高使下腔静脉和肝静脉扩张。可能存在心包积液。舒张功能障碍表现为流入道多普勒血流频谱舒张早期快速充盈减少（E）和心房收缩血流流速增加（A）。肺动脉高压可能是由肺静脉压增高引起的。

儿童限制性心肌病预后差，猝死率高。心脏移植是唯一有效的治疗方法。

致心律失常性右室心肌病

右心室心肌的进行性纤维脂肪化引起

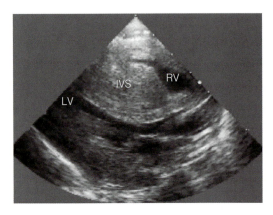

▶ 图和视频14-16　向心型肥厚：庞贝症
RV：右心室；LV：左心室；LVS：室间隔。

第十四章 动脉导管瘤、心肌病和主-肺动脉侧支血管

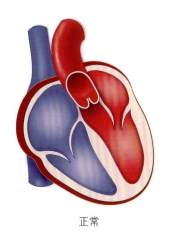 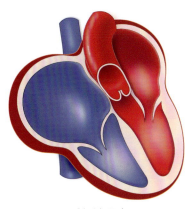

正常　　　　　　　　　　　　　限制型心肌病

图 14-17　限制型心肌病

心房严重扩张,四腔切面呈现为"米老鼠"状。

致心律失常性右室心肌病(发育不良)。临床表现包括室性心律失常、充血性心力衰竭、左束支传导阻滞和猝死。有报道 ARVC 为婴儿猝死的原因之一,其中包括一例4个月大的婴儿[19,20]。在30%的病例中,ARVC 是家族性的,呈常染色体显性-不完全外显遗传。

在成人患者中,超声心动图最敏感的发现是右心室流出道扩张,在四腔切面上观察最佳。超声心动图也可显示右心室整体球样扩张和收缩功能障碍。ARVC 的治疗包括抗心律失常药物、植入性心脏电子设备和心脏移植。

心肌致密化不全型心肌病

心肌致密化不全,是胚胎心内膜心肌形态发生障碍,通常是偶发的,也可能是家族性的。在普通人群中,患病率估计为0.05%。大约26%的致密化不全合并结构性先天性心脏畸形[21-23]。成年患者中,62%仅出现左心室心肌致密化不全,38%两个心室均出现心肌致密化不全,单独右心室心肌致密化不全罕见(图14-19)[24]。

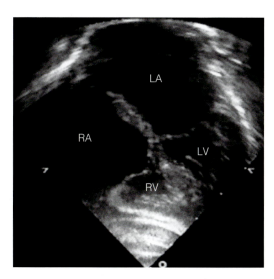

▶ 图和视频 14-18　限制型心肌病:超声心动图显示双侧心房严重扩张

LA: 左心房; LV: 左心室; RA: 右心房; RV: 右心室。

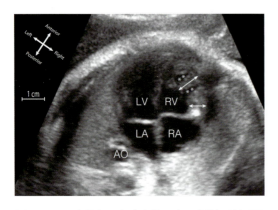

图 14-19 胎儿右心室致密化不全：胎儿四腔切面

右心室壁肥厚（箭头）伴深隐窝（星号）。AO：降主动脉；LA：左心房；RA：右心房；RV：右心室；S：脊柱。[引自 ACHERMAN R J, EVANS W N, SCHWARTZ J K, et al. Right ventricular noncompaction associated with long QT in a fetus with right ventricular hypertrophy and cardiac arrhythmias. Prenat Diagn, 2008, 28(6): 551-553.]

超声心动图是检测心肌致密化不全的最佳工具。超声心动图异常包括粗大的心室肌小梁伴深陷的小梁间隐窝，彩色多普勒显示血流充盈小梁间隐窝（图 14-19 和图 14-20）[25]。收缩和舒张功能可能异常。治疗包括抗心衰和心律失常的药物治疗、抗凝以及起搏器和植入式除颤器的使用。心脏移植适用于顽固性充血性心力衰竭。该疾病已经能够在产前和新生儿早期得到诊断[26]。

第三节 体肺侧支血管

引言

动脉导管未闭是心外左向右分流的最常见原因。然而，病理性的体肺侧支血管（systemic to pulmonary collaterals，SPC），无论是先天性的还是后天性的，都属于心外左向右分流。一项较老的基于心血管造影的研究证实 26 例后天性 SPC 患者，均需要长期通气支持；1 例行外科结扎术，3 例行弹簧圈栓塞术，4 例患者临床症状均有改善[27-29]。

在人类发育早期，节段动脉，即背主动脉的分支是肺部血流的唯一来源（图 14-21A）。在妊娠约 5～6 周时，肺部有两个血

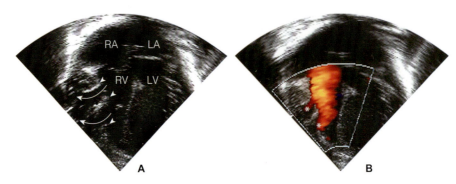

图 14-20 右心室致密化不全：产后超声心动图

来自图 14-14 中的同一位患儿，A. 显示明显的右心室小梁（箭头）和深陷的小梁间隐窝（箭标）。B. 彩色多普勒信号充盈小梁间隐窝（星号）。LA：左心房；LV：左心室；RA：右心房；RV：右心室。[引自 ACHERMAN R J, EVANS W N, SCHWARTZ J K, et al. Right ventricular noncompaction associated with long QT in a fetus with right ventricular hypertrophy and cardiac arrhythmias. Prenat Diagn, 2008, 28(6): 551-553.]

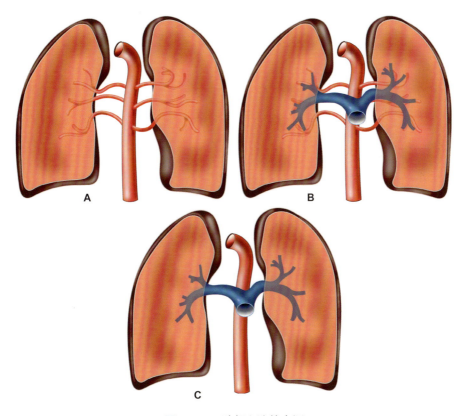

图 14-21 肺部血流的来源

A. 在人类发育早期,节段动脉,即背主动脉的分支,是肺血流的唯一来源。B. 在妊娠 5～6 周时,肺部有 2 个血流来源,节段动脉和肺动脉。C. 节段动脉退化后,即妊娠第 7 周时,肺动脉成为肺部血流的唯一来源。

流来源:从背主动脉流经节段动脉以及从右心室流经肺动脉(图 14-21B)。节段动脉退化之后,即妊娠第 7 周,肺动脉成为肺血流的唯一来源(图 14-21C)[30]。在妊娠 9～12 周,支气管动脉主要起源于胸主动脉和第一肋间动脉。起源于头臂干和锁骨下动脉的副支气管动脉也已有描述[30]。虽然存在较大的变异,但通常有两条支气管动脉通向左肺,一条支气管动脉通向右肺。支气管动脉向支气管、肺结缔组织、脏胸膜和心包供血[30,31]。肺动脉供应终末呼吸单位。

临床特征

SPC 是体循环和肺循环之间的通道。先天性 SPC 通常为未闭的节段动脉,常合并先天性心脏病,典型的是肺动脉闭锁伴室间隔缺损,但也可不合并任何心脏或肺部疾病。后天性 SPC 是支气管与肺的连接,通常与引起肺泡缺氧的疾病有关,如慢性肺部感染、肿瘤、支气管扩张、肺动脉血栓形成、肉芽组织中血管生成[31,32]。在支气管动脉和肺动脉的外周分支之间有正常的吻合，其中一些供应肺部的脏层胸膜。然而，这些吻合在临床上意义不大[30-33]。长期的肺泡和肺间质缺氧可刺激先天性的支气管与肺连接的形成并促进血管生成。在持续缺氧的情况下，扩张的先天性连接和新生成的血管是血流灌注的替代途径[32,33]。

1994年，Luna等首次报道了通过彩色多普勒超声心动图检测早产儿的体肺侧支[34]。对196名极低出生体重婴儿进行前瞻性超声心动图评估，显示SPC发生率为66%。SPC患者接受正压通气与住院时间更长。大多数患者的SPC会自行消退；10例患者需要利尿剂；1例行心导管检查进行侧枝血管栓塞术[30]。最近的一篇文章报道了一名不合并心脏病的氧气依赖的SPC婴儿。超声心动图显示SPC于出生后98天出现。该患者接受了心导管术、血管造影术和侧支血管栓塞术（图和视频14-22），术后9天，患者脱离了供氧[35]。

超声心动图评估

主动脉弓及其分支的长轴和降主动脉近端的彩色多普勒成像能较好地显示后天性体肺动脉侧支起源于胸主动脉和头颈部血管。胸骨上和胸骨旁高位切面能较好地

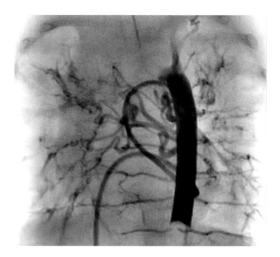

▶ 图和视频14-22　降主动脉血管造影显示体肺侧支血管

显示导管在下腔静脉(1)、右心房(2)、左心房(3)、左心室(4)和主动脉弓(5)的走行。降主动脉内注射造影剂可显示体肺侧支血管的多个来源。

显示主动脉弓。彩色多普勒超声显示起源于主动脉弓远端下方、降主动脉近端前壁或头颈部血管的起始处的异常连续性血流（图和视频14-22）。SPC的连续性血流很容易与动脉导管未闭的分流鉴别；SPC的血流不进入心包内的肺动脉。脉冲波多普勒可显示连续血流，与体循环到肺循环的血流一致。

需要长期机械通气或需氧时间较长的早产儿应当寻找SPC。对早产儿进行彩色多普勒超声心动图检查评估左向右分流，应包括仔细寻找体肺侧支血管（图和视频14-23，图和视频14-24）。

第十四章 动脉导管瘤、心肌病和主-肺动脉侧支血管

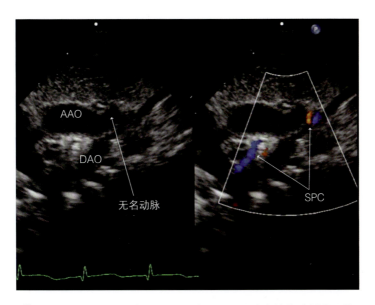

▶ 图和视频 14-23　起源于升主动脉和降主动脉的体肺侧支血管
AAO：升主动脉；DAO：降主动脉；SPC：体肺侧支血管。

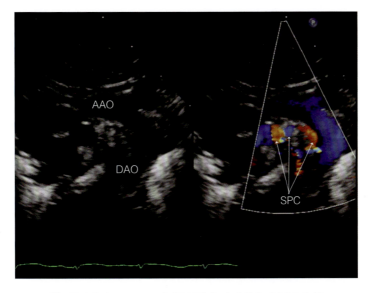

▶ 图和视频 14-24　起源于降主动脉的体肺侧支血管
AAO：升主动脉；DAO：降主动脉；SPC：体肺侧支血管。

（冯凌昕　计晓娟　译）

参考文献

[1] JAN S L, HWANG B, FU Y C, et al. Isolated neonatal ductus arteriosus aneurysm. J Am Coll Cardiol, 2002, 39: 342-347.

[2] TSENG J J, JAN S L. Fetal echocardiographic diagnosis of isolated ductus arteriosus aneurysm: a longitudinal study from 32 weeks of gestation to term. Ultrasound Obstet Gynecol, 2005, 26: 50-56.

[3] LUND J T, JENSEN M B, HJELMS E. Aneurysm of the ductus arteriosus: a review of the literature and the surgical implications. Eur J Cardiothorac Surg, 1991, 5: 566-570.

[4] SHINKAWA T, YAMAGISHI M, SHUNTOH K, et al. Infectious ductal aneurysm after coil embolization in an infant. Ann Thorac Surg, 2006, 81: 339-341.

[5] ACHERMAN R J, SIASSI B, WELLS W, et al. Aneurysm of the ductus arteriosus: a congenital lesion. Am J Perinatol, 1998, 15: 653-659.

[6] DYAMENAHALLI U, SMALLHORN J F, GEVA T, et al. Isolated ductus arteriosus aneurysm in the fetus and infant: a multi institutional experience. J Am Coll Cardiol, 2000, 36: 262-269.

[7] SHERIDAN R M, MICHELFELDER E C, CHOE K A, et al. Ductus arteriosus aneurysm with massive thrombosis of pulmonary artery and fetal hydrops. Pediatr Dev Pathol, 2012, 15: 79-85.

[8] RICHARDSON P, MCKENNA W, BRISTOW M, et al. Report of the 1995 World Health Organization/International Society and Federation of Cardiology Task Force on the Definition and Classification of cardiomyopathies. Circulation, 1996, 93: 841-842.

[9] ROSA L V, SALEMI V M, ALEXANDRE L M, et al. Noncompaction cardiomyopathy: a current view. Arq Bras Cardiol, 2011, 97: e13-e19.

[10] WILKINSON J D, SLEEPER L A, ALVAREZ J A, et al. the Pediatric Cardiomyopathy Study Group. The Pediatric Cardiomyopathy Registry: 1995-2007. Prog Pediatr Cardiol, 2008, 25(1): 31-36.

[11] KIM H J, YOO G H, KIL H R. Clinical outcome of acute myocarditis in children according to treatment modalities. Korean J Pediatr, 2010, 53: 745-752.

[12] ROBINSON J, HARTLING L, VANDERMEER B, et al. Intravenous immunoglobulin for presumed viral myocarditis in children and adults. Cochrane Database Syst Rev, 2005, (1): CD004370.

[13] DRUCKER N A, COLAN S D, LEWIS A B, et al. Gamma-globulin treatment of acute myocarditis in the pediatric population. Circulation, 1994, 89: 252-257.

[14] SIMPSON K E, CANTER C E. Acute myocarditis in children. Expert Rev Cardiovasc Ther, 2011, 9: 771-783.

[15] NOORI S, ACHERMAN R, SIASSI B, et al. A rare presentation of Pompe disease with massive hypertrophic cardiomyopathy at birth. J Perinat Med, 2002, 30: 517-521.

[16] ALLANSON J E, BOHRING A, DÖRR H G, et al. The face of Noonan syndrome: Does phenotype predict genotype. Am J Med Genet A, 2010, 152A(8): 1960-1966.

[17] RUSSO L M, WEBBER S A. Idiopathic restrictive cardiomyopathy in children. Heart,

2005, 91: 1199-1202.

[18] SEKAR P, HORNBERGER L K, SMALLHORN J S. A case of restrictive cardiomyopathy presenting in fetal life with an isolated pericardial effusion. Ultrasound Obstet Gynecol, 2010, 35: 369-372.

[19] NUCIFORA G, BENETTONI A, ALLOCCA G, et al. Arrhythmogenic right ventricular dysplasia/cardiomyopathy as a cause of sudden infant death. J Cardiovasc Med (Hagerstown), 2008, 9: 430-431.

[20] VALDÉS-DAPENA M, GILBERT-BARNESS E. Cardiovascular causes for sudden infant death. Pediatr PatholMol Med, 2002, 21: 195-211.

[21] KOH Y Y, SEO Y U, WOO J J, et al. Familial isolated noncompaction of the ventricular myocardium in asymptomatic phase. Yonsei Med J, 2004, 45: 931-935.

[22] ESPINOLA-ZAVALETA N, SOTO M E, CASTELLANOS L M, et al. Noncompacted cardiomyopathy: clinical echocardiographic study. Cardiovasc Ultrasound, 2006, 4: 35-49.

[23] LURIE P R. The perspective of ventricular noncompaction as seen by a nonagenarian. Cardiol Young, 2008, 18: 243-249.

[24] HRUDA J, SOBOTKA-PLOJHAR M A, FETTER W P. Transient postnatal heart failure caused by noncompaction of the right ventricular myocardium. Pediatr Cardiol, 2005, 26: 452-454.

[25] JENNI R, OECHSLIN E, SCHNEIDER J, et al. Echocardiographic and pathoanatomical characteristics of isolated left ventricular non-compaction: a step towards classification as a distinct cardiomyopathy. Heart, 2001, 86: 666-671.

[26] ACHERMAN R J, EVANS W N, SCHWARTZ J K, et al. Right ventricular noncompaction associated with long QT in a fetus with right ventricular hypertrophy and cardiac arrhythmias. Prenat Diagn, 2008, 28(6): 551-553.

[27] ASCHER D P, ROSEN P, NULL D M, et al. Systemic to pulmonary collaterals mimicking patent ductus arteriosus in neonates with prolonged ventilatory courses. J Pediatr, 1985, 107: 282-284.

[28] GOODMAN G, PERKIN R, ANAS N G, et al. Pulmonary hypertension in infants with bronchopulmonary dysplasia. J Pediatr, 1988, 112: 67-72.

[29] ABMAN S H, SONDHEIMER H M. Pulmonary circulation and cardiovascular sequelae of bronchopulmonary dysplasia. In: Weir E K, ed. The Diagnosis and Treatment of Pulmonary Hypertension. Mount Kisko, NY: Futura Publishing Inc, 1992: 155-180.

[30] ACHERMAN R J, SIASSI B, PRATTI-MADRID G, et al. Systemic to pulmonary collaterals in very low birth weight infants: color Doppler detection of systemic to pulmonary connections during neonatal and early infancy period. Pediatrics, 2000, 105: 528-532.

[31] DO K H, GOO F M, IM J G, et al. Systemic arterial supply to the lungs in adults: spiral CT findings. Radiographics, 2001, 21: 387-402.

[32] BOTENGA A S. The significance of broncho-pulmonary anastomoses in pulmonary anomalies: a selective angiographic study. Radiol Clin Biol, 1969, 38: 309-328.

[33] SHAUGHNESSY R D, RELLER M D, RICE M J, et al. Development of systemic to pulmonary collateral arteries in premature infants. J Pediatr, 1997, 131: 763-765.

[34] LUNA C F, ACHERMAN R, EBRAHIMI M, et al. Development of aortopulmonary collateral circulation in infants with chronic lung disease. Clin Res, 1994, 42: 91.

[35] EVANS W E, ACHERMAN R J, COLLAZOS J C, et al. Expedited oxygen wean after coil embolization of systemic to pulmonary collaterals in a premature infant with bronchopulmonary dysplasia. J Ultrasound Med, 2007, 26: 695-696.

第十五章

排查先天性心脏病 *

比詹·西亚西、马哈茂德·易卜拉希米、鲁本·J.阿彻曼

- 引言
  回顾胎儿期和过渡期生理学
- 先天性心脏病
- 肺血流减少的发绀型先天性心脏病
  法洛四联症
  法洛四联症合并肺动脉闭锁
  室间隔完整的肺动脉闭锁
  三尖瓣闭锁
  Ebstein's 畸形
- 肺血流增多的发绀型先天性心脏病
  大动脉转位（TGA）
  永存动脉干
- 发绀合并肺水肿
  完全性肺静脉异位引流
- 心源性休克
  左心发育不良综合征
- 心力衰竭合并不同程度发绀
  主动脉缩窄
  主动脉弓中断
- 非发绀型先天性心脏病
  房室间隔缺损
  室间隔缺损
  房间隔缺损
- 动脉导管未闭
- 参考文献

■ 引言

尽管常规胎儿超声检查可以诊断先天性心脏病（CHDs），据统计目前仅有36%的先天性心脏病在出生前被发现，且在不同的地区之间有很大差异[1]。活产儿先天性心脏病的发病率为8‰，仅1/3在出生前发现，在缺乏足够的公共设施及资金的情况下，对每个新生儿进行心脏彩超检查筛查先天性心脏病[2]是一项巨大且成本高昂的

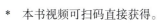

* 本书视频可扫码直接获得。

视频二维码

工作。然而,对所有新生儿(对任何适应证)进行最初的心脏彩超检查需尽可能全面且由专业的心脏病学医师对结果进行分析,若为非心脏病学专科医师,应受过专业的培训,至少考虑到是否存在先天性心脏病,然后转诊至儿童心脏中心进一步评估及处理。了解受到先天性心脏病影响的胎儿过渡期血流循环的病理生理,对预测新生儿CHD临床表现至关重要。需谨记对胎儿体循环或胎盘循环有严重影响的先天性心脏病可能导致胎儿死亡。因此,几乎所有出生时发现的严重先天性心脏缺陷(CCHDs)都与胎儿循环相适应,该循环可在子宫内提供正常或接近正常的胎儿体循环和胎盘循环;在少数胎儿循环受损的情况下,它不会导致胎儿在出生前死亡。

回顾胎儿期和过渡期生理学

心脏结构正常胎儿的左、右心室是并联工作的,因此,胎儿心输出量大致等于左右心室输出量总和,约430 mL/(kg·min)[3]。右心室占主导地位,约占总心脏输出量的56%,泵血阻力略大于左心室(图15-1,图15-2)。合并主动脉或肺动脉闭锁的胎儿循环,可从插图进行比较。在每种情况下,由于增加了右心室或左心室的血流量,使得胎儿体循环及胎盘循环得以保留,可以联合承担心室心输出量(图15-3)。生后即刻,肺部开始进行通气,由于动脉血氧分压的增加,导致肺血管阻力快速降低,肺血流增多。同时,脐-胎盘循环的分离减少了下腔静脉的回流,肺血流增多,左心房静脉回流增多,引起功能性的卵圆孔闭合。出生后48小时[4],动脉导管的闭合使得肺循环和体循环分隔开来。出生后左、右心室串联工作,新生儿心输出量为左心室或者右心室泵出的血液容量,而不再是左右心室的总搏出量(图15-4和图15-5)。新生儿早期CCHD的表现取决于:

1. 动脉导管未闭(PDA):动脉导管最初是开放的,生后12小时后出现收缩和闭合的迹象。

2. 卵圆孔未闭(PFO):卵圆孔通常保持开放,受到左右心房压力的影响,可以是左向右或者右向左分流。PFO的限制性分流通常导致CHD出现临床症状。

3. 肺血管阻力的下降,导致肺血流量增多,进一步加重临床症状。

除了一些特殊情况,患有CCHD的新生儿在出生后12小时内很少出现临床症状,并且看似健康,主要是因为胎儿通道开放(PFO、PDA)以及肺血管阻力较高。特殊情况是出生之前有心功能衰竭表现(例如胎儿时期心脏结构正常但合并快速性心律失常)、患有心肌病的胎儿以及患有Ebstein's畸形的胎儿。Ebstein's畸形严重者可导致在任何胎龄的胎儿死亡或出现严重的心功能衰竭。其他有症状的CCHD新生儿包括左心发育不良综合征(HLHS)、卵圆孔限制性分流或房间隔完整的完全性大动脉转位(D-TGA)、梗阻型完全性肺静脉异位引流(TAPVR)。这些类型CCHD生后即可出现症状,需要紧急复苏,但效果大多欠佳,

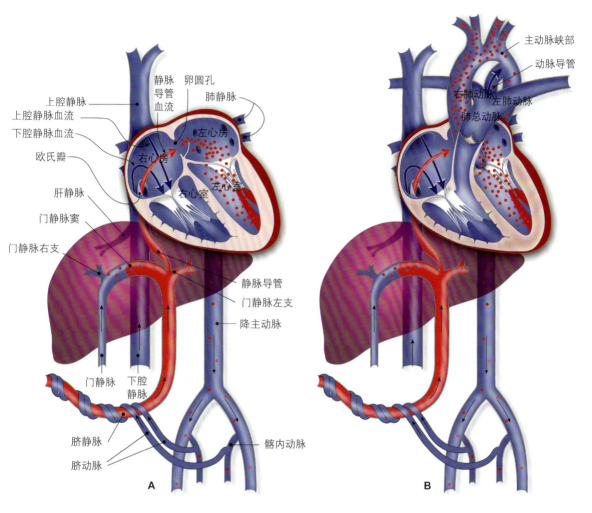

图 15-1　图 A 及图 B 胎儿循环示意图

需即刻转运至最近的儿童心脏治疗中心。

■ 先天性心脏病

CHD 通常分为两大类：发绀型先天性心脏病和非发绀型先天性心脏病。发绀型先天性心脏病通常表现为低氧血症，而非发绀型先天性心脏病可无明显症状，或者出现充血性心力衰竭、呼吸窘迫。然而，部分 CCHD 可出现呼吸窘迫合并不同程度发绀，其他可能出现严重发绀合并心源性休克。随着新生儿血氧饱和度监测及超声心动图的广泛使用，大部分婴儿可在出现危及生命的症状前确诊。

以下章节讨论新生儿时期可能出现的不同种类的先天性心脏病。将简要描述合并先天性心脏病的新生儿的过渡循环,因为它与不同畸形相关。简要描述每种类型CHD的典型超声心动图表现。这将给检查者一个方向如何去怀疑是否存在心脏缺损。此章节及本书中没有更多关于其临床表现、超声发现、病程演变及治疗的详细描述。如需更多信息,请参阅其他更全面的参考资料[5,6]。

■ 肺血流减少的发绀型先天性心脏病

法洛四联症

法洛四联症的典型表现包括肺动脉瓣

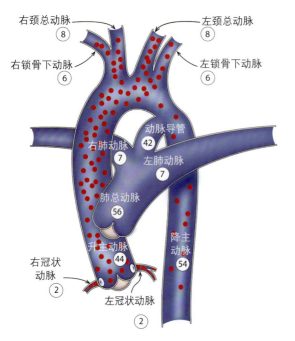

图 15-2 心脏正常胎儿的体循环及胎盘循环

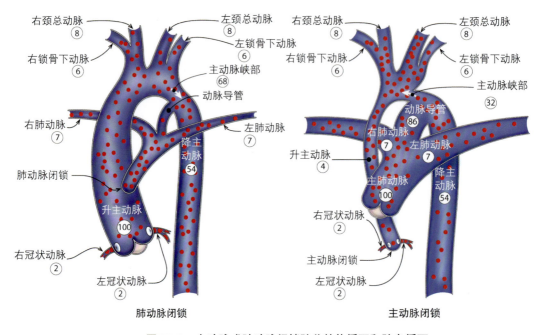

图 15-3 主动脉或肺动脉闭锁胎儿的体循环和胎盘循环

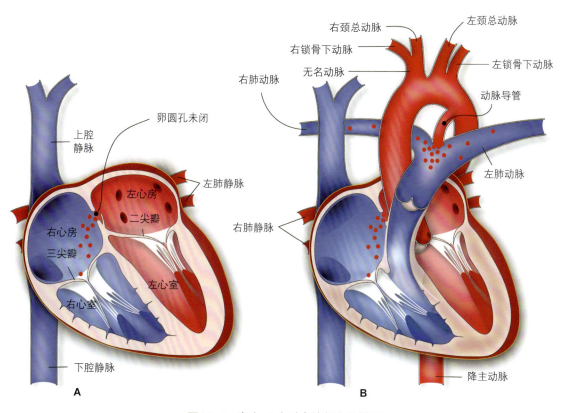

图 15-4 出生 72 小时内的新生儿循环

及漏斗部狭窄,通常肺动脉瓣环小;对位不良型室间隔缺损(VSD),通常位于主动脉下,向膜周部延伸;主动脉骑跨于室间隔缺损上;右心室肥厚。由于新生儿出生时右心室肥厚,后者不是新生儿 TOF 的显著特征(图 15-6)。法洛四联症的 VSD 通常较大且为非限制性分流,其临床表现主要取决于漏斗部及肺动脉瓣狭窄的严重程度。严重狭窄将导致 VSD 出现大量右向左分流,从而加重发绀;若存在左向右分流的 PDA,使得肺血流量增加,可提高全身血氧饱和度,减轻发绀。反之,轻度狭窄可导致 VSD 出现大量左向右分流,造成肺循环容量负荷过重及充血性心力衰竭。这种情况在 PDA 存在时进一步加重,因其左向右分流增加了进入到肺动脉的血流量。因此,法洛四联症的临床症状可表现为充血性心力衰竭而无发绀,也可表现为因 PDA 闭合而出现严重发绀的导管依赖性。

超声心动图

胸骨旁左心室长轴切面可显示较大的 VSD,主动脉增宽,骑跨于室间隔之上。

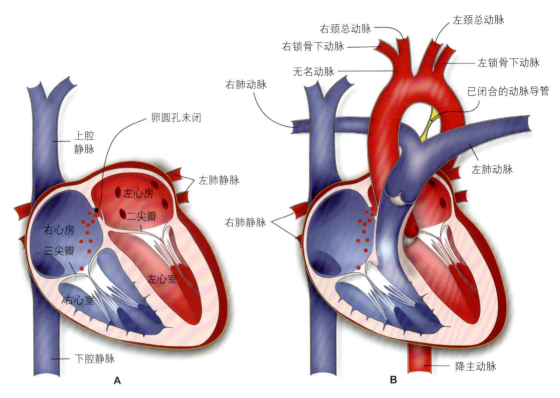

图 15-5 出生 72 小时后的新生儿循环

VSD 的分流方向可为左向右、右向左或者双向分流（图和视频 15-7）。心底部胸骨旁短轴切面及胸骨旁右心室流出道及肺动脉长轴切面可显示漏斗部及肺动脉瓣狭窄，肺动脉瓣环小及通过肺动脉瓣的湍流（图和视频 15-8）。通过二维灰阶图像及彩色多普勒超声检查，通常可以在心底部胸骨旁短轴切面及胸骨上导管切面显示 PDA 及其走行。其他合并畸形可通过其他切面进行扫查[7]。

法洛四联症合并肺动脉闭锁

也称为肺动脉闭锁合并 VSD，是法洛四联症的一种特殊类型，其右心室流出道完全闭锁且 VSD 为完全右向左分流。肺血流量取决于通过 PDA（图 15-9）或者主-肺动脉之间的侧支循环的左向右分流量（见第十四章）。如果肺动脉血流仅依赖于 PDA，任何可能导致 PDA 收缩或者关闭的因素均可引起严重发绀。

超声心动图

除了闭锁的肺动脉内无来自右心室流出道的血流信号外，其余超声心动图表现与肺动脉狭窄的法洛四联症一致。肺动脉分支（或者存在的主肺动脉）内可发现经

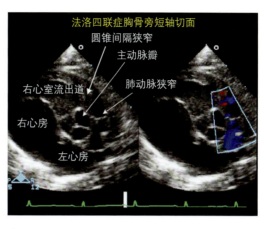

图和视频 15-8　法洛四联症患儿胸骨旁短轴切面

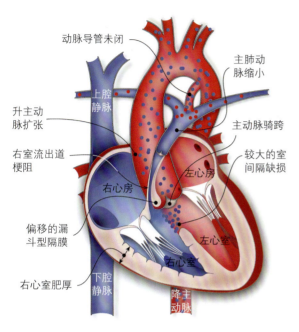

图 15-6　法洛四联症

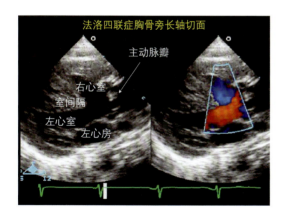

图和视频 15-7　法洛四联症患儿胸骨旁长轴切面

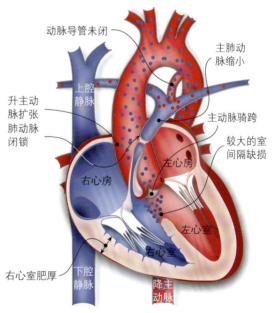

图 15-9　法洛四联症合并肺动脉闭锁

PDA 逆向灌注的血流信号。胸骨旁长轴及短轴切面、胸骨上主动脉弓及动脉导管切面均可显示典型征象（图和视频 15-10 至图和视频 15-12）。若发现一处或多处血流信号从降主动脉或主动脉弓发出，且呈连续的动脉频谱，需警惕是否存在主-肺动脉侧支。在合并多个主-肺动脉侧支（MAPCAs）

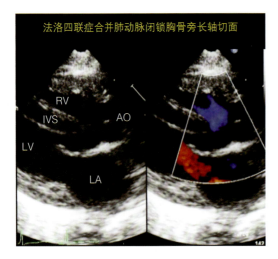

▶ 图和视频 15-10　法洛四联症合并肺动脉闭锁患儿胸骨旁长轴切面

RV：右心室；IVS：室间隔；AO：主动脉；LA：左心房。

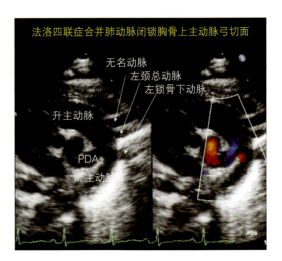

▶ 图和视频 15-12　法洛四联症合并肺动脉闭锁患儿胸骨上主动脉弓切面

动脉导管（PDA）起源于左总颈动脉对侧的主动脉弓横部，分流方向为左向右，无前向血流经过闭锁的肺动脉瓣口。

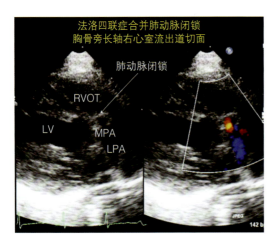

▶ 图和视频 15-11　法洛四联症合并肺动脉闭锁患儿胸骨旁长轴右心室流出道切面

主肺动脉远端可见PDA从左到右分流，无前向血流经过闭锁的肺动脉瓣。LV：左心室；MPA：肺总动脉；RVOT：右心室流出道；LPA：左肺动脉。

的特殊情况下，也许不能发现肺动脉分支汇合处的血流。

室间隔完整的肺动脉闭锁

由于肺动脉闭锁，大多数婴儿可能存在右心室发育不良及三尖瓣瓣环小（图15-13）。少数婴儿可有正常或者明显增大的右心室腔，合并重度三尖瓣反流导致胎儿及新生儿心功能衰竭。无论如何，所有患有室间隔完整的肺动脉闭锁的新生儿均存在导管依赖的肺循环，一旦导管收缩或关闭，发绀明显加重。

超声心动图

心尖四腔切面可显示右心室及三尖瓣大小，并可与左心室及二尖瓣比较（图和视频15-14）。室间隔或右心室游离壁显示过

第十五章 排查先天性心脏病

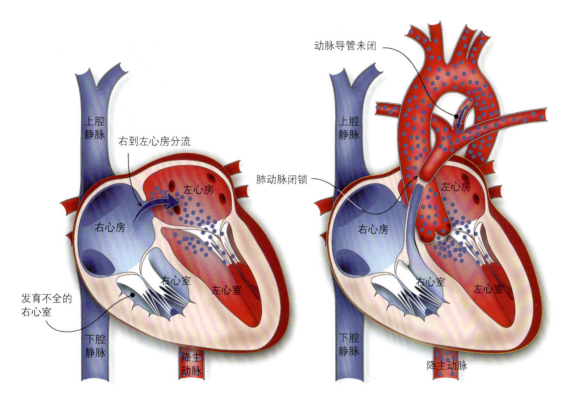

图 15-13 室间隔完整的肺动脉闭锁

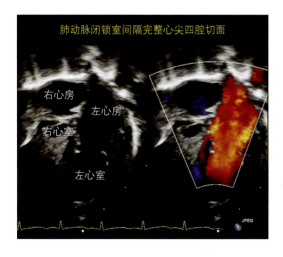

图和视频 15-14 室间隔完整的肺动脉闭锁心尖四腔切面,显示右心室发育不良及房间隔缺损的大量右向左分流

度隆突的肌小梁和深陷其间的隐窝，提示可能合并心室-冠状动脉瘘。胸骨旁长轴右心室流出道切面或心底部胸骨旁短轴切面可显示肺动脉瓣闭锁，PDA分流逆向灌注主肺动脉（图和视频15-5）。胸骨上主动脉弓切面及动脉导管切面可较好地显示PDA及其大小，PDA通常走行迂曲，发自左颈总动脉对侧（垂直型）的主动脉弓横部。心房之间的交通大多在剑突下冠状后切面或双腔静脉矢状切面显示。通过撑开的PFO及较大的ASD，心房水平大量的右向左分流可增加心输出量。

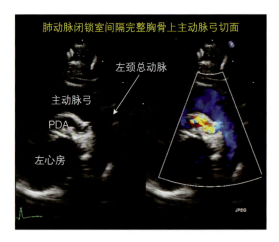

▶ 图和视频15-16　胸骨上主动脉弓切面观察室间隔完整的肺动脉闭锁，显示动脉导管未闭（PDA）起源于左颈总动脉对侧的主动脉弓横部

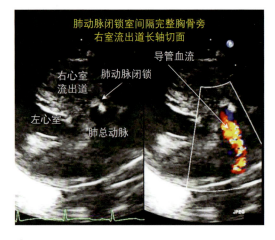

▶ 图和视频15-15　室间隔完整的肺动脉闭锁胸骨旁长轴右心室流出道切面，没有前向血流流经肺动脉瓣，大量PDA分流是肺循环的唯一血供

三尖瓣闭锁

大多为先天性三尖瓣缺如或发育不良。无右心室流入道，右心室较小，同时

左心室增大、室壁肥厚。胎儿时期，左心室承担心输出量的大部分，生后左心室输出量占肺循环及体循环的绝大部分。合并此类先天性心脏病时，通过撑开的PFO或ASD的右向左分流，与体循环血容量相等。通常合并有大小不同的肌部VSD（图15-17）。大动脉连接大多正常，大动脉转位少见。

大动脉连接正常时，发绀的严重程度及动脉导管依赖的程度，与通过室缺血流的限制程度，以及肺动脉瓣及瓣下狭窄的严重程度有关。如果通过VSD或肺动脉的血流严重受限时，PDA则为血液进入肺内的主要通道，其收缩及关闭会引起严重的发绀。相反，如果通过VSD或肺动脉的血流为非限制性，新生儿期肺血流量增多，可

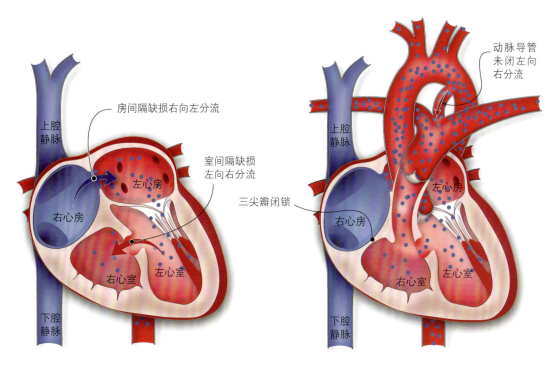

图 15-17 三尖瓣闭锁伴室间隔缺损

出现充血性心力衰竭。

超声心动图

通常在心尖四腔切面诊断三尖瓣闭锁，也可以发现VSD及心房间的交通（图和视频15-18）。评估VSD的大小、心房间的分流及大动脉的连接关系也可在其他相应的切面进行观察。本章不对三尖瓣闭锁的解剖类型及合并畸形进行详尽的讨论。

Ebstein's 畸形

其主要特点为三尖瓣隔瓣及后瓣下移至右心室腔，下移程度不一。其下移程度

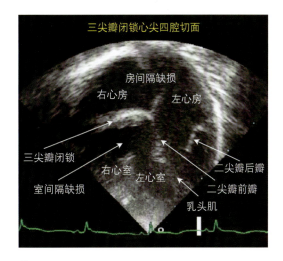

图和视频 15-18 心尖四腔切面显示三尖瓣闭锁合并室间隔缺损

多与瓣膜反流程度相关,反流程度决定了其临床表现。轻度的三尖瓣反流仅出现轻微临床症状,而重度的三尖瓣反流则可出现右心房明显增大,在胎儿或新生儿期出现心力衰竭。右心房增大的部分原因是由三尖瓣反流所致,部分则为房化的右心室(图15-19)。出现充血性心力衰竭及严重三尖瓣反流的新生儿通常存在右向左分流的PFO或ASD,同时通过肺动脉瓣的右心室输出减少,肺血流量减少;如果存在左向右分流的PDA(导管依赖性发绀型CHD),肺血流量可以增加。幸运的是,大部分新生儿出生后由于肺血管阻力的降低,三尖瓣反流程度减轻,使得右心输出量增加从而提高了全身血氧含量。

超声心动图

心尖四腔切面或其改良切面彩色血流频谱是显示三尖瓣隔瓣附着点下移程度以及反流程度的最佳切面(图和视频15-20)。剑突下双腔静脉矢状切面或剑突下冠状切面可显示房间隔是否存在PFO或ASD。彩色多普勒及脉冲波多普勒可显示心房水平分流方向(图和视频15-21)。PDA可在心底部胸骨旁短轴切面或胸骨上动脉导管切面显示。胸骨旁长轴右心室流出道切面可显示肺动脉瓣,彩色多普勒超声可评估其通畅程度。本章暂不对Ebstein's畸形合并畸形进行详细讨论。

■ 肺血流增多的发绀型先天性心脏病

大动脉转位(TGA)

最常见的类型是D-TGA,表现为主动

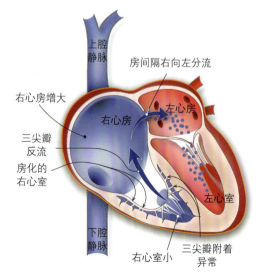

图15-19 Ebstein's畸形示意图
右心房明显扩大,包括房化的右心室;可能存在心房水平的右向左分流,导致不同程度发绀。

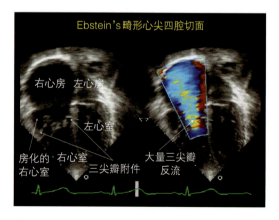

▶ 图和视频15-20 心尖四腔切面显示三尖瓣Ebstein's畸形

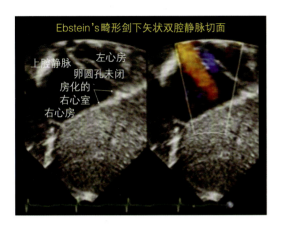

图和视频 15-21　剑突下双腔静脉矢状切面

显示三尖瓣 Ebstein's 畸形患儿的房间隔注意房化右心室。

脉连接右心室而肺动脉连接左心室。大多数 D-TGA 主动脉位于肺动脉的右侧(图 15-22)。由于肺循环和体循环并行,D-TGA 的发绀程度与肺血流量没有直接的关系。2 个循环之间的血液混合(如果存在,则发生在 PDA、ASD、VSD 水平)的程度决定发绀的程度。通过 PDA、VSD 的血液通常是体循环至肺循环,而流经 PFO 的血液通常为肺循环至体循环。若不合并其他畸形,任何现存分流的缩小或关闭均可导致严重的甚至危及生命的发绀。

其他类型的大动脉转位,L-TGA 罕见,

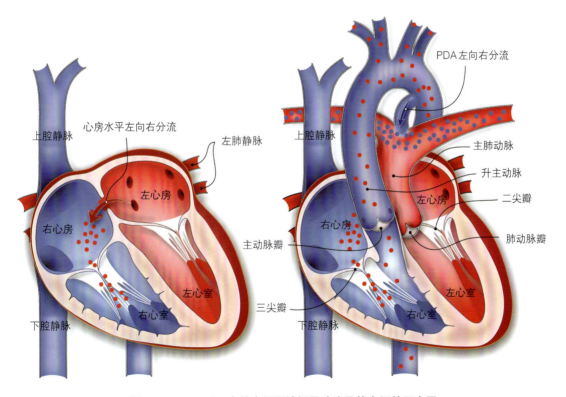

图 15-22　D-TGA 合并房间隔缺损及动脉导管未闭的示意图

通常不会导致发绀。在这种异常类型中，心房与不适当的心室相连（称为房室连接不一致），而心室又与不适当的大动脉相连（称为心室动脉连接不一致）。这样形态学右心室（连接左心房）就位于形态学左心室（连接右心房）的左侧。主动脉连接形态学右心室，且位于肺动脉的左侧，而肺动脉连接形态学左心室。这种双重不一致导致生理性纠正，肺静脉血流入主动脉而体静脉血流入肺动脉内。患儿很少出现发绀，L-TGA通常被称为"先天性矫正型大动脉转位"。

超声心动图

标准的胸骨旁长轴切面及胸骨旁长轴右心室流出道切面多可诊断D-TGA。主动脉及肺动脉平行走行（图和视频15-23）。剑突下冠状及矢状切面可显示PFO或ASD，彩色多普勒超声可显示其分流方向（图和视频15-25）。若PDA持续开放，胸骨上主动脉弓

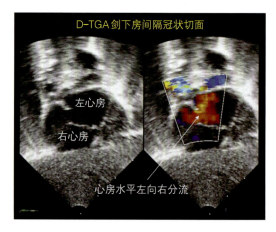

▶ 图和视频15-24　剑突下冠状后切面观察D-TGA，显示经房间隔缺损的左向右分流

切面及动脉导管切面可显示其大小及分流方向（图和视频15-25）。D-TGA合并的其他缺损（包括冠状动脉异常）均可能通过超声心动图发现，但本章暂不做相关讨论，此外，本章暂不讨论L-TGA的超声心动图表

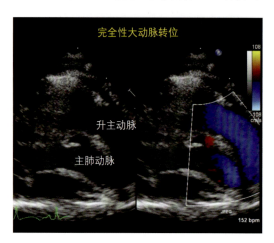

▶ 图和视频15-23　胸骨旁长轴切面显示D-TGA，主动脉与主肺动脉平行走行

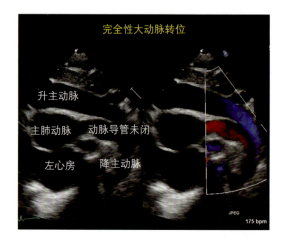

▶ 图和视频15-25　胸骨上动脉导管切面观察D-TGA，显示经动脉导管未闭的左向右分流

现,有关 D-TGA 和 L-TGA 的超声心动图评估的更详细讨论,请参阅其他参考资料。

永存动脉干

这类先天性心脏病的解剖特征为单一动脉干供应体循环、肺循环及冠状动脉循环。往往伴有动脉干下的 VSD。其最常见的为 Van Praagh 分型的 A1 型,即主肺动脉起源于共同动脉干瓣膜侧上方(图 15-26),其他类型较少见,暂不讨论。由于肺循环血流不受限,婴儿多在生后 6 个月内出现充血性心力衰竭,若不及时治疗可导致死亡。由于肺血流量增多,婴儿往往较少出现发绀,而多以充血性心力衰竭为主要表现。

超声心动图

胸骨旁长轴切面,特别是能直接显示右心室流出道的切面,可以发现共同动脉干骑跨于室间隔之上,且合并动脉干下的 VSD。在常规切面不能显示右心室流出道及主肺动脉(图 15-27)。剑突下冠状切面或矢状切面显示左心室及主动脉,可发现主肺动脉起源于共同动脉干侧面(图和视频 15-28)。剑突下冠状后切面可评估通过 PFO 或 ASD 的分流情况(图和视频 15-29)。在其他不常见的类型中,超声心动图也有助于确定肺动脉起源于共同动脉干的位置,此章节暂不进行讨论。

■ 发绀合并肺水肿

完全性肺静脉异位引流

在完全性肺静脉异位引流(TAPVR)

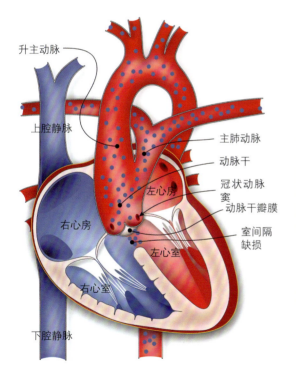

图 15-26　主肺动脉起自共同动脉干近瓣膜处示意图

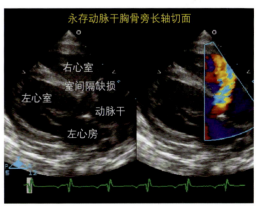

▶ 图和视频 15-27　胸骨旁长轴切面观察永存动脉干,显示动脉干骑跨于室间隔之上,室间隔缺损较大

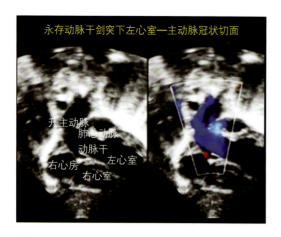

图和视频15-28　剑突下冠状中间切面观察永存动脉干,显示主肺动脉起自升主动脉

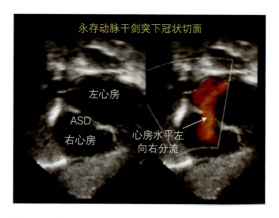

图和视频15-29　剑突下冠状后切面观察永存动脉干,显示较小的房间隔缺损(ASD)

中,所有肺静脉绕过左心房,直接回流至体循环相关静脉或心脏腔室,从而直接或间接回流至右心房(图15-30)。由于体循环及肺静脉血流的混合,此类先天性心脏病儿童通常有发绀表现。为了给左心室及主动脉提供足够的血流量,房间隔缺损分流方向往往为右向左。在不合并肺静脉回流梗阻的情况下,肺血流量增加,从而减轻了发绀程度;但过多的肺血流可导致心力衰竭,通常发生在新生儿期之后。在合并肺静脉回流梗阻的新生儿中,大多为心下型肺静脉异位引流,肺静脉梗阻可导致肺水肿,在生后较早出现低氧血症及呼吸窘迫。对于这类新生儿,若最初未考虑到TAPVR,即使没有证据,呼吸窘迫原因大多被误诊为吸入性肺炎或先天性感染。如果不注意一些细节然后进行超声心动图检查,怀疑和诊断TAPVR是不可能的。怀疑TAPVR时,最重要的是仔细观察房间隔,心房水平存在较大的右向左分流。在TAPVR中,超声心动图需评估肺静脉回流情况,但显示其回流途径具有挑战性。

超声心动图

剑突下冠状或矢状切面可观察房间隔,彩色多普勒超声可判断房间隔缺损分流的方向,这是怀疑TAPVR时最重要的切面。剑突下冠状切面可显示右心房增大,撑开的PFO或ASD出现右向左分流,左心房较小。仔细观察可发现肺静脉汇合但未回流至左心房(图和视频15-31)。通过冠状静脉窦的心内型TAPVR对检查者是较大的挑战,因为大量分流看上去似乎是经左心房进入右心房的。然而,经过仔细观察,它是经过扩大的冠状静脉窦进入右心房,同时存在通过ASD右向左的分流进入左心房(图和视频15-32)。可以在胸骨上切面或剑突下切面去追踪向上或向下走行的垂直静

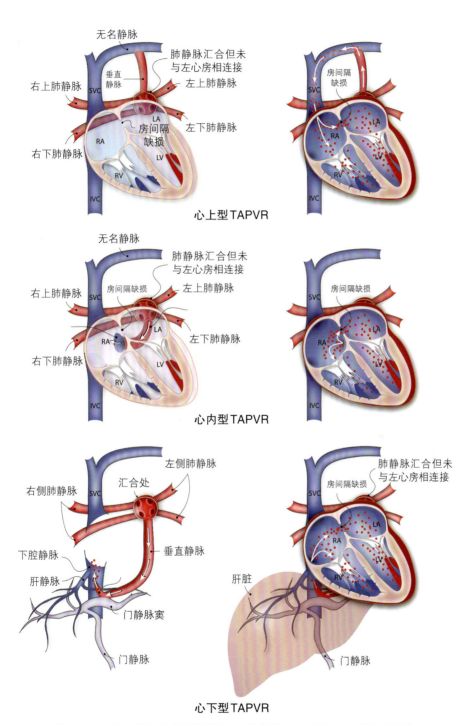

图 15-30 完全性肺静脉异位引流的3种类型：心上型、心内型及心下型

LA：左心房；LV：左心室；RA：右心房；RV：右心室；SVC：上腔静脉；IVC：下腔静脉。

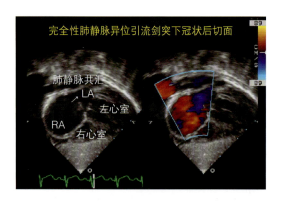

▶ 图和视频 15-31　剑突下冠状切面显示完全性肺静脉异位引流患儿的左心房(LA)、右心房(RA)及左心房后方的肺静脉共汇

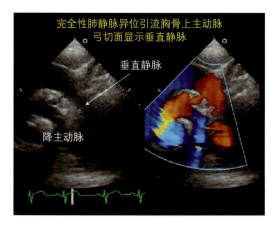

▶ 图和视频 15-33　胸骨上主动脉弓切面显示完全性肺静脉异位引流患儿的垂直静脉

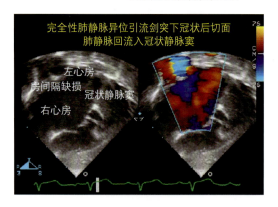

▶ 图和视频 15-32　剑突下冠状切面显示完全性肺静脉异位引流至冠状静脉窦

脉(图和视频15-33)。仔细观察剑突下切面(剑突下冠状切面及矢状切面去观察下腔静脉)对发现心下型TAPVR极其重要。

■ 心源性休克

左心发育不良综合征

左心发育不良综合征(HLHS)的解剖特征包括主动脉闭锁或狭窄、左心室发育不良、PDA及右心室扩大(图15-34)。由于左心系统发育不良,其心输出量不能完全供应体循环,需要通过PFO左向右分流部分或全部进入肺部,右心室成为全身泵,全身的动脉血流部分或完全依赖于经过PDA的右向左分流;如果PFO分流为限制性,可发生严重的发绀及肺充血;若PDA分流为限制性,则可能出现休克及严重的充血性心力衰竭。即使PFO及PDA通畅开放,随着肺血管阻力的下降,肺血流量以牺牲体循环血流为代价逐步增加,可导致肺充血及体循环灌注不足。

超声心动图

心尖四腔切面可显示左心室发育不良、二尖瓣及左心房相对发育不良(图和视频15-35)。剑突下冠状及矢状切面可以显

第十五章 排查先天性心脏病

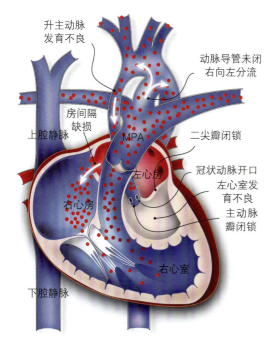

图15-34 左心发育不良综合征包括主动脉闭锁、左心室发育不良、升主动脉发育不良、右向左分流的粗大动脉导管

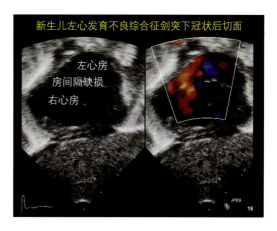

▶ 图和视频15-36 左心发育不良综合征剑突下冠状后切面。注意心房水平右向左分流

示房间隔及其分流情况（图和视频15-36，图和视频15-37）。胸骨上主动脉弓切面可以显示主动脉闭锁及升主动脉的内径（图和视频15-38）。更多关于HLHS的超声心动图表现此章节暂不进行讨论。

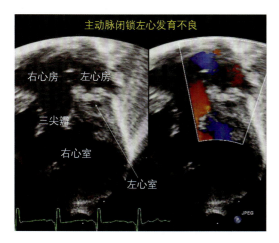

▶ 图和视频15-35 左心发育不良综合征心尖四腔切面。右心室（RV）扩大，左心室发育不良及较小的左心房（LA）

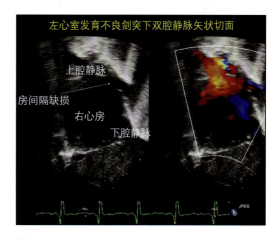

▶ 图和视频15-37 左心发育不良综合征剑突下双腔静脉矢状切面，显示心房水平分流

285

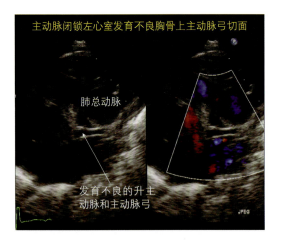

▶ 图和视频 15-38　新生儿左心发育不良综合征胸骨上主动脉弓切面。显示主动脉瓣和升主动脉内径为 2 mm

■ 心力衰竭合并不同程度发绀

主动脉缩窄

新生儿主动脉缩窄（COA）通常发生在导管前或临近导管部位。导管是否开放对其临床症状有重要影响。在严重主动脉缩窄中，通过 PDA 右向左分流血液进入降主动脉，下肢的动脉血氧饱和度较上肢低，形成差异性青紫（图 15-39）。动脉导管的关闭加重缩窄处的梗阻程度，减少了下肢血液的供应，可导致更为严重的心力衰竭。主动脉缩窄常合并其他心脏畸形。

超声心动图

观察主动脉缩窄的最佳切面是胸骨上主动脉弓切面及动脉导管切面。缩窄的降主动脉通常迂曲走行，通过该处的彩色湍流信号通常是缩窄的早期表现（图和视频 15-40）。

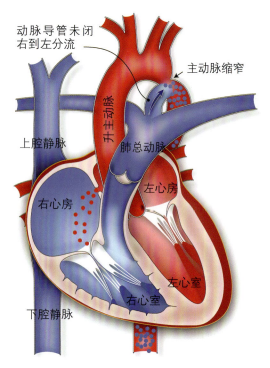

图 15-39　近导管型主动脉缩窄示意图

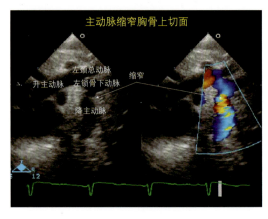

▶ 图和视频 15-40　胸骨上主动脉弓及降主动脉切面显示主动脉缩窄

主动脉弓中断

最常见的主动脉弓中断类型（A型）通常位于左锁骨下动脉与PDA之间（图15-41）。其他类型相对少见。此时PDA是主动脉弓中断部位以下血液供应的唯一通道。与主肺动脉相比，升主动脉较小，且可能出现主动脉弓横部发育不良。通常合并

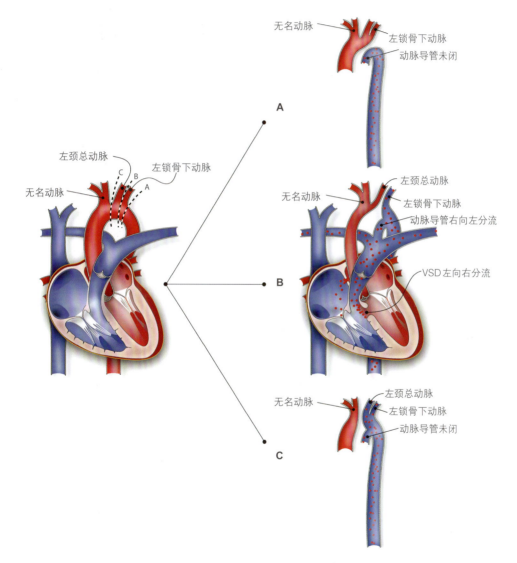

图15-41　主动脉弓中断分型，动脉导管右向左分流对体循环至关重要

A. 左锁骨下动脉和动脉导管之间中断。B. 左颈总动脉和左锁骨下动脉之间中断。C. 左颈总动脉和无名动脉之间中断。

VSD。脉氧仪可发现差异性青紫,但由于通过VSD左向右分流的混合血流入肺动脉使得肺动脉及降主动脉血氧饱和度升高,从而使差异性发绀程度减轻。心功能衰竭是主要的临床表现。

超声心动图

通常在胸骨上主动脉弓切面及动脉导管切面发现主动脉弓中断,并评估其严重程度(图和视频15-42)。胸骨上"螃蟹征切面"可以同时对比主动脉及肺动脉横断面(图和视频15-43)。其他相关畸形在相应切面进行观察。

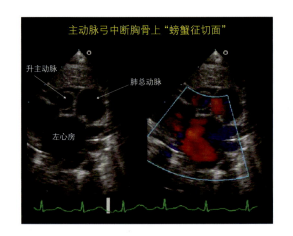

▶ 图和视频15-43　胸骨上"螃蟹征切面"观察主动脉弓中断。与升主动脉相比,主肺动脉内径明显扩大

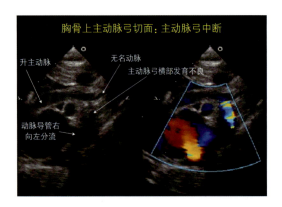

▶ 图和视频15-42　A型主动脉弓中断胸骨上主动脉弓切面。显示主动脉弓横部发育不良

■ 非发绀型先天性心脏病

房室间隔缺损

房室间隔缺损(AVSD)也被称为房室管畸形或心内膜垫缺损,常见于患有21-三体综合征的新生儿。缺损位于房室间隔或心脏的十字交叉处。病理解剖包括较大的流入道VSD、原发孔型房间隔缺损及较大的共同房室瓣(图15-44)。通常在新生儿期后才出现临床症状。合并21-三体综合征婴儿生后可出现一过性发绀,大多与肺

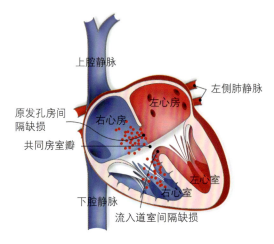

图15-44　完全性房室间隔缺损。共同房室瓣分为前瓣和后瓣

动脉高压和红细胞增多症相关。大多有心脏杂音。

超声心动图

可在心尖四腔切面清楚观察到AVSD（图和视频15-45），剑突下冠状切面可清楚显示原发孔型房间隔缺损（图和视频15-46）。心底部胸骨旁短轴切面可显示较大的共同房室瓣跨过室间隔，房室瓣

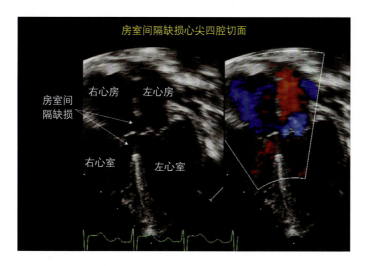

▶ 图和视频15-45　心尖四腔切面显示房室间隔缺损。除了房室间隔缺损，可存在继发孔型房间隔缺损

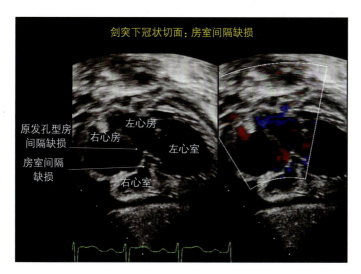

▶ 图和视频15-46　剑突下冠状切面显示房室间隔缺损。显示除了原发孔型房间隔缺损外，还存在继发孔型房间隔缺损

环与左、右心室关系相对平衡（图和视频15-47）。

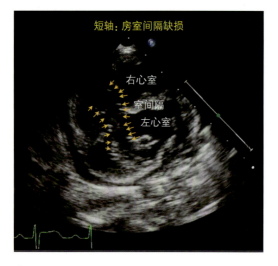

图和视频15-47　胸骨旁短轴切面显示房室间隔缺损。图中箭头所示为共同房室瓣的边缘

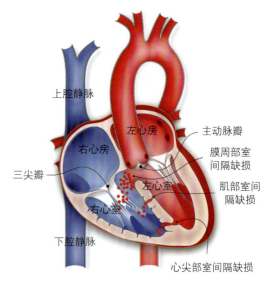

图15-48　膜周部及肌部室间隔缺损

室间隔缺损

室间隔缺损（VSD）是最常见的先天性心脏病。然而，除了少数特例，大多数VSD在新生儿期多无临床症状。VSD可存在于室间隔的任何部位（图15-48）。心脏杂音可能是主要且唯一的临床表现。

超声心动图

除了胸骨上切面，其他能显示室间隔的切面都有助于确定VSD的位置。通过胸骨旁长轴切面及胸骨旁短轴切面观察室间隔，并通过彩色多普勒超声寻找左向右分流，可发现VSD的位置（图和视频15-49，图和视频15-52）。

房间隔缺损

单独的房间隔缺损（ASD）通常在生后第一年无任何临床表现。然而，如果行超声心动图检查，在适当的切面去观察房间隔并使用彩色多普勒，可发现其存在。根据房间隔缺损的部位可分为三型：原发孔型、继发孔型及静脉窦型（图15-53）。

超声心动图

剑突下冠状切面及矢状切面可显示三种类型的房间隔缺损（图和视频15-54至图和视频15-56）。

■ 动脉导管未闭

合并PDA的足月新生儿在新生儿期通常无临床症状。其超声心动图特征与早产

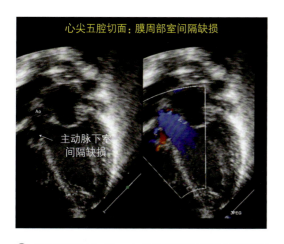

▶ 图和视频15-49　心尖五腔切面显示膜周部室间隔缺损

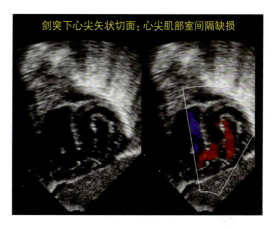

▶ 图和视频15-51　剑突下矢状切面显示心尖肌部室间隔缺损

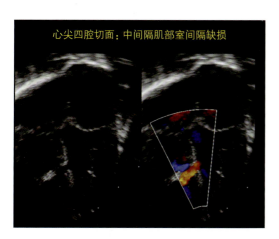

▶ 图和视频15-50　心尖四腔切面显示中间隔肌部室间隔缺损

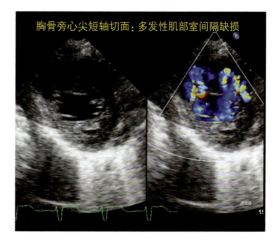

▶ 图和视频15-52　胸骨旁短轴切面显示多发性肌部室间隔缺损("瑞士奶酪型"),呈双向分流

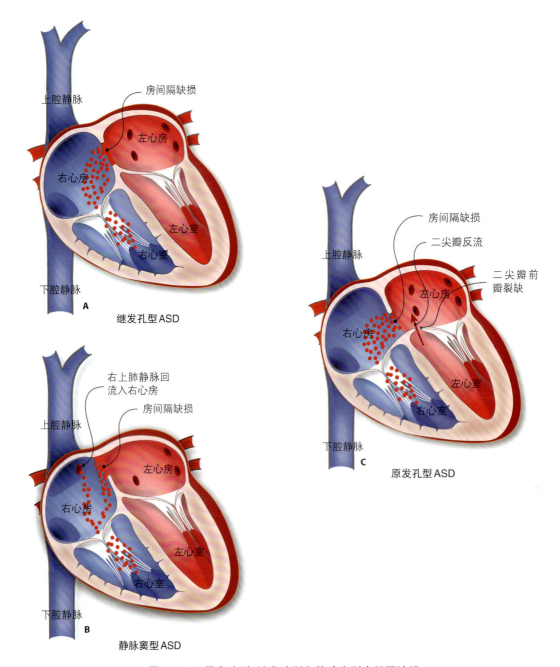

图15-53 原发孔型、继发孔型和静脉窦型房间隔缺损

继发孔型房间隔缺损位于房间隔中央部分,原发孔型位于房间隔原发隔,静脉窦型缺损位于上腔静脉开口处,常合并右肺静脉异常引流入右心房。

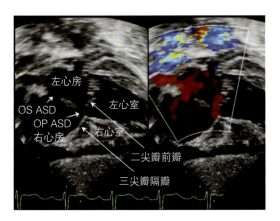

图和视频 15-54 原发孔型房间隔缺损（OP ASD）及继发孔型房间隔缺损（OS ASD）

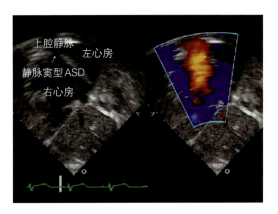

图和视频 15-56 静脉窦型房间隔缺损

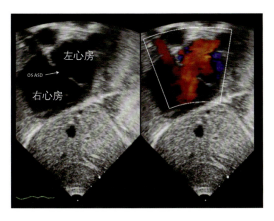

图和视频 15-55 继发孔型房间隔缺损（OS ASD）

儿相同，相关内容在第十一章有详细讲解。

（冉婷婷 吉丽敏 译）

参考文献

[1] FREIDBERG M K, SILVERMAN N H, MOON-GRADY A J, et al. Prenatal detection of congenital heart disease. J Pediatr, 2009, 155: 26-31.

[2] WANG N K, SHEN C T, LIN M S. Result of echocardiographic screening in 10,000 newborn. Acta Paediatr Taiwan, 2007, 48: 7-9.

[3] MIELKE G, BENDA N. Cardiac output and central blood flow distribution in the human fetus. Circulation, 2001, 103: 1662-1668.

[4] GENTILE R, STEVENSON G, DOOLEY, et al. Pulsed Doppler echocardiographic determination of time of ductal closure in normal newborn infants. J Pediatr, 1981, 98: 443-448.

[5] FREEDOM R M, BENSON L N, SMALLHORN J F. Neonatal Heart Disease. London: Springer-Verlag, 1992.

[6] ALLEN H D, SHADDY R E, PENNY D J, et al. Moss and Adams' Heart Disease in Infants, Children, and Adolescents: Including the Fetus and Young Adults. 9th ed. Philadelphia, PA: Wolters Kluwer, 2016.

[7] LAI WYMAN W, MERTENS L L, COHEN M S, et al. Echocardiography in Pediatric and Congenital Heart Disease: From Fetus to Adult. 2nd ed. Hoboken, NJ: Wiley-Blackwell, 2016.

第十六章

胎儿超声心动图概论*

鲁本·J.阿彻曼、威廉·N.埃文斯

- **产前诊断先天性心脏病**
  现状
  胎儿超声心动图筛查
  正常胎儿超声心动图
- **胎儿心血管系统评估**
  频谱多普勒评估胎儿生长受限
  脐动脉血流
  大脑中动脉血流
  下腔静脉和肝静脉血流

  静脉导管血流
  脐静脉血流
  胎儿贫血
  胎儿心力衰竭
  胎儿心律失常
  二维成像
  M型超声心动图
  脉冲波多普勒超声
- **参考文献**

产前诊断先天性心脏病

现状

多数患有严重先天性心脏病的婴儿需要及时接受快速评估和维持生命的治疗。然而,许多具有明显心脏畸形的胎儿并没有在产前明确诊断。这些胎儿未能得到最先进的胎儿心脏病学评估和治疗,在没有得到及时诊断和治疗的情况下有可能让发绀的新生儿回家。

心脏畸形是最常见的胚胎发育异常。活产婴儿中大约8/1 000出现先天性心脏病。在美国,心脏畸形占先天性畸形死亡的第一位。值得注意的是,现在每10个死于先天性心脏病的婴儿,尸检时仍有1个没有明确诊断;每个胎儿都常规进行心脏评估

* 本书视频可扫码直接获得。

视频二维码

有可能改变这一现实。否则，只有存在胎儿心脏病高危因素而被转诊的孕妇进行了胎儿心脏评估（表16-1）。然而，研究表明，大多数患有先天性心脏病的新生儿并不伴有高危因素[1]；因此，大多数患有先天性心脏病的婴儿没有得到产前诊断。

在20世纪60～70年代首次出现了使用超声检查评估胎儿心脏的报告。Kleinm及其同事[2]于1988年首次发表的研究标志着现代胎儿超声心动图的开端，并且胎儿心脏病学成为儿童心脏病学一个全新且极为重要的亚专业。因此，产前心脏诊断至今已经发展了30多年。随着当今的临床能力及技术进步，胎儿超声心动图对严重先天性心脏病的产前诊断率接近100%。由于胎儿心脏检查并未普及，严重心脏异常的产前诊断并未明显提高[3]。

大多数孕妇只接受一般产科超声检查，根据美国医学超声学会、美国放射学会和美国妇产科医师学会的联合建议，需要进行四腔切面评估，如有必要，部分患者需要进行流出道切面检查[4]。按照这种方法，大约2/3的严重先天性心脏病产前未能明确诊断[3,5]。主要是出于经济原因，大多数胎儿仍然没有进行有效的心脏检查。

胎儿超声心动图筛查

上文已经提出，胎儿心脏检查是产前诊断严重心脏畸形的最佳方法[3]。笔者认为，Yagel及其同事提出的胎儿超声心动图筛查方法[6]应该取代目前的四腔切面检查策略。这种方法包括五个胎儿腹部和胸部的横切面，切面通过从上腹部切面向头侧滑动探头获得（图16-1）。五个横切面包括：① 评估内脏位置的上腹部切面（图16-1A）；② 用于评估心腔、房间隔、室间隔和房室瓣的四腔切面（图16-1B）；③ 左心室流出道切面（图16-1C）；④ 右心室流出道切面（图16-1D）；⑤ 三血管-气管切面（图16-1E）。对于有高危因素的患者，以及胎儿超声心动

■ 表16-1 胎儿心脏病的危险因素及胎儿超声心动图检查的适应证

母体因素
　产科超声检查疑似胎儿心脏异常
　母体糖尿病
　苯丙酮尿症
　亚甲基四氢叶酸还原酶（MTHFR）基因突变
　药物治疗
　饮酒
　毒品
　传染病
　自身免疫性疾病
　母体先天性心脏病
　母体肥胖
　辅助生殖技术受孕

家族因素
　先天性心脏病
　非染色体遗传综合征

胎儿因素
　颈项透明层厚度增加
　单脐动脉
　染色体异常
　胎儿水肿
　心律失常
　心脏外异常
　单绒毛膜囊胎盘
　妊娠早期标志物异常

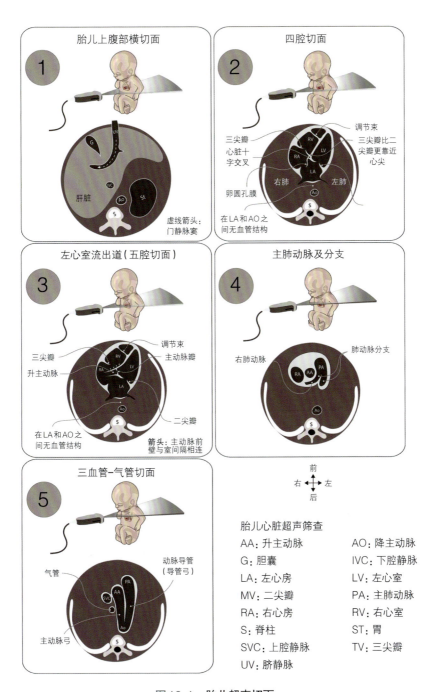

图 16-1　胎儿超声切面

（引自 EVANS W N, ACHERMAN R J, LUNA C F. Simple & Easy Pediatric Cardiology. Las Vegas: Childrens Heart Center Press.）

图筛查时发现明显或可疑异常的患者,需要有经验的专家在常规五个切面的基础上进行更详细的胎儿超声心动图检查。

正常胎儿超声心动图

心脏结构正常胎儿按照如下方法进行筛查,心脏畸形时需要更详细的胎儿超声心动图检查进行进一步评估。

1 上腹部横切面

上腹部切面判断内脏位置(图16-2)。正常情况下,胃位于腹部左侧,降主动脉位于脊柱左侧,下腔静脉位于主动脉右前方,脐静脉向右汇入门静脉窦;胆囊若能显示则位于脐静脉的右侧。

2 四腔切面

四腔切面从略高于上腹部切面的胎儿胸部横切面获得。在观察心内结构之前,检查者应注意心脏在胸腔内的位置、心轴、心脏大小以及心脏周围的结构。

心脏位置 心脏通常位于左侧胸腔,在四腔切面,左肺通常略小于右肺(图16-3)。右心室的游离壁紧贴前胸壁(图16-3和视频16-7)。膈疝、肿瘤或胸腔积液等可能挤压心脏使其偏向对侧胸腔(图16-4),严重时可导致血流动力学改变及心脏水肿。

心轴 正常情况下,室间隔与胸部中线的角度约为45°(图16-5)。心轴左偏角度超过50°或者心轴右偏被认为与先天性心脏病相关。

心脏大小 正常情况下,心脏面积约为胸腔面积的1/3。现代超声设备软件可以测量心脏和胸腔面积计算心胸比,如果超过35%则认为心脏增大。

心脏周围的结构 降主动脉位于脊

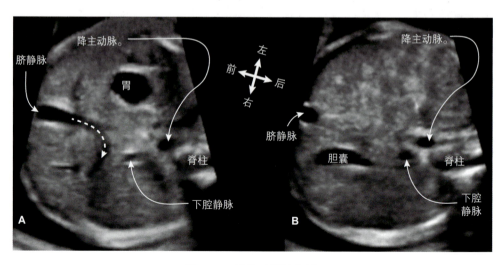

图16-2 腹部脏器的位置

胎儿上腹部横切面显示正常的腹部脏器位置:A. 胃位于腹部的左侧,降主动脉位于脊柱的左侧,下腔静脉位于主动脉的右前方。虚线箭头显示脐静脉向右进入门静脉窦。B. 正常胆囊位于脐静脉的右侧。

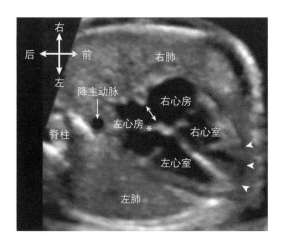

图 16-3 心脏在胸腔的位置

胎儿胸部四腔心水平的横切面。心脏位于左侧胸腔，左肺略小于右肺。箭头表示右心室游离壁紧贴前胸壁。双头箭头表示卵圆孔。卵圆孔膜（*）朝向左心房开放。降主动脉位于脊柱前方，左心房后方。

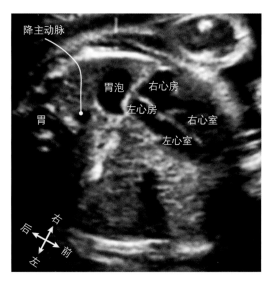

图 16-4 胎儿心脏位于右侧胸腔

左侧膈疝将胎儿心脏推至右胸壁。降主动脉被推至脊柱的右侧。胃泡位于心脏后方。

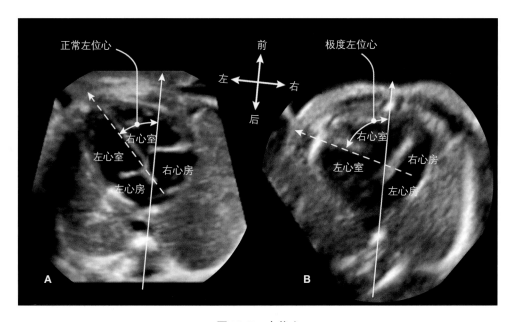

图 16-5 左位心

心轴角度通过室间隔（虚线箭头）和胸部中线（箭头）之间的角度来测量。A. 心轴为35°的正常左位心。B. 约80°的心轴极度左偏。

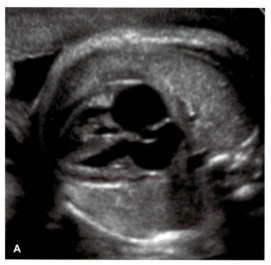 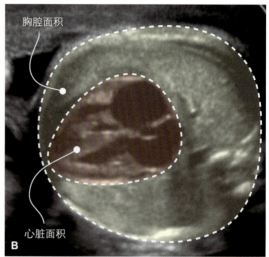

图 16-6　心胸比

正常心脏面积约为胸腔面积的 1/3，即正常心脏四腔切面的面积约为同一横断面胸腔面积的 1/3。

柱的左前方，左心房位于降主动脉的前方（图和视频 16-7）。通常情况下肺脏回声均匀，回声显著增强或减弱的区域可能代表存在肿物，需仔细评估（图 16-8）。无回声

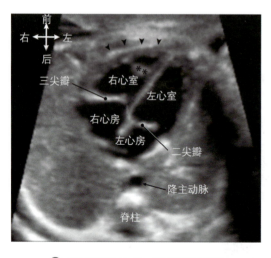

▶ **图和视频 16-7　胎儿四腔切面**

降主动脉位于脊柱前方；左心房位于降主动脉前方。注意肺部回声正常。黑色箭头表示右心室游离壁紧贴前胸壁。三尖瓣比二尖瓣更靠近心尖。调节束（**）位于右心室内。

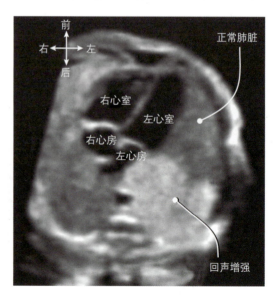

图 16-8　肺脏回声增强

肺隔离症胎儿左肺后部回声增强。

区提示腹部脏器移位至胸腔、囊肿或积液。

四腔切面 四腔切面可以显示2个心房、2个心室、2组房室瓣以及房间隔和室间隔。两侧心房大小基本相同。房间隔包含卵圆孔结构,卵圆孔膜通常开向左心房侧。卵圆孔膜的活动通常小于左心房宽度的50%,如果超过50%则认为存在房隔瘤或者卵圆孔瘤,与胎儿心律失常、先天性心脏病、生后房间隔缺损发生率增加有关[7-9]。正常三尖瓣比二尖瓣更靠近心尖。2个心室大小大致相同,但右心室有调节束(图16-9)。如果有较大的室间隔缺损,通过二维图像(2D)即可显示(图16-10)。如果缺损较小,仅能通过彩色多普勒检出。

3 左心室流出道

四腔切面稍向头部移动,可以显示发自左心室的主动脉。主动脉前壁与室间隔相连续。在左心室和升主动脉之间可以观察

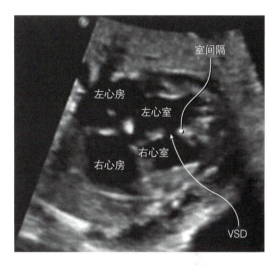

图16-10 大的室间隔缺损

异常的四腔心切面显示巨大的中间隔肌部室间隔缺损(VSD)。

主动脉瓣的开放和关闭(图和视频16-11)。

4 右心室流出道

右心室流出道位于紧邻左心室流出道的头侧。通常可以同时观察到右心室流出

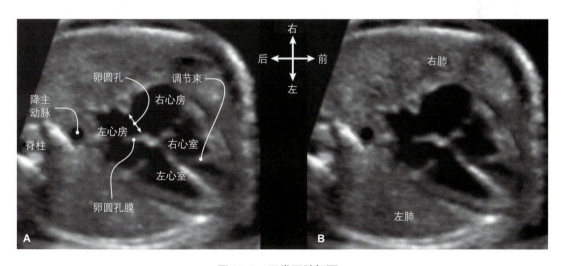

图16-9 正常四腔切面

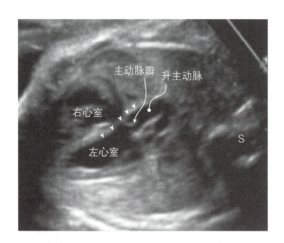

▶ 图和视频 16-11　正常的左心室流出道

左心室流出道切面显示升主动脉前壁与室间隔相连续（白色箭头）。

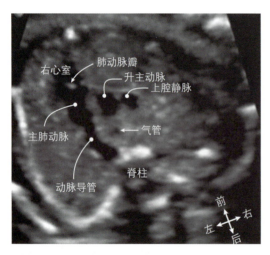

图 16-12　正常的右心室流出道

右心室流出道切面显示主肺动脉和动脉导管。主肺动脉位于升主动脉的左前方，动脉导管位于气管的左侧，升主动脉位于上腔静脉的左侧。这里需要注意，通常升主动脉和上腔静脉距离较近。

道与升主动脉和上腔静脉（图 16-12）。升主动脉紧靠右流出道右侧，上腔静脉紧靠升主动脉右侧。在三血管切面中，如果升主

动脉和上腔静脉之间距离增加，则提示可能存在右侧膈疝[10]（图 16-13）。

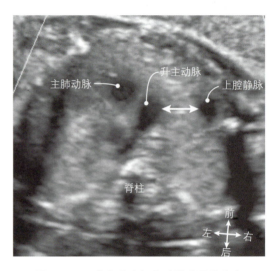

图 16-13　升主动脉与上腔静脉异常分离

双头箭头显示右侧膈疝导致胎儿升主动脉和上腔静脉之间的异常分离。

5　三血管-气管切面

右心室流出道切面稍向头侧移动即三血管-气管切面，可以看到三血管和气管视图。该切面非常适合观察主动脉弓的大小和位置。气管通常位于主动脉弓的右侧（图 16-14）。右位主动脉弓时，气管位于主动脉弓的左侧。右位主动脉弓和左侧动脉导管形成血管环，气管位于主动脉弓和导管弓之间（图 16-15）。

■ 胎儿心血管系统评估

频谱多普勒评估胎儿生长受限

了解胎儿循环的基本知识是理解正常

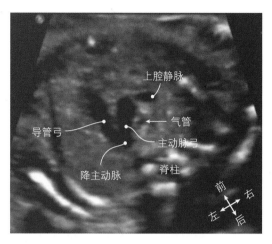

图 16-14　三血管-气管切面

正常的三血管-气管切面显示动脉导管和主动脉弓在降主动脉水平相连形成的"V"字结构。正常情况下，两根血管都位于气管的左侧。上腔静脉紧靠升主动脉。

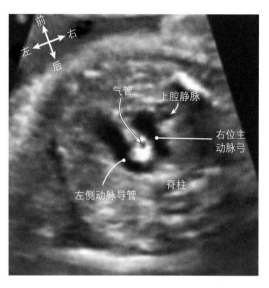

图 16-15　血管环

胎儿的气管被右侧主动脉弓和左侧动脉导管弓环绕，形成血管环。

和异常胎儿血流通路多普勒超声心动图表现的基础。图 16-16 为胎儿循环示意图。左图显示胎儿心脏的部位比右图更靠后。因此，左图更加着重显示卵圆孔的功能，右边的图更加着重显示动脉导管的功能。

胎儿的低氧血液通过胎盘的毛细血管床，从母体获取氧气。低氧血液的 PaO_2 大约在 20 mmHg。从脐静脉输送回胎儿心脏的"含氧"血液的 PaO_2 也只有大约 35 mmHg。大约 50% 的含氧血液由胎盘到供给胎儿的过程是由脐静脉通过静脉导管进入下腔静脉。静脉导管产生射流使含氧血直接通过卵圆孔进入左心房。除了将含氧血从脐静脉导入到心脏，静脉导管还限制进入胎儿心脏的血液量，防止心脏超负荷。左心房中的含氧血液随后进入左心室，主要泵送至大脑和冠状动脉，小部分血液穿过主动脉峡部进入降主动脉。胎儿右心室主要接受来自上、下腔静脉的低氧的静脉血。由于胎儿肺血管阻力高，仅有约 10% 的右心室血液进入塌陷的胎儿肺循环；其余 90% 通过动脉导管进入降主动脉。两条脐动脉是髂内动脉的分支，输送部分低氧血液进入胎盘进行氧合。

胎儿生长受限的诊断和治疗可降低胎儿及新生儿的发病率和死亡率。胎儿多普勒有助于区分正常、小于胎龄和生长受限的胎儿[11]。脐动脉、大脑中动脉、脐静脉、下腔静脉和静脉导管的多普勒超声检查可用于监测生长受限的胎儿[12-14]。在生长受限的胎儿中，动脉多普勒变化先于静脉通道的变化，静脉多普勒变化先于胎心监护

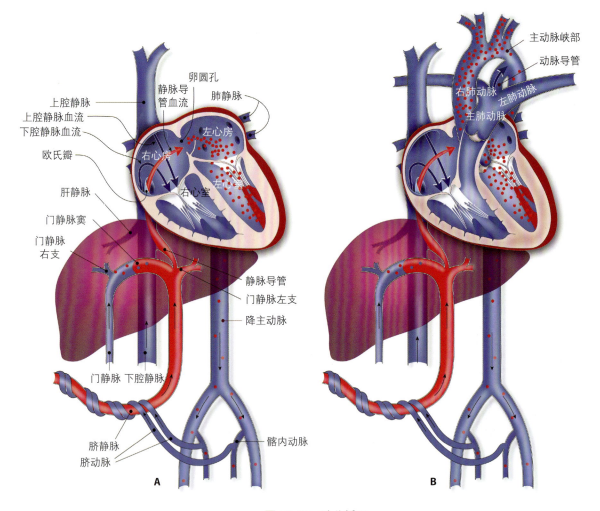

图16-16 胎儿循环

左图显示胎儿心脏的部位比右图更靠后。因此，左图更加突出卵圆孔的功能，右图更加突出动脉导管的功能。（引自 EVANS W N, ACHERMAN R J, LUNA C F. Simple & Easy Pediatric Cardiology. Las Vegas: Childrens Heart Center Press）

异常。此外，最新的研究表明，胎儿主动脉峡部血流变化、心脏舒张功能不全和B型利钠肽升高与宫内生长受限的围生期不良结局有关。当然，这些方法仍处于研究阶段[13,14]。

脐动脉血流

正常情况下，脐动脉在整个收缩期和舒张期均呈前向流动（图16-17）。在妊娠晚期，收缩期与舒张期血流峰值速度比（S/

D)通常小于3。随着胎盘功能不全和胎盘阻力增加,脐动脉舒张末期血流减少、消失或逆向,导致S/D比值升高(图16-18)。舒张末期血流缺失或逆向与围生期不良结局有关。

大脑中动脉血流

生长受限的胎儿氧气和营养供应有限,胎儿循环将血流重新分配到重要器官。多普勒超声(图16-19)可能检测到大脑中动脉的舒张期血流速度增加,表明脑血管阻力降低(所谓的脑保护效应;图16-20)。在更严重的情况下,会出现大脑中动脉多普勒假性正常化,舒张期速度降低,类似于正常血流。这种假性正常化是因为胎儿心血管储备不足,无法保证对大脑优先再分配。

下腔静脉和肝静脉血流

正常下腔静脉和肝静脉多普勒波形包括心室收缩期的第一个前向波、舒张期第二个前向波(低于收缩期前向波)、心房

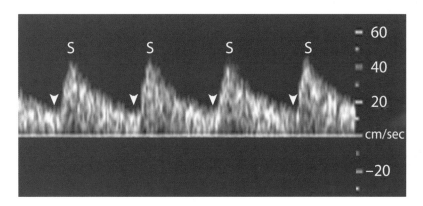

图16-17 正常脐动脉血流频谱

白色箭头示正常舒张期流速。S: 收缩期峰值流速。

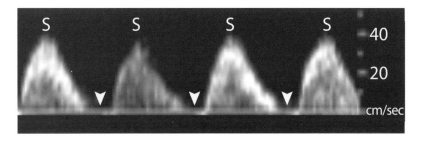

图16-18 异常脐动脉血流频谱

白色箭头示舒张期血流消失。S: 收缩期峰值流速。

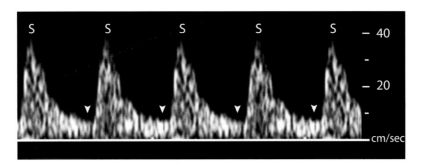

图 16-19　正常大脑中动脉血流频谱

白色箭头示正常舒张期血流。S：收缩期峰值流速。

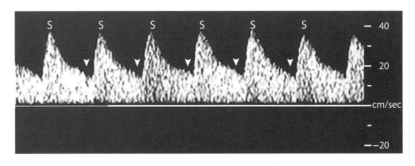

图 16-20　异常大脑中动脉血流频谱

白色箭头示舒张期血流量增加。S：收缩期峰值流速。

收缩期间出现第三个逆向波（图16-21）。全身或胎盘阻力增加、右心房压力增高可能导致静脉多普勒血流异常。随着右心房压力的增加，下腔静脉和肝静脉的心房收缩期逆向血流速度和持续时间增加（图16-22）。

静脉导管血流

静脉导管血流的多普勒曲线由两个前向血流波组成：第一个在收缩期，第二个在舒张早期。心房收缩期时流速最低（图16-

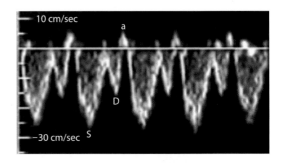

图 16-21　正常下腔静脉血流频谱

正常心房收缩（a）期的逆向血流持续时间短，流速低，约为 5 cm/s。S：收缩期峰值流速；D：舒张早期峰值流速。

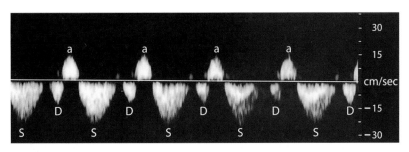

图 16-22　异常下腔静脉血流频谱

出现异常时,心房收缩(a)期的逆向血流持续时间长,速度快,约为 15 cm/s。S：收缩期峰值流速；D：舒张早期峰值流速。

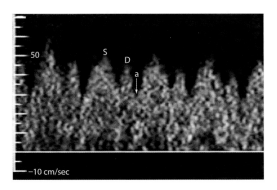

图 16-23　正常静脉导管血流频谱

图中显示正常静脉导管心房收缩期(a)正向和相对高速血流。S：收缩期峰值流速；D：舒张早期峰值流速。

23)。随着静脉压的增加,心房收缩期静脉导管的流速逐渐下降,严重时甚至可能出现逆向(图 16-24)。

脐静脉血流

正常脐静脉血流是连续性的(图 16-25)。脐静脉血流中出现静脉搏动可能由静脉压升高和右心室扩张继发的三尖瓣反流引起(图 16-26)。

胎儿贫血

胎儿贫血会导致心输出量增加,而不会导致血流的重新分配。心输出量的增加会导致静脉和动脉的流速增加。有多普勒研究表明胎儿血流速度和血细胞比容之间

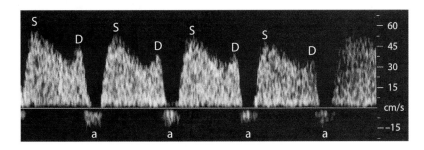

图 16-24　异常静脉导管血流频谱

当静脉导管异常时,心房收缩期血流方向是逆向的。S：收缩期峰值流速；D：舒张早期峰值流速。

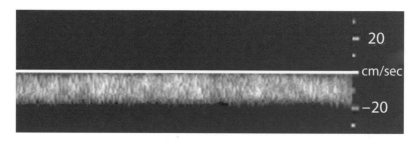

图 16-25　正常脐静脉血流频谱

整个心动周期保持连续性低速血流。

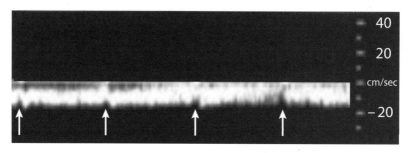

图 16-26　异常脐静脉血流频谱

脐静脉血流出现异常搏动（箭头所示）。

存在相关性。胎儿主动脉和大脑中动脉的多普勒血流速度有助于监测胎儿贫血，可以用来判断何时应通过脐带穿刺检查胎儿血红蛋白，何时进行宫内输血。大脑中动脉多普勒超声检查减少了 70% 以上贫血胎儿的侵入性检查[15,16]。

胎儿心力衰竭

胎儿心力衰竭可能导致胎儿水肿（图 16-27）和死亡。出现积液和疑似心脏肿大的胎儿至少需要评估心胸比（图 16-26、图 16-28 和图 16-29）、心脏瓣膜的彩色多普勒以及脐静脉、静脉导管和脐动脉的频谱多普勒。胎儿心胸比 ≥ 0.35 代表心脏增大。参考"频谱多普勒评估胎儿生长受限"一节，了解正常的静脉和动脉血流频谱，以及阻力和静脉压增加导致的变化。

与产后一样，胎儿心力衰竭有多种病因。预后取决于病因、对治疗的反应和分娩时间。显著持续的胎儿心动过缓或心动过速可能导致胎儿心力衰竭。胎儿贫血如前所述，大脑中动脉流速增加提示贫血。尽管动静脉畸形很少见，当胎儿有心脏增大和病因不明的积液应该考虑。大脑、肝脏、脐静脉和胎盘的彩色多普勒检查有助于检出动静脉畸形（图 16-30）。通过彩色多普勒

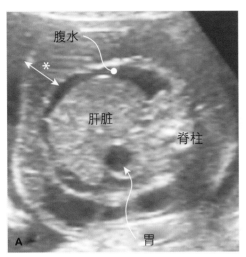
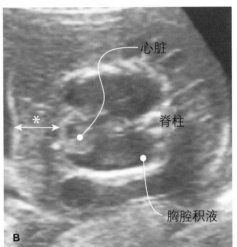

图 16-27 胎儿水肿

A.胎儿水肿的腹部横切面。B.同一胎儿胸部的横切面。双头箭头（*）显示水肿增厚的皮肤。

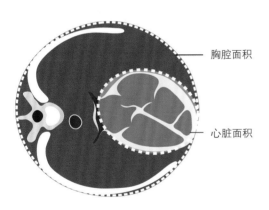

图 16-28 胎儿心胸比

测量心脏和胸腔面积计算心胸比。正常心脏面积约为胸腔面积的1/3。（引自 ACHERMAN R J, EVANS W N, LUNA C F et al. Fetal bradycardia. A practical approach. Fetal Matern Med Rev, 2007, 18(3): 225-255）

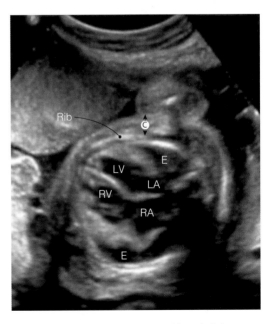

图 16-29 严重贫血胎儿的心脏增大

特征是心脏增大、胸腔积液（E）和水肿导致的胸壁（C）增厚。LA：左心房；LV：左心室；RA：右心房；Rib：肋骨；RV：右心室。

可以很容易检测到瓣膜反流（图和视频16-31）。严重的瓣膜反流，尤其是三尖瓣和肺

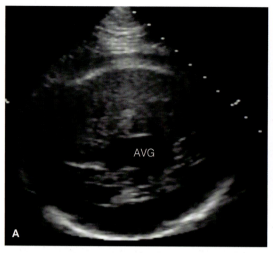
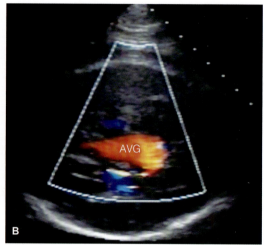

图 16-30 Galen 静脉瘤

A. 胎儿头部的横切面显示中央部低回声区，即 Galen 静脉瘤（AVG）。B. 彩色多普勒显示静脉瘤内的血流。

动脉瓣反流，造成胎儿心力衰竭的并不鲜见。原发性心肌疾病，尤其伴有收缩功能下降的，可能导致胎儿心力衰竭。胎儿心力衰竭也可能由心肌炎或扩张型心肌病引起。静脉导管缺失可能会因容量负荷增加而导致充血性心力衰竭；超负荷可能是脐静脉与全身静脉系统或右心房之间存在异常的直接、非限制性的连接的结果。相反，脐静脉通路内出现狭窄可能会减轻容量超负荷[17,18]。

胎儿心律失常

胎儿心律评估需要使用多种超声心动图技术，包括 M 型、多普勒和二维成像。胎儿心电图和心磁图并未完全应用于临床，需要时可阅读有关的参考文献。

二维成像

二维成像可以评估心脏大小（见上文心胸比）、收缩功能、积液、心内结构、心肌回声和脏器位置。所有这些特征都可能影响

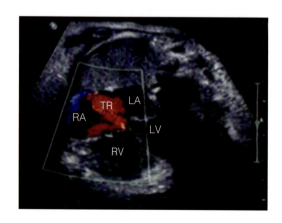

▶ 图和视频 16-31　三尖瓣反流

胎儿四腔切面彩色多普勒检查显示明显的三尖瓣反流（TR）。扩大的右心房（RA）膨向左心房（LA）。LV：左心室；RV：右心室。

或受到心律失常的影响。例如，左心房异构相关的心动过缓[19]，心肌致密化不全相关的长QT综合征和心律失常[20,21]，以及房性期前收缩和室上性心动过速与房隔瘤形成有关[22]。还可以在超声引导下对心律失常的胎儿进行给药（图16-32）。

M型超声心动图

M型超声心动图用于评估心脏收缩功能和诊断心律失常的类型。M型超声心动图取样线通过心房和心室壁，从而记录心房和心室的运动曲线。通过心腔的运动来确定心房及心室的收缩期。通常心耳和心室侧壁运动幅度最大（图16-33）。

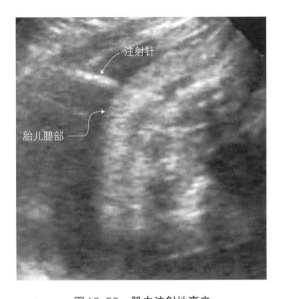

图16-32　肌内注射地高辛

可以看到针头穿入胎儿腿部，为患有室上性心动过速的胎儿注射药物。

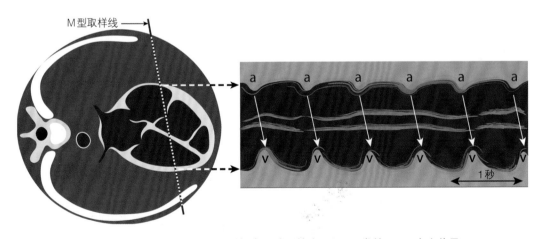

图16-33　胎儿四腔切面M型超声心动图检查，显示正常的1∶1房室传导

M型取样线穿过右心房壁显示心房收缩（a），穿过左心室壁显示心室收缩（v）。在1∶1房室传导中，每一次心房收缩（a）之后都会有一次心室收缩（v）。（引自 ACHERMAN R J, EVANS W N, LUNA C F et al. Fetal bradycardia. A practical approach. Fetal Matern Med Rev, 2007, 18(3): 225-255）

脉冲波多普勒超声

有几种方法可以同时记录心房和心室活动。例如五腔心切面，将取样框放置在二尖瓣流入道和左心室流出道之间（图16-34），在正常的1∶1房室传导中，每次心房收缩后，可以在主动脉下区域检测到主动脉收缩期前向血流。还可以将取样框置于上腔静脉和升主动脉（图16-35）、下腔静脉和腹主动脉，肺动脉分支和肺静脉，以同时记录相应的信息。通过调整脉冲波多普勒取样容积大小，确保同时包含所需要的靶血管血流信息。

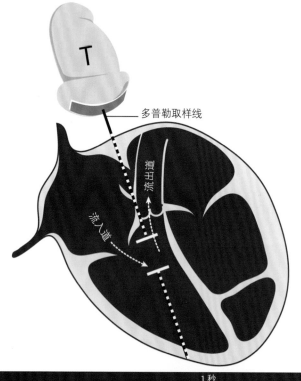

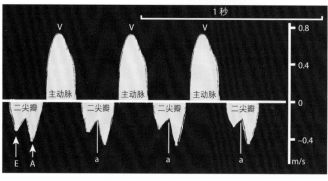

图16-34　胎儿五腔切面脉冲波多普勒显示正常的1∶1房室传导

多普勒超声取样容积放置在二尖瓣流入道和左心室流出道之间。调整多普勒取样容积大小，同时记录流入道和流出道血流。在该切面中，二尖瓣流入道血流远离探头（T），频谱位于基线以下。主动脉流出道血流朝向探头（T），频谱位于基线以上。主动脉流出道血流代表心室收缩（v）。二尖瓣血流频谱分为心室舒张早期波（E峰）和发生心房收缩期的晚期波（A峰）。二尖瓣A峰的开始标志着心房收缩（a）的开始。在1∶1的房室传导中，每一次心房收缩（a）之后都会有一次心室收缩（v）。（引自ACHERMAN R J, EVANS W N, LUNA C F et al. Fetal bradycardia. A practical approach. Fetal Matern Med Rev, 2007, 18(3): 225-255）

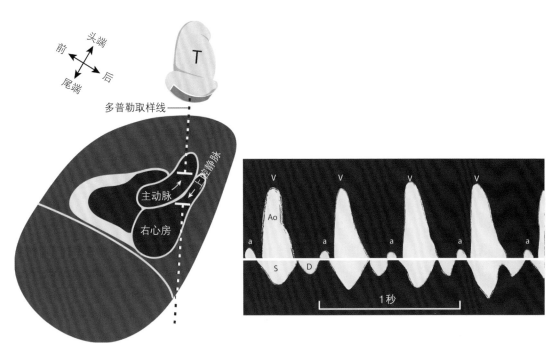

图 16-35　胎儿矢状切面脉冲波多普勒显示正常的 1∶1 房室传导

多普勒取样容积位于上腔静脉和升主动脉之间。调整多普勒取样容积大小，以便同时记录流2种血流频谱。主动脉血流朝向探头（T），频谱位于基线以上。上腔静脉血流有3个波峰，前2个波代表收缩期（S）和舒张期（D）正向血流，背离探头（T），频谱位于基线以下；第3个波为心房收缩期（a），朝向探头（T），频谱位于基线以上。在1∶1的房室传导中，每一次心房收缩（a）之后都会有一次心室收缩（v）。（引自 ACHERMAN R J, EVANS W N, LUNA C F. Fetal bradycardia. A practical approach. Fetal Matern Med Rev, 2007, 18(3): 225-255）

（赵雷生　张玉奇　译）

参考文献

[1] STÜMPFLEN I, STÜMPFLEN A, WIMMER M, et al. Effect of detailed fetal echocardiography as part of routine prenatal ultrasonographic screening on detection of congenital heart disease. Lancet, 1996, 348: 854-857.

[2] KLEINMAN C S, HOBBINS J C, JAFFE C C, et al. Echocardiographic studies of the human fetus: prenatal diagnosis of congenital heart disease and cardiac dysrhythmias. Pediatrics, 1980, 65: 1059-1067.

[3] ACHERMAN R J, EVANS W N, LUNA C F, et al. Prenatal detection of congenital heart disease in southern Nevada: the need for universal fetal cardiac evaluation. J Ultrasound Med, 2007, 26: 1715-1719.

[4] American Institute of Ultrasound in Medicine. AIUM Practice Guideline for the Performance of Obstetric Ultrasound Examinations. Laurel, MD: American Institute of Ultrasound in

Medicine, 2007. Available at: http://www.aium.org/publications/ guidelines/obstetric.pdf.

[5] FRIEDBERG M K, SILVERMAN N H, MOON-GRADY A J, et al. Prenatal detection of congenital heart disease. J Pediatr, 2009, 155: 26-31.

[6] YAGEL S, COHEN S M, ACHIRON R. Examination of the fetal heart by five short-axis views: a proposed screening method for comprehensive cardiac evaluation. Ultrasound Obstet Gynecol, 2001, 17: 367-369.

[7] RICE M J, MCDONALD R W, RELLER M D. Fetal atrial septal aneurysm: a cause of fetal atrial arrhythmias.J Am Coll Cardiol, 1988, 12: 1292-1297.

[8] OZCELIK N, ATALAY S, TUTAR E, et al. Prevalence of interatrial septal aneurysm in newborns and their natural course. Pediatr Cardiol, 2006, 27: 343-346.

[9] FREEDOM R M, ROWE R D. Aneurysm of the atrial septum in tricuspid atresia: diagnosis during life and therapy. Am J Cardiol, 1976, 38: 265-267.

[10] LUNA C F, ACHERMAN R J, ROLLINS R C, et al. Laterally displaced superior vena cava on the fetal 3-vessel view from a right diaphragmatic hernia. J Ultrasound Med, 2011, 30: 1161-1162.

[11] SOOTHILL P W, BOBROW C S, HOLMES R. Small for gestational age is not a diagnosis. Ultrasound Obstet Gynecol, 1999, 13: 225-228.

[12] CRAIGO S D, BEACH M L, HARVEY-WILKES K B, et al. Ultrasound predictors of neonatal outcome in intrauterine growth restriction. Am J Perinatol, 1996, 13: 465-471.

[13] CRUZ-MARTÍNEZ R, FIGUERAS F, BENAVIDES-SERRALDE A, et al. Sequence of changes in myocardial performance index in relation with aortic isthmus and ductus venosus Doppler in fetuses with early-onset intrauterine growth restriction. Ultrasound Obstet Gynecol, 2011, 38: 179-184.

[14] CRISPI F, COMAS M, HERNÁNDEZ-ANDRADE E, et al. Does pre-eclampsia influence fetal cardiovascular function in early-onset intrauterine growth restriction? Ultrasound Obstet Gynecol, 2009, 34: 660-665.

[15] DELLE CHIAIE L, BUCK G, GRAB D, et al. Prediction of fetal anemia with Doppler measurement of the middle cerebral artery peak systolic velocity in pregnancies complicated by maternal blood group alloimmunization or parvovirus B19 infection. Ultrasound Obstet Gynecol, 2001, 18: 232-236.

[16] MARI G. Middle cerebral artery peak systolic velocity for the diagnosis of fetal anemia: the untold story. Ultrasound Obstet Gynecol, 2005, 25: 323-330.

[17] ACHERMAN R J, EVANS W N, GALINDO A, et al. Diagnosis of absent ductus venosus in a population referred for fetal echocardiography: association with a persistent portosystemic shunt requiring postnatal device occlusion. J Ultrasound Med, 2007, 26: 1077-1082.

[18] ACHERMAN R J, ROLLINS R C, CASTILLO W J, et al. Stenosis of alternative umbilical venous pathways in absence of the ductus venosus. J Ultrasound Med, 2010, 29: 1227-1231.

[19] ACHERMAN R J, EVANS W N, LUNA C F, et al. Fetal bradycardia. A practical approach. Fetal Matern Med Rev, 2007, 18: 225-255.

[20] ACHERMAN R J, EVANS W N, SCHWARTZ J K, et al. Right ventricular noncompaction associated with long QT in a fetus with right

ventricular hypertrophy and cardiac arrhythmias. Prenat Diagn, 2008, 28: 551-553.

[21] DRAGO F, STEFANO SILVETTI M, ANNICHIARICO M, et al. Biventricular pacing in an infant with noncompaction of the ventricular myocardium, congenital AV block, and prolonged QT interval. J Interv Card Electrophysiol, 2010, 28: 67-70.

[22] PAPA M, FRAGASSO G, CAMESASCA C, et al. Prevalence and prognosis of atrial septal aneurysm in high-risk fetuses without structural heart defects. Ital Heart J, 2002, 3: 318-321.

图书在版编目(CIP)数据

实用新生儿超声心动图学 / (美) 比詹·西亚西等主编；张玉奇，马宁译. —上海：上海世界图书出版公司, 2023.3
（结构性出生缺陷早期干预和防治多学科丛书 / 施诚仁主编）
ISBN 978-7-5192-9677-3

Ⅰ. ①实… Ⅱ. ①比… ②张… ③马… Ⅲ. ①新生儿-超声心动图 Ⅳ. ①R722.1

中国版本图书馆CIP数据核字（2022）第242460号

Bijan Siassi, Shahab Noori, Ruben J. Acherman, Pierre C. Wong
Practical Neonatal Echocardiography
1-26-012314-6
Copyright ©2019 by McGraw-Hill Education

All Rights reserved. No part of this publication may be reproduced or transmitted in any form or by any means, electronic or mechanical, including without limitation photocopying, recording, taping, or any database, information or retrieval system, without the prior written permission of the publisher.

This authorized Chinese translation edition is published by **World Publishing Shanghai Corporation Ltd.** in arrangement with McGraw-Hill Education (Singapore) Pte. Ltd. This edition is authorized for sale in the People's Republic of China, excluding Hong Kong, Macao SAR and Taiwan.

Translation Copyright ©2021 by McGraw-Hill Education (Singapore) Pte. Ltd and World Publishing Shanghai Corporation Ltd.

版权所有。未经出版人事先书面许可，对本出版物的任何部分不得以任何电子或机械的方式或途径复制、传播，包括但不限于影印、录制、录音，或通过任何数据库、信息或可检索的系统。

本授权中文简体字翻译版由世界图书出版上海有限公司与麦格劳-希尔教育（新加坡）私人有限公司合作出版。本版本经授权仅在中华人民共和国境内（不包括香港特别行政区、澳门特别行政区，以及中国台湾地区）销售。

版权©2021由麦格劳-希尔教育（新加坡）私人有限公司和世界图书出版上海有限公司所有。

本书封面贴有McGraw-Hill Education公司防伪标志，无标签者不得销售。
上海市版权局著作权合同登记号：图字09-2022-0062号。

书　　名	实用新生儿超声心动图学
	Shiyong Xinsheng'er Chaosheng Xindongtuxue
编　　著	[美] 比詹·西亚西　　[美] 谢哈布·努里　　[美] 鲁本·J.阿彻曼　　[美] 皮埃尔·C.翁
主　　译	张玉奇　马　宁
责任编辑	沈蔚颖
出版发行	上海世界图书出版公司
地　　址	上海市广中路88号9-10楼
邮　　编	200083
网　　址	http://www.wpcsh.com
经　　销	新华书店
印　　刷	杭州锦鸿数码有限公司
开　　本	787 mm × 1092 mm　1/16
印　　张	21.00
字　　数	450千字
印　　数	1–1500
版　　次	2023年3月第1版　　2023年3月第1次印刷
版权登记	图字09-2022-0062号
书　　号	ISBN 978-7-5192-9677-3/R·641
定　　价	360.00元

版权所有　翻印必究

如发现印装质量问题，请与印刷厂联系
（质检科电话：0571-88855633）